脳卒中の基礎知識	1
脳卒中のしくみと全身病	2
脳卒中の主な症候とその評価	3
脳卒中急性期の身体所見とケア	4
脳卒中急性期の検査	5
主な脳卒中急性期の治療	6
脳卒中治療後の観察のポイントとケア	7
脳卒中慢性期の再発予防（二次予防）	8
脳卒中とリハビリテーション	9
退院支援と在宅医療	10

All in One! 脳卒中看護とリハビリテーション
― 急性期から在宅医療までのケアのすべて ―

　かつて国民病といわれた脳卒中ですが，最近の我が国の死亡統計ではがん，心臓病，肺炎に次いで脳卒中は4番目となったことが話題となりました．これは，脳卒中の理解が進み，また新しい薬や治療手技が導入されたことが貢献しているわけですが，では，はたして脳卒中は解決された病気なのでしょうか．脳卒中による死亡は確かに死亡総数の2割弱ではありますが，寝たきり患者の4割を占め，医療や介護における最も重要な疾患である現状は変わりないのです(松本昌泰:日本内科学会雑誌 94(9):1964-1970, 2005 より).

　脳卒中診療で我が国のこの10年に起こった大きな変化の一つに，急性期の血栓溶解に用いる rt-PA の導入に伴って起こった診療体制の変革がありました．これは，単に救急診療の薬剤が新たに加わっただけではなく，脳卒中の患者さんには多職種で組織的に対応する脳卒中ケアユニットが有用であることを多くの医療関係者が認識する契機となったといえます．このようなチーム医療を実践していくなかで，次々と新たに導入される抗血栓薬や，現場に登場する血管内治療の新兵器が今後の脳卒中診療では主役となっていくのでしょう．しかしながら，脳卒中に苦しむ多くの患者さんに今，そして今後も最も必要なのは，正しく確実な脳卒中看護とリハビリテーションを実践することではないでしょうか．

　本書は，私ども杏林大学脳卒中センターのスタッフにより，脳卒中の基本から最新の治療，看護，リハビリテーションについて，日常的に感じられる素朴な疑問に答える形で編集されています．さまざまな職種が必要とされる時期に適切に関与し，最終的には脳卒中発症前の生活への復帰をめざす道筋を示すには，いろいろなノウハウが現場にはあります．未曾有の高齢化社会を迎えて，老化との戦いともいえる脳卒中診療の行く手はまだまだ茨の道かもしれませんが，本書を手に取っていただき日々の業務で感じられた疑問が一つでも解決されることがあれば，脳卒中センタースタッフ一同による本書作成の努力が報われたものと思います．

2013年12月

杏林大学医学部
脳神経外科 主任教授・脳卒中センター長
塩川 芳昭

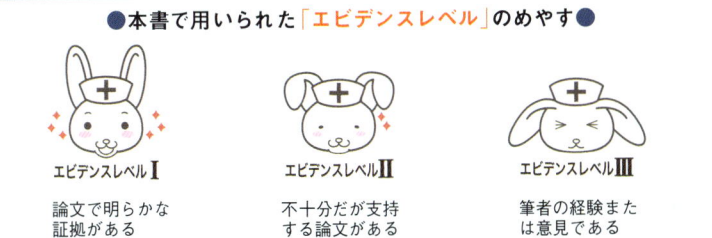

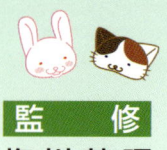

監修
塩川芳昭

All in One!
脳卒中看護とリハビリテーション
―急性期から在宅医療までのケアのすべて―

1章　脳卒中の基礎知識

- Q 1　脳卒中とは何ですか？　どのような種類があるのですか？ …… 2
- Q 2　脳卒中のリスクファクターを教えてください …… 4
- Q 3　くも膜下出血とは，どんな病気ですか？ …… 6
- Q 4　脳出血とは，どんな病気ですか？ …… 8
- Q 5　アテローム血栓性脳梗塞とは，どんな病気ですか？ …… 10
- Q 6　心原性脳塞栓症とは，どんな病気ですか？ …… 12
- Q 7　ラクナ梗塞症とは，どんな病気ですか？ …… 14
- Q 8　若い人に起こりやすい脳卒中とは？ …… 16
- Q 9　脳卒中は遺伝しますか？ …… 18
- Q 10　脳卒中と間違えやすい病気は？ …… 20
- Q 11　脳卒中の予後は，どのようになっているのでしょうか？ …… 22

2章　脳卒中のしくみと全身病

- Q 12　脳の構造と機能を教えてください …… 24
- Q 13　脳の血管について教えてください …… 27
- Q 14　頭蓋内圧亢進とは，どういう意味でしょうか？ …… 30
- Q 15　脳卒中と関連の深い全身病について教えてください―①心臓病― …… 32
- Q 16　脳卒中と関連の深い全身病について教えてください―②糖尿病― …… 34
- Q 17　脳卒中と関連の深い全身病について教えてください―③脂質異常症― …… 36
- Q 18　脳卒中と関連の深い全身病について教えてください―④高血圧― …… 38

3章　脳卒中の主な症候とその評価

- Q 19　脳卒中発症が疑われる症状について教えてください …… 40
- Q 20　一過性脳虚血発作(TIA)とは何ですか？ …… 42
- Q 21　意識障害は，どのような評価をしますか？ …… 44
- Q 22　手足の麻痺は，どのように評価するのでしょうか？ …… 46
- Q 23　失語症とは何ですか？ …… 49
- Q 24　空間無視について教えてください …… 51

Q	25	失行と失認について教えてください	54
Q	26	脳卒中と認知症の関係について教えてください	56
Q	27	脳卒中によるめまいと一般的なめまいは，どのように鑑別しますか？	58
Q	28	嚥下障害は，どうして起こるのでしょうか？	60
Q	29	遷延性意識障害とは何ですか？	62

4章　脳卒中急性期の身体所見とケア

Q	30	バイタルサインの取り方は何に注意したらよいですか？	64
Q	31	アナムネ聴取で気をつけることは？	67
Q	32	NIHSSは，どのように評価するのでしょうか？	70
Q	33	脳卒中急性期の血圧管理は，どうしたらよいですか？	72
Q	34	頭痛を訴える患者さんには？	74
Q	35	次第に意識レベルが低下していますが？	78
Q	36	悪心・嘔吐が強い患者さんには？	82
Q	37	不穏状態が強い患者さんには？	84
Q	38	瞳孔不同がみられます．どうしたらよいですか？	86
Q	39	けいれん発作が起きました．ケアのポイントは？	88

5章　脳卒中急性期の検査

Q	40	CT検査では，どんなことがわかりますか？	90
Q	41	脳梗塞のearly CT signとは？	94
Q	42	頭蓋内圧の変化は，CTで推測できますか？	96
Q	43	MRI検査では，どんなことがわかりますか？	98
Q	44	急患をMRI検査する時には，何に注意する必要がありますか？	101
Q	45	MRAとは何ですか？	102
Q	46	脳血管造影検査が緊急で必要となるのは，どのような患者さんでしょうか？	104
Q	47	脳血管造影検査での患者観察の注意点は？	106
Q	48	脳血流SPECT検査では，どんなことがわかりますか？	108
Q	49	超音波検査の目的と検査方法は？	110
Q	50	心電図検査は，何のために必要でしょうか？	112
Q	51	血液検査では，どのような項目が大切でしょうか？	115
Q	52	体重測定は，何のために行いますか？	117

6章　主な脳卒中急性期の治療

薬物療法の目的と適応

| Q | 53 | 降圧薬について教えてください | 120 |

- Q 54　**抗血小板薬**について教えてください ……………………………………………………… 122
- Q 55　**抗凝固薬**について教えてください ………………………………………………………… 124
- Q 56　**浸透圧性利尿薬**について教えてください ………………………………………………… 126
- Q 57　rt-PA静注療法の**適応**と**禁忌**は？ ………………………………………………………… 128
- Q 58　rt-PA静注療法の**観察**のポイントは？ …………………………………………………… 130

外科的治療の適応と内容
- Q 59　**動脈瘤クリッピング術**とは？ ……………………………………………………………… 132
- Q 60　**減圧開頭術**とは？ …………………………………………………………………………… 134
- Q 61　**開頭血腫除去術**とは？ ……………………………………………………………………… 136
- Q 62　**内視鏡手術**とは？ …………………………………………………………………………… 138

血管内治療の適応と内容
- Q 63　**コイル塞栓術**とは？ ………………………………………………………………………… 140
- Q 64　**CAS**（頸動脈ステント留置術）とは？ …………………………………………………… 142
- Q 65　**超選択的血栓溶解術**とは？ ………………………………………………………………… 144
- Q 66　**血栓回収術**とは？ …………………………………………………………………………… 146

7章　脳卒中治療後の観察のポイントとケア
- Q 67　治療後の**意識レベルの低下**は，何が**原因**となりますか？ …………………………… 148
- Q 68　治療後に**瞳孔不同**が出現しました．その対応は？ …………………………………… 150
- Q 69　治療後に強まった**頭痛**の観察の要点は？ ……………………………………………… 152
- Q 70　**バイタルサインの変動**は，どのような**原因**が考えられますか？ …………………… 154
- Q 71　治療後の**ドレーン管理**の基本について教えてください ……………………………… 156

8章　脳卒中慢性期の再発予防（二次予防）
- Q 72　**脳卒中慢性期の全身管理**について教えてください …………………………………… 158
- Q 73　**慢性期**には**血圧**を，どのように**管理**すべきでしょうか？ ………………………… 160
- Q 74　**抗血小板薬**は，どのような場合に投与するのでしょうか？ ………………………… 162
- Q 75　**抗凝固薬**は，どのような場合に投与するのでしょうか？ …………………………… 164
- Q 76　外科治療**CEA**（頸動脈内膜剥離術）とは？ …………………………………………… 166
- Q 77　外科治療**STA-MCA吻合術**とは？ ……………………………………………………… 168

9章　脳卒中とリハビリテーション
- Q 78　脳卒中の**早期リハビリテーション**：すぐに起きても平気なのですか？ …………… 170
- Q 79　脳卒中患者の**機能予後**：**再び歩ける**ようになりますか？ …………………………… 172

障害へのアプローチ
- Q 80　**片麻痺**：どうして**姿勢**によって**麻痺の程度**が変わるのですか？ ………………… 174

Q	81	運動失調：ふらつくことと運動失調は，どう違うのですか？	176
Q	82	痙縮：つっぱりや痛みの治療法はありますか？	178
Q	83	言語障害：失語症とろれつ障害は，どう違うのですか？	180
Q	84	高次脳機能障害：半側空間失認にはどう対処したらよいですか？	182
Q	85	嚥下障害：食べられるかどうかは，どうやって診るのですか？	184
Q	86	認知症：昼夜逆転には，どう対処したらよいですか？	187

日常生活動作へのアプローチ

Q	87	歩行の評価と訓練：歩く時，杖と脚はどっちを先に出すのですか？	189
Q	88	ADLの評価と訓練：日常生活動作の改善と介護の仕方のポイントは？	192
Q	89	下肢装具と車いす：下肢装具は，どんな場合に使うのですか？	195
Q	90	自宅復帰：自宅復帰のためには，何が必要なのでしょうか？	198
Q	91	社会参加：どういう場合に，就労/復職を考えるべきなのでしょうか？	200

合併症対策・脳卒中ケア

Q	92	廃用症候群とは？：容易に陥ってしまい，かつ脱しにくいのが廃用症候群	202
Q	93	肩手症候群とは？：肩が痛くて，手が腫れてからでは遅い肩手症候群	204
Q	94	ポジショニングとは？：褥瘡予防だけではありません．肺炎や深部静脈血栓症の予防も大切です	206
Q	95	口腔ケアとは？：誤嚥性肺炎だけではありません．多くの病気の予防のために	209
Q	96	呼吸ケアとは？：呼吸ケアは肺炎を予防するために必要です	212
Q	97	気管切開患者のケアは？：痰の吸引では何に注意したらよいですか？	214
Q	98	胃ろうのケアは：胃ろうは怖くありません	217
Q	99	排尿ケアは？：バルーンから解放しましょう	220
Q	100	排便ケアは？：便秘の対応は下剤だけではありません	223

10章　退院支援と在宅医療

Q	101	リハビリ病院との連携パスについて教えてください	226
Q	102	看護師の役割は？	228
Q	103	栄養士の役割は？	230
Q	104	ソーシャルワーカーの役割は？	232
Q	105	在宅療養の支援について教えてください	234

索　引 ……… 237

「ナーシングケアQ&A」第47号

『All in One! 脳卒中看護とリハビリテーション ―急性期から在宅医療までのケアのすべて―』 執筆者

監修・編集 塩川芳昭　杏林大学医学部　脳神経外科　主任教授・脳卒中センター長

編集
- 岡島康友　杏林大学医学部　リハビリテーション科　教授
- 脊山英徳　杏林大学医学部　脳神経外科　医長
- 西山和利　北里大学医学部　神経内科　主任教授
- 松本由美　杏林大学医学部付属病院　看護部　脳神経外科　看護師長

執筆者（掲載順）

担当Q	氏名	所属
Q1	笠倉至言	北里大学医学部　神経内科
Q1,2,19	西山和利	北里大学医学部　神経内科　主任教授
Q2	富永奈保美	北里大学医学部　神経内科
Q3,62	山口竜一	杏林大学医学部　脳神経外科
Q4,60	田中雅樹	杏林大学医学部　脳神経外科
Q5,6,7	小松原弘一郎	杏林大学医学部　脳神経外科
Q8,9,11	本田有子	調布病院　脳神経外科
Q10,43,44	田中雅貴	杏林大学医学部　神経内科
Q12,13,14	清水淑恵	東京都立神経病院　脳神経外科
Q15,16,68	末松慎也	杏林大学医学部　脳神経外科
Q17,18,69	阿部泰明	杏林大学医学部　脳神経外科
Q19	井島大輔	北里大学医学部　神経内科
Q20,57,58	岡野晴子	杏林大学医学部　神経内科
Q21,22,23	佐々木重嘉	杏林大学医学部　脳神経外科
Q24,25	佐藤研隆	杏林大学医学部　脳神経外科
Q26,27	李　政勲	時正会　佐々総合病院　脳神経外科
Q26,27	島田　篤	時正会　佐々総合病院　脳神経外科　部長
Q28,29	平岩直也	東京都立 多摩総合医療センター　脳神経外科
Q30,31	杉山晴美	杏林大学医学部付属病院　看護部　脳神経外科　副主任看護師
Q32,33	原田亜由美	杏林大学医学部付属病院　看護部　脳卒中センター　主任補佐看護師／脳卒中リハビリテーション看護認定看護師
Q34,35,36	阿部光世	杏林大学医学部付属病院　看護部　脳卒中センター　看護師長
Q37,102	松本由美	杏林大学医学部付属病院　看護部　脳神経外科　看護師長
Q38,100	稲村亜紀	杏林大学医学部付属病院　看護部　脳神経外科　副主任看護師
Q39,98	戸井田真弓	杏林大学医学部付属病院　看護部　脳神経外科　主任補佐看護師
Q40,41,67	綾野水樹	杏林大学医学部　神経内科
Q42,45	吉田裕毅	杏林大学医学部　脳神経外科
Q46,47,48	畑中　良	水戸ブレインハートセンター　脳神経外科
Q49,61,75	岡村耕一	杏林大学医学部　脳神経外科
Q50,51,52	島田大輔	杏林大学医学部　脳神経外科
Q53,56	福田　信	道東脳神経外科病院　脳神経外科
Q54,55,74	木戸直樹	杏林大学医学部　神経内科
Q59	河合拓也	小山記念病院　脳神経外科　部長
Q63,64,76	脊山英徳	杏林大学医学部　脳神経外科　医長
Q65,66	傳法倫久	杏林大学医学部　神経内科　講師
Q70,71	鳥居正剛	杏林大学医学部　脳神経外科
Q72,73,77	横矢重臣	杏林大学医学部　脳神経外科
Q78,83,85,88,89,95,97,99	高橋秀寿	埼玉医科大学国際医療センター　運動・呼吸器リハビリテーション科　教授
Q79,84,87,90,91,94	岡島康友	杏林大学医学部　リハビリテーション科　教授
Q80,81	髙橋宣成	東京都保健医療公社　多摩北部医療センター　リハビリテーション科　医長
Q82,89	團　志朗	永生会　永生病院　リハビリテーション科
Q83	穐村美津子	杏林大学医学部付属病院　リハビリテーション室
Q85,95,97	中村みゆき	杏林大学医学部付属病院　看護部　脳神経外科　副主任看護師　摂食・嚥下障害看護認定看護師
Q86	輪千督高	杏林大学医学部　高齢医学
Q86	長谷川　浩	杏林大学医学部　高齢医学　准教授
Q87,94	神山裕司	杏林大学医学部付属病院　リハビリテーション室
Q88	本橋尚道	杏林大学医学部付属病院　リハビリテーション室
Q90,91	西川順治	千葉県千葉リハビリテーションセンター　第二リハビリテーション科　部長
Q92,93,101	山田　深	杏林大学医学部　リハビリテーション科　講師
Q96	木村雅彦	北里大学医療衛生学部　リハビリテーション学科　理学療法学専攻　講師
Q103	塚田芳枝	杏林大学医学部付属病院　栄養部　栄養部科長
Q104,105	加藤雅江	杏林大学医学部付属病院　医療福祉相談室　医療ソーシャルワーカー

All in One!
脳卒中看護とリハビリテーション
－急性期から在宅医療までのケアのすべて－

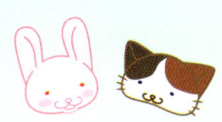

1章 脳卒中の基礎知識

Q1 脳卒中とは何ですか？どのような種類があるのですか？

A 脳卒中とは，脳に起きる血管障害の総称です．つまり，くも膜下出血，脳出血，脳梗塞などをまとめた呼び方です．ほとんどは突然に発症し，似たような症状を示すことが多いのですが，それぞれの治療や看護ケアは異なります（表1）．

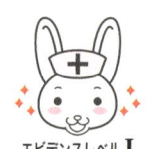
エビデンスレベルI

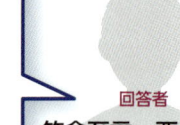
回答者 笠倉至言，西山和利

1 脳卒中の疫学・動向

- 日本の脳卒中の患者数は約150万人といわれており，毎年25万人以上が新たに脳卒中を発症していると推測されています．その内訳は，脳梗塞が約62%，脳出血が約23%，くも膜下出血が約11%となっています．
- 1970年代以前は脳出血が高い割合を占めていましたが，原因となる高血圧の治療の普及によって，その数は激減しました．一方，食事の欧米化などによって生活習慣病が増えた結果，脳梗塞の患者さんが増加し，1970年代には脳出血を抜いて脳卒中の第1位となりました．
- 現在，日本人の死因は，第1位ががん，第2位が心臓疾患，第3位が肺炎，次いで第4位が脳卒中です．しかし寝たきりになる原因は，脳卒中が全体の約1/3（27.7%）を占めて第1位であり，大きな問題となっています．
- この数年で，rt-PA静注療法や急性期血管内治療など脳梗塞の大きな症状改善が期待できる治療法が始まったり，stroke care unit（SCU）と呼ばれる脳卒中専用の治療体制が広まったり，脳卒中の治療が改めて注目されています．

2 脳卒中の分類（図1）

a) くも膜下出血

- 脳を包む膜は，いちばん外側の頭蓋骨に付着する硬膜，いちばん内側の脳表に付着する軟膜，その間にあるくも膜の3層に分かれます．
- 軟膜とくも膜の間に起こる出血をくも膜下出血といいます．ほとんどが脳動脈瘤の破裂によるもので，強烈な頭痛とともに突然発症することが特徴とされています．
- 破裂脳動脈瘤に対しては，外科手術が必要になることがほとんどです．

b) 脳出血

- 脳組織のなかで血管が破綻して起きた出血を，脳出血と呼びます．出血を起こす部位によって様々な症状が出現します．
- くも膜下出血と同様に，突然発症することがほとんどです．
- 出血のサイズが大きく生命に関わる場合は，外科手術が必要となります．

c) 脳梗塞

- 脳に血液を運ぶ動脈が狭窄・閉塞すると血流が途絶え，脳組織で酸素や栄養の不足が生じます．この状態が続いて，脳組織が壊死してしまった状態を脳梗塞といいます．
- 脳梗塞は，部位やサイズだけでなく，発症の原因も様々です．原因によって治療や経過が異なるために，原因まで含めた診断が重要となります．

d) 一過性脳虚血発作

- 血流の途絶が一時的であり脳組織が壊死にまで至らなかった場合，一過性に脳梗塞と同じ症状を呈した後に，自然と症状が消失することがあります．これを一過性脳虚血発作といいます．
- その定義は24時間以内に治まることとされていますが，数分間のみといった場合もあります．
- 脳梗塞の前兆と考えられており，症状が消失していても検査や治療が必要になります．

表1 脳卒中の種類とその特徴

	くも膜下出血	脳出血	脳梗塞
発症の仕方	突然	数分〜数時間	病型によって，突然から数日までと様々
主な原因	脳動脈瘤がほとんど その他 血管奇形など	高血圧症が多い その他 血管奇形，脳腫瘍など	不整脈，動脈硬化，高血圧症，糖尿病，脂質異常症など
一般的な治療	外科手術 リハビリテーション	血圧コントロールあるいは外科手術 リハビリテーション	血管内治療 点滴・内服治療 リハビリテーション

1 脳卒中の基礎知識

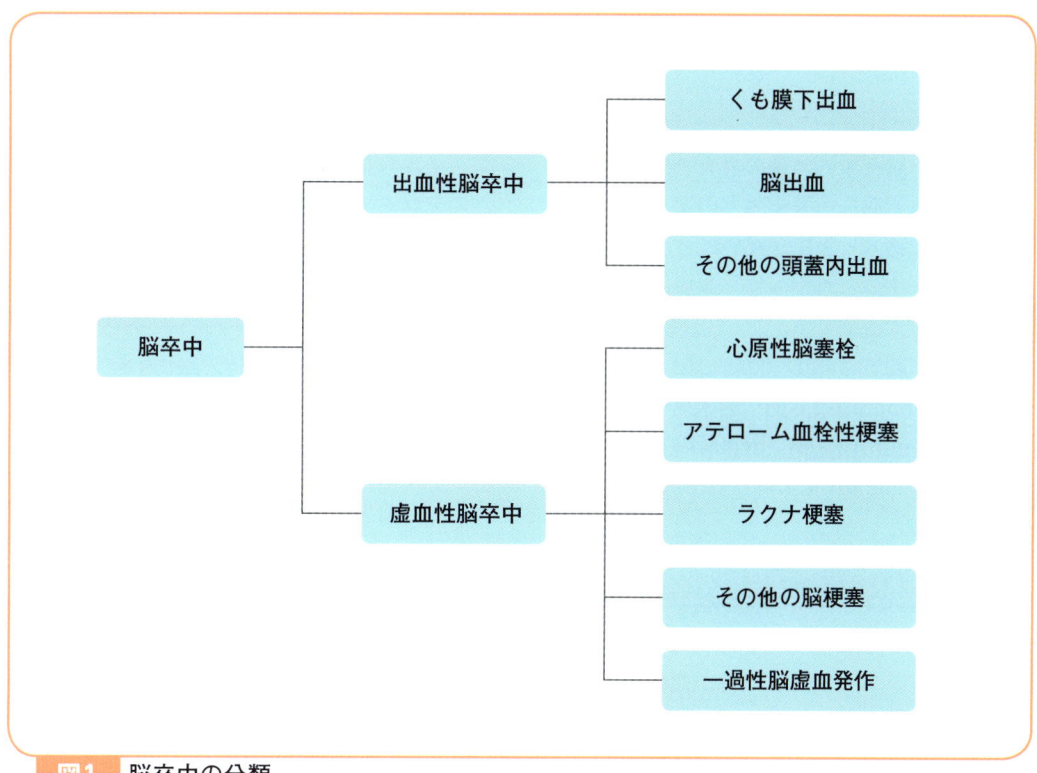

図1 脳卒中の分類

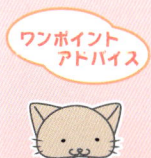

ワンポイントアドバイス
脳卒中はそのタイプにかかわらず似たような症状を呈するため混同されがちですが，治療薬，血圧管理，好ましい体位，増悪時に出現しやすい症候などがそれぞれ異なります．どのタイプの脳卒中なのかを理解して看護ケアを行うことが重要です．

参考文献

1) 阪神脳卒中研究会 編："脳卒中—わかりやすい病態から治療まで"最新医学社，2010
2) 厚東篤生 他 編著："脳卒中ビジュアルテキスト 第3版"医学書院，2008

1章 脳卒中の基礎知識

Q2 脳卒中のリスクファクターを教えてください

A 脳卒中とは，脳梗塞，脳出血などの脳に突然生じる疾患の総称です．脳卒中の種類によって危険因子は異なりますが，一般的に危険因子（＝risk factor）として，①高血圧，②糖尿病，③脂質異常症，④心房細動，⑤喫煙，⑥大量飲酒などが挙げられます．

エビデンスレベルI

回答者：富永奈保美，西山和利

1 高血圧

- 高血圧は，脳出血と脳梗塞に共通の最大の危険因子の一つです．血圧値と脳卒中発症率との関係は直線的な正の相関関係にあり，血圧が高いほど脳卒中の発症率は高くなります．したがって，高血圧治療は脳卒中の予防に極めて有効です．
- 降圧目標として，高齢者は140／90mmHg未満，若年・中年者は130／85mmHg未満，糖尿病や腎障害合併例には130／80mmHg未満，脳血管障害の既往がある場合は140／90mmHg未満が推奨されます（表1）．

2 糖尿病

- 糖尿病は，脳梗塞の確立した危険因子です．2型糖尿病では血糖のコントロールにより細小血管症（網膜症，腎症，末梢神経障害）は減少するのに対し，大血管症である脳梗塞は，血圧の厳格な管理により糖尿病患者の脳梗塞発症率を減少させることができます．
- 前述のように，2型糖尿病患者の降圧目標は130／80mmHg未満とされています．

3 脂質異常症

- 高LDLコレステロール血症は，脳梗塞の危険因子です．また，低HDLコレステロール血症は，脳梗塞の独立した危険因子であることが報告されています．
- 脳梗塞の既往患者に対しては，HDLコレステロール≧40mg／dL，中性脂肪＜150mg／dL，LDLコレステロール＜120mg／dLを管理目標値とします．
- コレステロールを多く含む卵やマヨネーズ，イカ，タコ，レバーなどの食事を避ける他，血中のコレステロールを増やす食品であるチョコレートやポテトチップスの摂取も避けたほうが良いでしょう（表2）．

4 心房細動

- 心房細動は，脳梗塞の危険因子であり，過半数を占める非弁膜症性心房細動（NVAF）では脳梗塞発症率は1年間で平均5％とされ，心房細動のない人の2〜7倍高いといわれています．
- 脳卒中または一過性脳虚血発作（TIA）の既往があるか，うっ血性心不全，高血圧，75歳以上，糖尿病のいずれかの危険因子を1つ以上合併したNVAF患者には，ワルファリンなどの抗凝固療法が強く推奨されます．
- ただしワルファリン療法は，脳卒中の予防効果があり，なおかつ重篤な出血合併症を最小限にする強度を目標値として設定しなければなりません．ワルファリンの強度はPT-INRでコントロールしますが，一般的にはINR2.0〜3.0の範囲を目安にします．高齢者（70歳以上）ではワルファリンによる重篤な出血合併症のリスクが大きいので，ワルファリンの強度をINR1.6〜2.6に下げたほうが良いと考えられています．

5 喫煙

- 喫煙は，脳梗塞，くも膜下出血の危険因子であり，喫煙者には禁煙が推奨されます．

- 受動喫煙も脳卒中の危険因子になり得るので，回避する必要があります．

6 飲 酒

- 脳卒中予防のためには，大量の飲酒を避けるべきです．

表1 降圧目標

	診察室血圧	家庭血圧
若年者・中年者	130/85mmHg未満	125/80mmHg未満
高齢者	140/90mmHg未満	135/85mmHg未満
糖尿病患者 慢性腎臓病患者 心筋梗塞後患者	130/80mmHg未満	125/75mmHg未満
脳血管障害患者	140/90mmHg未満	135/85mmHg未満

注：診断室血圧と家庭血圧の目標値の差は，診断室血圧140/90mmHg，家庭血圧135/85mmHgが，高血圧の新案基準であることから，この二者の差を単純にあてはめたものである．

（文献1より引用）

表2 脂質異常症を防ぐ基本的な食事

1. 偏らず「栄養バランスのよい食事」を
2. 摂取総エネルギー量を抑えて，適正な体重を保つ
3. 飽和脂肪酸（主に獣肉類の脂肪）1に対して不飽和脂肪酸（主に植物性脂肪や魚の脂）を1.5〜2の割合でとる
4. ビタミンやミネラル，食物繊維もしっかりとる
5. 高コレステロールの人は，コレステロールを多く含む食品を控える
6. 中性脂肪が高い人は，砂糖や果物などの糖質と，お酒を減らす

（文献2より引用）

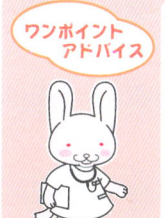

ワンポイントアドバイス

脳卒中は，ここに挙げた危険因子の他に，メタボリックシンドローム，睡眠時無呼吸症候群，慢性腎臓病（CKD），家族歴のある人などもハイリスク群として挙げられます．
再発予防には，これらの危険因子をふまえて患者さんへの疾病教育が必要です！

参考文献

1) 日本高血圧学会高血圧治療ガイドライン作成委員会："高血圧治療ガイドライン2009"ライフサイエンス出版，2009
2) 厚生労働省ホームページ
http://www.mhlw.go.jp/topics/bukyoku/kenkou/seikatu/kousl/meal.html

1章 脳卒中の基礎知識

Q3 くも膜下出血とは，どんな病気ですか？

A くも膜下出血とは，脳を覆うくも膜と脳の間に出血が広がり，頭痛や意識障害，頭蓋内圧亢進をきたす疾患です．その最も多い原因は脳動脈瘤の破裂であり，治療として再出血の防止が重要となります．

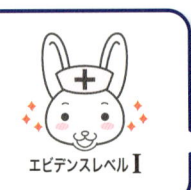

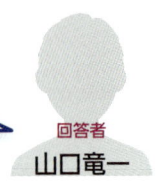

エビデンスレベルI

回答者 山口竜一

1 総論

- 一般に，内因性疾患に由来するくも膜下出血（以下SAH）を，外傷性くも膜下出血と区別して，特発性くも膜下出血（subarachnoid hemorrhage）と呼びますが，その80％以上は破裂脳動脈瘤によるとされています．
- 脳動脈瘤破裂によるSAHの発生率は，人口10万人対7～28人と報告されており，発生率や重症度，高い死亡率など依然として解決すべき問題の多い疾患です．
- 他の脳卒中と比べて発症した際の重症度は高く，1ヵ月以内の死亡率は約半数にのぼり，社会復帰率も20％前後とされています．
- 破裂脳動脈瘤に対する治療は再破裂の予防となりますが，その高い重症度から，近年，未破裂脳動脈瘤に対する治療も積極的に行われるようになってきています．

2 発症頻度・臨床症状・診断

- 脳動脈瘤は100人に3～5人程度認められ，発生の先天的因子に加え，後天的要因（危険因子として高血圧，喫煙，大量の飲酒）により破裂するといわれています．
- SAHの発症頻度は，一般に未破裂脳動脈瘤を保有している人の1％程度と考えられていますが，脳動脈瘤の発生部位や大きさ，形状，多発の有無など様々な要因により1％を前後します．
- 臨床症状は，突発性で持続性の頭痛，悪心・嘔吐を伴うことが多く，出血量が多ければ意識障害を呈することも少なくありません．髄膜刺激症状である項部硬直やKernig徴候（仰臥位の状態で下肢を股関節と膝関節で90°曲げ，下肢を徐々に伸展，挙上していくが，45°までできない場合を陽性徴候という）は発症直後は認めず，むしろ翌日以降に出現することが多いようです．
- 診断は，頭部CTスキャンによるくも膜下腔の高吸収域を認めること（図1）であり，発症24時間以内の診断率は92％くらいです．
- CTでSAHを認めなくても，症状からSAHが強く疑われる場合は，頭蓋内圧亢進症状に注意しながら腰椎穿刺を行うことも必要です．

3 治療

- 破裂脳動脈瘤において，再破裂は発症24時間以内に最も多く（4.1％），2週間以内で19％，半年で50％といわれ，予後への影響も大きいため，CTでくも膜下出血の診断に至った後は，速やかに脳血管撮影または3D-CTAなどの脳動脈瘤診断を行います（図2）．
- 脳動脈瘤の発生部位，大きさ，形状などの情報を得た後に，治療方針を決定します．
- 現在の破裂脳動脈瘤の再破裂予防には，開頭脳動脈瘤クリッピング術と血管内脳動脈瘤コイル塞栓術があり，その優位性に関しては脳動脈瘤の部位，大きさ，形状などにより，治療の完遂度，危険度が異なり，画一的に治療方針を決定することや治療効果を評価することは困難です（図3）．
- 1990年代までは，主に開頭術が行われてましたが，

近年の血管内治療に用いるコイルやマイクロカテーテルなどの進化に伴い，一部の脳動脈瘤では血管内治療の優位性も証明されています．

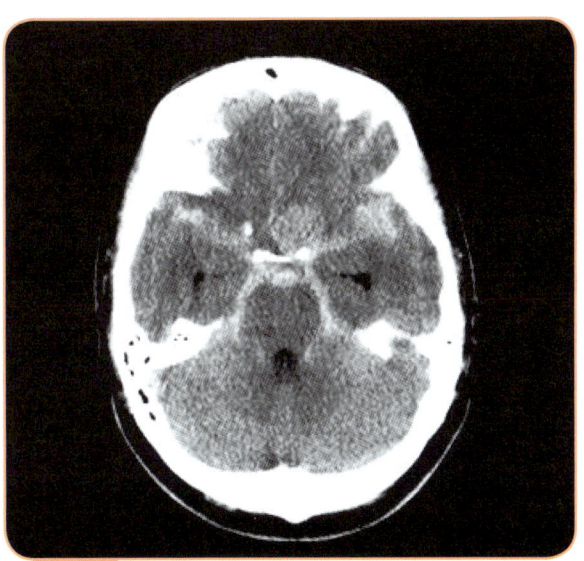

図1 くも膜下出血の頭部CTスキャン
脳底槽にSAHを認める．
この画像では左前頭葉に動脈瘤（20mm大）を認める．

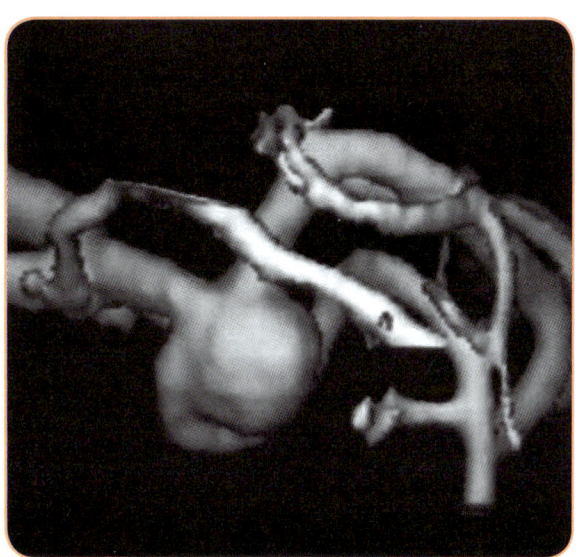

図2 左中大脳動脈瘤の3D画像

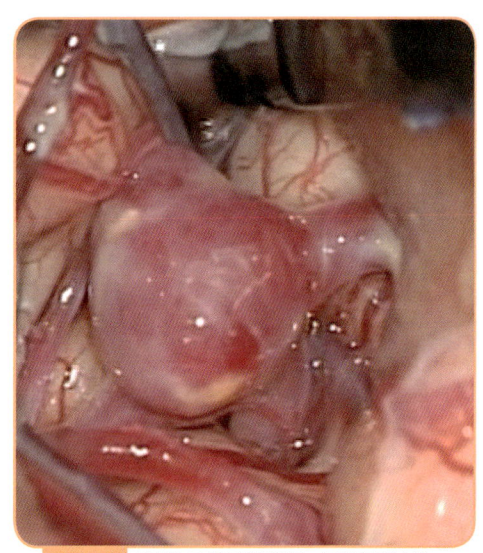

図3 実際の脳動脈瘤（手術所見）

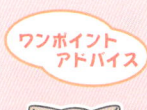
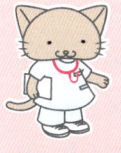

ワンポイントアドバイス
医療機関への搬送後は再破裂が患者予後に大きな影響を与えるので，脳動脈瘤治療が終了するまで意識レベル，バイタルサインなどに十分気をつけることが必要です．

参考文献

1) Molyneux A, Kerr R, Stratton I et al：International Subarachnoid Aneurysm Trial（ISAT）of neurosurgical clipping versus endovascular coiling in 2143 patients with ruptured intracranial aneurysms：a randomised trial. Lancet 360：1267-1274, 2002
2) UCAS Japan事務局：日本未破裂動脈瘤悉皆調査（UCAS Japan）中間報告III. Jpn J Neurosurg（Tokyo）13：170-175, 2004
3) 脳卒中合同ガイドライン委員会 編："脳卒中治療ガイドライン2009"協和企画，2009
4) 日本脳ドック学会　脳ドックの新ガイドライン作成委員会 編："脳ドックのガイドライン2008" 2008

1章 脳卒中の基礎知識

Q4 脳出血とは，どんな病気ですか？

A 脳出血とは，脳の血管が破れ，脳実質内に血腫を形成する病態をいいます．血腫による脳実質破壊と，続発する頭蓋内圧亢進・脳浮腫に基づく症状を示します．多くの脳出血は高血圧性脳出血により生じますが，その他の血管病変（脳動静脈奇形，脳動脈瘤，血管炎など）や，腫瘍性病変，凝固異常などが原因で生じることもあります．

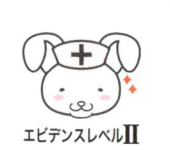

エビデンスレベルⅡ

回答者 田中雅樹

1 総論

- 以前，わが国の脳卒中は脳出血の占める割合が非常に高いのが特徴であり，1960年代では世界一死亡率が高い状態でした．その後，高血圧治療の普及や塩分抑制などの食生活の改善により，劇的な死亡率の低下を示しました．1980年代から死亡率はほぼ横ばいで，依然として欧米の2〜3倍となっています．
- 脳出血は，高血圧性脳出血とその他の原因（血管病変，腫瘍，凝固異常など）によるものに分かれます．脳出血の多くは，高血圧性脳出血により生じます．高血圧性脳出血は，被殻，視床，小脳，橋，皮質下などに好発（図1）し，出血部位によって多彩な症状をきたします（表1）．以下は，主に高血圧性脳出血に対して記します．

2 危険因子：高血圧性脳出血の場合

- 血圧値が高いほど脳出血は発症しやすいため，高血圧は最も重要な危険因子です．
- 糖尿病については，1型糖尿病は脳出血の発症率を上げますが，2型糖尿病は増加しません．インスリンや血糖降下薬が，脳出血の発症を予防するという報告はありません．
- コレステロール値が低すぎると，脳出血を増加させることが危惧されます．
- 過度な飲酒は，血圧を上昇させ，肝機能障害から脳出血リスクを上昇させると考えられています．特にγGTP値の上昇をきたす場合は，血圧値や脂質値にかかわらず発症率が上昇します．

3 病態：高血圧性脳出血の場合

- 長期間の高血圧により，0.3〜0.7mmほどの非常に細い脳穿通細動脈が類線維素性壊死を起こし，それにより生じた微小な動脈瘤が破綻して出血することが原因とされています．
- これらの細い動脈が閉塞すると，ラクナ梗塞を生じます．つまり，ラクナ梗塞と高血圧性脳出血の成り立ちは，ほとんど同じです．

4 治療法：高血圧性脳出血の場合

- 治療法は，再出血防止，頭蓋内圧亢進の制御，機能回復などに分かれます．

a) 再出血防止

- 脳出血急性期においては，十分な血圧管理が望まれます．しかし，過度の血圧低下は血腫周囲の脳血流を低下させる可能性があるため，最適な降圧目標がどの程度かについては未だ議論が分かれるところです．しかし，一般的には収縮期血圧が140mmHg未満，または平均血圧が100mmHg未満を維持することを目標とします．
- 脳動静脈奇形，脳動脈瘤，腫瘍など，その他の出血原因がある場合は，それらの治療を検討します．

b) 頭蓋内圧亢進の制御

- 血腫周囲の脳浮腫の増悪や，頭蓋内圧亢進症状に対しては浸透圧利尿薬として濃グリセリンやマンニトールを投与します．
- マンニトール投与や副腎皮質ステロイドの投与の長期的な有効性は示されていません．

- 頭蓋内圧亢進の制御には，上半身30°の挙上が有効です．
- 血腫量が多く，中等度の神経症状を伴う場合は，外科的な血腫除去術が考慮されることがあります．小出血（10mL未満）や深昏睡（JCSでⅢ-300），脳幹部出血の症例には，血腫除去術の適応はありません．外科的処置は，あくまで頭蓋内の環境の改善が目的で，失われた脳機能を改善させる効果はほとんど期待できません．
- 血腫除去術には，大きく分けて，開頭血腫除去術，内視鏡下血腫除去術，定位血腫除去術があり，血腫除去効果，全身麻酔の有無，手術侵襲度，止血の可否など，状態に合わせて選択されます．

c) 機能回復

- 機能回復には，発症早期からの積極的なリハビリテーションが推奨されます．
- 脳卒中ユニット，脳卒中リハビリテーションユニットなどで，チームによる集中的なリハビリテーションが強く勧められます．

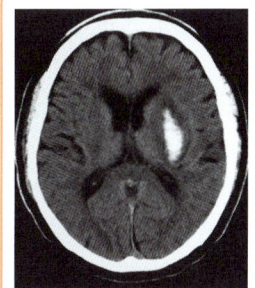 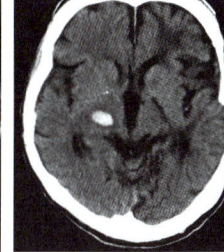 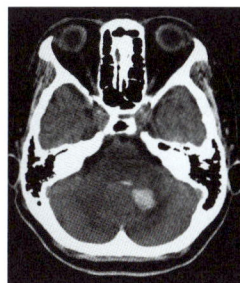 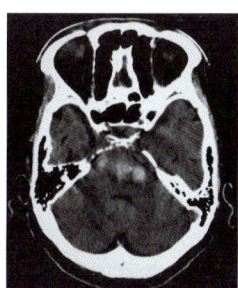 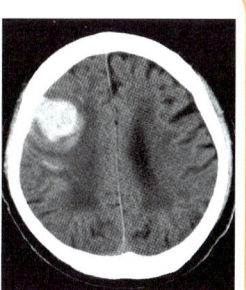

被殻出血　　視床出血　　小脳出血　　橋出血　　皮質下出血

図1 出血部位別CTスキャン画像

表1 出血部位別症状

場所	被殻	視床	小脳	橋	皮質下
症状	対側の片麻痺と感覚障害，同名半盲など．優位半球の場合失語，非優位半球の場合は失認なども合併．	対側の感覚障害と不全片麻痺，縮瞳，対光反射消失，視床性失語 など．	頭痛，眩暈，嘔吐，起立・歩行障害 など．眼振，末梢性顔面神経麻痺を合併することもある．	意識障害，呼吸障害，過高熱，縮瞳，四肢麻痺 など．	出血部位による局所神経症状．

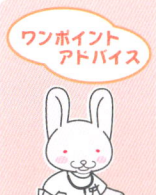

ワンポイントアドバイス
脳出血は，脳組織の破壊性病変であり，発症すれば機能的予後は不良であるため，予防が非常に重要です．
発症した場合は，急性期の積極的な治療と早期のリハビリテーションを専門チームで行うことが重要です．

参考文献

1) 脳卒中合同ガイドライン委員会："脳卒中治療ガイドライン2009" 協和企画, 2009

1章 脳卒中の基礎知識

Q5 アテローム血栓性脳梗塞とは、どんな病気ですか？

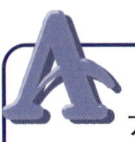

> アテローム血栓性脳梗塞とは、比較的太い脳の血管に起きた動脈硬化が原因の脳梗塞です。

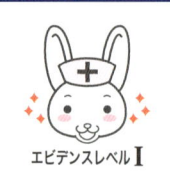

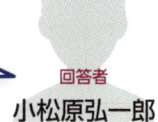

エビデンスレベルⅠ

回答者 小松原弘一郎

1 総論

- 脳や心臓（冠動脈），そして足の動脈（四肢末梢動脈）に血栓が詰まる原因となるのがアテローム血栓症です．動脈硬化は加齢や長期間のリスク因子への曝露により全身の動脈に発生します．
- 動脈硬化の進行する中高年に好発し，他のアテローム性疾患（狭心症，心筋梗塞など）を既往にもつ人も少なくありません．
- 脳梗塞の原因としては，ラクナ梗塞に次いで多くみられますが，近年では食生活の欧米化に伴い患者数も増えてきています（図1）．

2 危険因子

- 動脈硬化のひとつであるアテロームというのは，糖尿病，高血圧，脂質異常症などの生活習慣病が危険因子となり，コレステロールが血管壁に沈着したものです．
- 喫煙や肥満なども，アテロームを促進する要因となります．

3 病態と治療法

- 動脈の中は，いつも勢いよく血液が流れていますが，この影響で動脈の内膜が傷つくことも多く，いつも補修を行っています．
- この補修の過程で血管内膜表面には血小板が付着し，それが進行すると内側に血腫やコレステロール成分が蓄積され，被膜で覆われるようなアテロームが形成されます．
- アテロームが形成されると血液の流れるスペースは狭くなり，最後には血管を詰まらせてしまうこともあります．こうなると脳への血液の供給が少なくなり，脳梗塞の発症につながります．
- また被膜自体の破綻に伴い，内部のコレステロールや血腫が脳の血管に流れることでも脳梗塞を発症します．
- 主に，脳の主幹動脈のアテロームに伴い生じる脳梗塞は，アテローム血栓症と呼ばれます．夜間睡眠中に発症して起床時に気づかれたり，症状が進行性に悪化することも臨床上みられます．
- 一方，アテローム性塞栓症は日中活動時に突然発症することも多く，原因となる病変部に対して内服治療では限界がある場合には，頸動脈内膜剥離術や頸動脈ステント留置術といった外科的治療を行うこともあります．
- 基本的に，どんな病態であっても，急性期には発症から3時間以内であればrt-PA静注療法が行われます．また抗凝固療法であるアルガトロバンの静注を行う場合もあります．
- 慢性期の再発予防には，基本的には抗血小板薬（アスピリンなど）の内服治療をまずは行います．抗血小板薬には，血小板の凝集を防ぎ，血栓の形成を抑制することで脳梗塞の再発を防ぐ働きがあります．また血管内膜の安定化にも作用するものもあります．
- しかしながら，頸動脈のアテロームが高度である場合などには，内服治療では限界があるため，頸動脈内膜剥離術や頸動脈ステント留置術といった外科的治療を行うこともあります．

- 特に頸動脈の閉塞，あるいは極めて高度な狭窄でこの型の脳梗塞を発症した際には，脳血流を他部位から補うことを目的として，血管吻合術（浅側頭動脈-中大脳動脈吻合術）が行われる場合もあります．

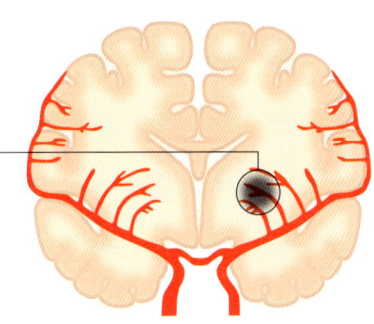

●ラクナ梗塞
細い血管が詰まって起こる脳梗塞

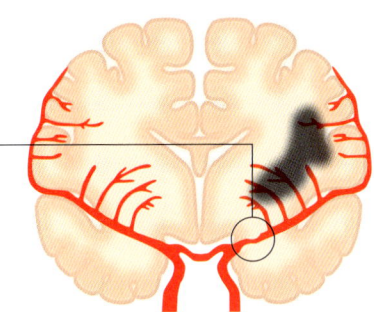

●アテローム血栓性脳梗塞
太い血管が動脈硬化を起こして細くなったり，詰まったりして起こる脳梗塞

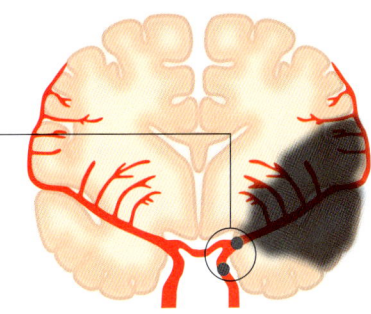

●心原性脳塞栓症
心臓にできた血栓（血の固まり）が流れてきて，太い血管が詰まって起こる脳梗塞

図1 脳梗塞の種類　　　　　　　　　　　　　　　（文献3を参照して作成）

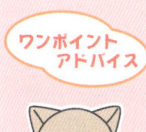

ワンポイントアドバイス
アテローム血栓性脳梗塞の症状の特徴としては，TIA（一過性脳虚血発作）の先行が約20〜30％にみられ，また階段状に症状が増悪することも特徴の一つです．
外来などでの問診では注意しましょう．

参考文献

1) 脳卒中合同ガイドライン委員会："脳卒中治療ガイドライン2009"協和企画，2009
2) 太田富雄：7章 アテローム性血栓性脳梗塞．"脳神経外科学Ⅰ改訂10版"金芳堂，pp738-742，2008
3) 田中耕太郎："病気がみえる vol.7 脳・神経"メディックメディア，pp65-69，2011

1章 脳卒中の基礎知識

Q6 心原性脳塞栓症とは、どんな病気ですか？

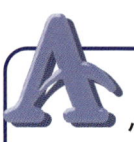

A 心原性脳塞栓症とは、心臓内で形成された血栓が脳の動脈を詰まらせることで発症する脳梗塞のことをいいます．

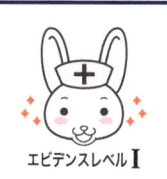

エビデンスレベルI

回答者 小松原弘一郎

1 総論

- 心臓でできた血栓は，主に「フィブリン」という凝固蛋白で固められており，頸動脈などにできる血栓とは違って，大きくて溶けにくく重症化しやすいのが特徴です．
- 脳の動脈が突然，詰まってしまうため，症状も急激に現れます．

2 危険因子

- 心房細動という不整脈では，左心房内で血栓が形成されやすく，塞栓の原因になります．
- 心房細動には，一過性の発作性心房細動と，慢性的に続く心房細動があります．特に高齢者では，発作的心房細動から慢性化するケースが多くみられています．
- 胸が苦しくなるなどの症状で発見されることもありますが，自覚症状がほとんどない場合もあるため要注意です．
- 心房細動以外の原因として，急性心筋梗塞に伴って壁在血栓ができたり，洞不全症候群に伴って心内血栓ができたりします．
- その他に，感染性心内膜炎によってできた大動脈弁の疣贅（ゆうぜい）が飛び散ってくることもあります．

3 病態と治療法

- 症状は，閉塞部位によって様々ですが，意識障害に片麻痺を伴うなど重篤となることが多いです．その他にも，失語や失行，感覚障害なども閉塞部位によっては合併します．
- 一方，体には血管を詰まらせた血栓を溶かそうとする働きがありますが，この作用によって血流が戻ることがあります．これを再開通といいますが，塞栓が起こってから一定の時間が経過すると脳梗塞が完成してしまい，その後に再開通すると出血性梗塞となることがあります．出血性梗塞になると，予後は不良となることが多いです．
- 心房細動の患者さんのなかでも，脳卒中または一過性脳虚血発作の既往があるか，うっ血性心不全，高血圧，75歳以上，糖尿病のいずれかの危険因子を2つ以上合併している人は，脳卒中が起こる（再発する）リスクが高いので，予防的にワルファリンなどをはじめとする抗凝固薬を投与します．この評価には，CHADS2スコアが用いられます（表1，2）．
- 発症超急性期の3時間以内であれば，再開通を期待してrt-PA静注療法を行います．しかし，主幹動脈での閉塞の場合には期待される効果が得られないこともあり，状況に応じてカテーテル治療での血栓破砕を行う場合もあります．最近では，この分野で様々な医療機器が開発され，今後も更なる発展が期待されています．
- 起こってしまった脳塞栓症に対しては，梗塞巣の脳浮腫の改善を目的とした抗脳浮腫療法（高張グリセロール液）や，梗塞巣周囲の脳組織を守る脳保護療法（エダラボン）といった点滴治療を行います．
- 出血性梗塞の危険がある程度過ぎた時期をみはからって，抗凝固療法（ヘパリン，ワルファリン）を開始し，二次予防に努めます．

表1 CHADS2スコア

	危険因子	点
C	Congestive heart failure（うっ血性心不全）	1
H	Hypertension（高血圧）	1
A	Age（年齢75歳以上）	1
D	Diabetes Mellitus（糖尿病）	1
S2	Stroke/TIA（脳卒中/一過性脳虚血発作）	2

CHADS2：CHF（心不全），HT（高血圧），Age＞75（高齢），DM（糖尿病）は，それぞれ1点，Stroke/TIA（脳卒中/一過性脳虚血発作）は2点に計算される．

(文献1より引用)

表2 CHADS2による脳卒中リスクの評価

CHADS2スコア	脳卒中リスク	脳卒中発症
0	低	1.0%/年
1	低～中	1.5%/年
2	中	2.5%/年
3	高	5.0%/年
≧4	非常に高	＞7.0%/年

(文献2を参照して作成)

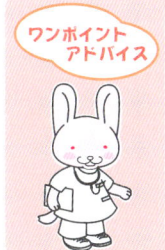

ワンポイントアドバイス

心原性脳塞栓症は，梗塞巣の範囲が大きいことが多く，脳ヘルニアをきたすリスクもあります．急性期には意識状態の変化の観察とともに，瞳孔所見のチェックは特に重要です．

参考文献

1) 脳卒中合同ガイドライン委員会："脳卒中治療ガイドライン2009"協和企画，2009
2) Gage BF, Waterman AD, Shannon W et al：Validation of clinical classification schemes for predicting stroke：results from the National Registry of Atrial Fibrillation. JAMA 285：2864-2870, 2001
3) 田中耕太郎：心原性脳塞栓症．"病気がみえる vol.7 脳・神経"メディックメディア，pp70-73, 2011
4) 山口武典 監，峰松一夫 他 編："心原性脳塞栓症"医学書院，2003
5) 山口武典 他："脳卒中ことはじめ 第2版"医学書院，2001
6) 山口武典，神野哲夫 他："インターベンション時代の脳卒中学(上巻，下巻) 改訂第2版"日本臨牀 2006年増刊号．日本臨牀社，2006

1章 脳卒中の基礎知識

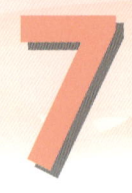

Q7 ラクナ梗塞症とは，どんな病気ですか？

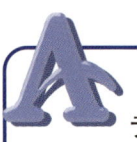

A
ラクナ梗塞とは，脳のごく細い血管に起きた動脈硬化が原因となって発症する小さな脳梗塞です．

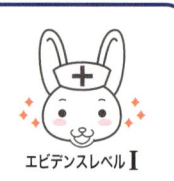

エビデンスレベルⅠ

回答者 小松原弘一郎

1 総論

- 脳の血管は，太い血管から細い血管へと枝分かれしていますが，その細い動脈である穿通枝に，大きさが1.5cm以下の小さな梗塞ができたものをラクナ梗塞といいます（図1，2）．大きさが1.5cmを超える梗塞はラクナ梗塞とはいいません．
- 大脳基底核，内包，視床，橋などの穿通枝領域に発生し，軽度の運動障害，感覚障害，構音障害などを呈します．
- かつては，日本で圧倒的に多かったのがラクナ梗塞でした．しかし，高血圧に対する降圧療法が普及するとともに，現在では欧米と同じようにアテローム血栓性脳梗塞が多くなっています．

2 危険因子

- 最大の引き金となっているのが，高血圧です．高血圧以外の危険因子としては，加齢，喫煙，糖尿病などの生活習慣病が挙げられます．

3 病態と治療法

- 持続的に高血圧などにさらされた穿通枝に，血管壁の変性（リポヒアリン変性または微小アテローム）が起こり，血管が閉塞することによって生じると考えられています．
- 小さな梗塞であるため，脳梗塞のなかでは症状は最も軽症です．また，極めて病巣が小さい梗塞では，自覚症状が全くありません．これは「無症候性脳梗塞」と呼ばれています．
- ラクナ梗塞が脳の複数個所に発生し，少しずつ症状が進行していく場合は「多発性脳梗塞」と呼ばれます．このようなケースでは，手足や顔面のしびれ，軽い麻痺，歩行障害，言語障害，嚥下障害などの症状がみられます．また認知症の原因となることもあります．
- また，発症前に先行して一過性脳虚血発作（TIA）をきたすことも特徴の一つです．
- 大脳皮質にまでは病変が及ばないことが通常であるため，強い意識障害，失語症状や失行，半側空間無視といった皮質症状，けいれんなどはみられません．
- 発症しやすい時間帯は，安静時で睡眠時に多くみられます．ただし，いつでも発症する可能性があるため，注意しなければなりません．
- 治療は，原因となっている血圧のコントロールが基本となります．再発を予防するために，血小板の働きを抑制する効果のある抗血小板薬（アスピリン®，プレタール®，プラビックス®など）を使用することもあります．
- 急性期の発症3時間以内であれば，他の病型と同様にrt-PA静注療法を行います．
- その他，点滴として抗血小板療法（オザグレルナトリウム）や脳保護療法（エダラボン）を行います．

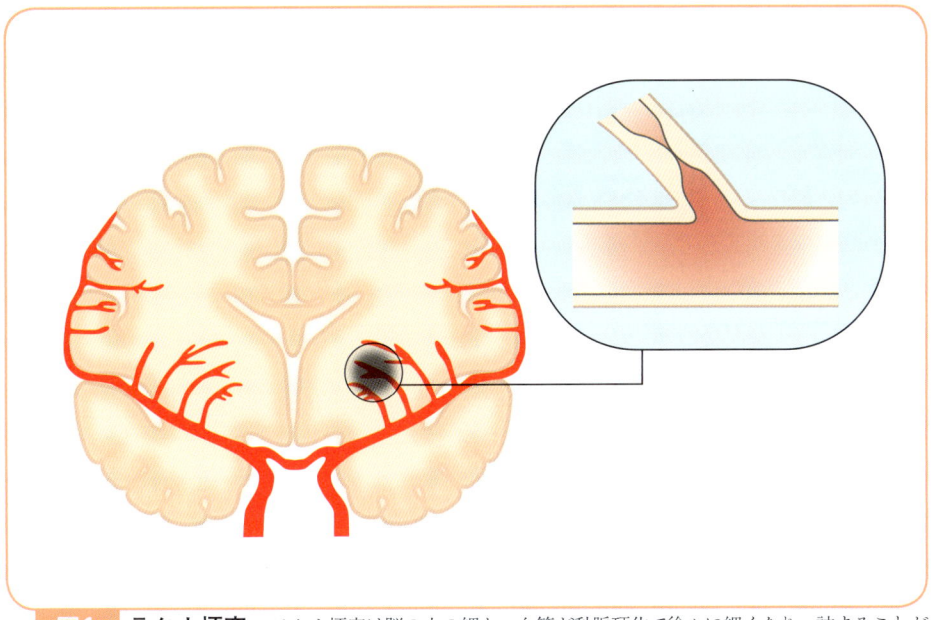

図1 ラクナ梗塞　ラクナ梗塞は脳の中の細かい血管が動脈硬化で徐々に細くなり，詰まることが原因とされている．

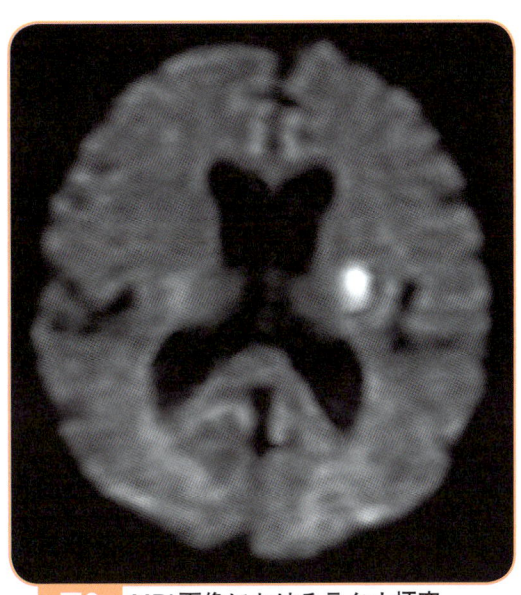

図2 MRI画像におけるラクナ梗塞

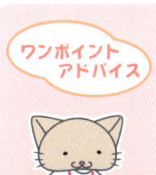

ワンポイントアドバイス
再発予防としては，抗血小板薬の内服だけでなく，降圧薬を中心とした血圧コントロールが重要であることに注意しましょう．

参考文献

1) 塩川芳昭：2章 ラクナ梗塞．"脳神経外科学Ⅰ 改訂10版" 太田富雄 編．金芳堂，pp747-751, 2008
2) 田中耕太郎：ラクナ梗塞．"病気がみえる vol.7 脳・神経" メディックメディア，pp74-76, 2011

1章 脳卒中の基礎知識

Q8 若い人に起こりやすい脳卒中とは？

A 若年者の脳卒中の病型や成因は，中高年者のものとは大きく異なります．一般的に，中高年者の脳卒中では動脈硬化に基づくタイプや心血管系疾患や心房細動の関与するタイプが多く，若年者では特殊な原因による脳卒中が多くなります．

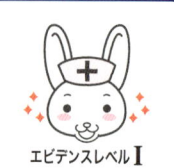

エビデンスレベルⅠ

回答者　本田有子

1 若年者の脳卒中の特徴

- 若年成人における脳卒中は，高齢者における動脈硬化や心疾患を原因疾患とした脳卒中とは少し異なって，特徴的な疾患が背景にみられることがあり，再発予防や治療を行ううえで大切な知識となります．
- 脳梗塞の発症年齢では，10％強が55歳以下に発症しています．

2 若年者の脳卒中の原因

- 若年成人の脳梗塞でも，非若年者と同様に心原性の脳塞栓症，血液疾患，ラクナ梗塞などが比較的多くみられますが，非若年者と異なるのは，その他の原因疾患の割合が高いことです（**図1**）．
- その他の原因疾患の内訳としては，動脈壁の解離，もやもや病，片頭痛，薬物乱用，抗リン脂質抗体，アルコール乱用，外傷，全身性エリテマトーデス，他の血管炎，筋線維性形成異常，産後状態，がん，DIC，頸部の手術，妊娠などによる血栓傾向などが挙げられます．
- 特に最初の3つが多くみられ，なかでも動脈解離は若年性脳梗塞全体の20％に達します（**表1**）．
- 動脈解離は，すべての動脈に起こり得ます．何らかの頭頸部痛を伴うことが多く，解離の状態によりくも膜下出血，脳梗塞を起こし得ます．なかでも内頸動脈解離による梗塞は塞栓性で，皮質梗塞および大きな（≧15mm）皮質下梗塞をきたします．
- 原因として，若年者では特に外傷を起因とするものが多いですが，外傷後時間を経て発症するものや，軽微な外傷や非外傷性で誘因のないこともあり，注意が必要です．
- 一方，もやもや病は日本人に多く，内頸動脈終末が徐々に狭窄・閉塞をきたし，側副血行路として脳底部の小動脈血管が拡張するため，画像検査でその血管が"もやもや"と写ってくるのが特徴の疾患です．
- 男性に比べて女性に1.8倍前後多く発症し，5～10歳前後の小児と40歳前後の成人に発症のピークがみられます．小児が70％，成人が30％前後を占めており，小児では虚血性症状，成人では出血発症が多くみられるのが特徴です．
- また，片頭痛と脳梗塞の関係では，閃輝暗点などの前兆を伴う片頭痛で脳梗塞発症リスクが片頭痛のない場合と比較して2倍に上昇したという報告があります．片頭痛のなかでも，特に女性（2.08倍）や，45歳未満（2.65倍），経口避妊薬（7.02倍），喫煙者（9.03倍）で各々リスクが高かったとの報告があります．
- 若年成人のアテローム血栓性脳梗塞・ラクナ梗塞においては，非若年者と同様に，高血圧・糖尿病，および最近の喫煙は重要な危険因子群とされています．また，心原性脳塞栓症を起こす原因となる心疾患には，奇異塞栓症，人工弁，リウマチ性心疾患，心筋症，感染性心内膜炎，心筋梗塞，僧帽弁逸脱などが挙げられます．
- 若年者のなかでも，特に小児における脳梗塞では，先天性の心疾患や，動脈解離，血管炎（細菌性髄膜炎，結核性髄膜炎などのことが多い）によって，また水痘帯状疱疹の感染などを原因として脳梗塞を起こすことも知られています．
- 出血性の脳卒中の原因疾患には，脳動静脈奇形

（AVM），動脈解離，動脈瘤，もやもや病，高血圧などが主として挙げられます．
- 脳動静脈奇形とは，脳血管が形成される妊娠初期の胎児の異常により，毛細血管がつくられず動脈と静脈が直接つながってしまう先天性疾患で，高い圧力の動脈血液が静脈に流れ込むことで，弱い奇形血管が破綻し出血をきたすものです．
- 動脈瘤，もやもや病については，近年遺伝子異常の関与もわかってきています．Q9の遺伝性脳卒中の項目も参照してください．

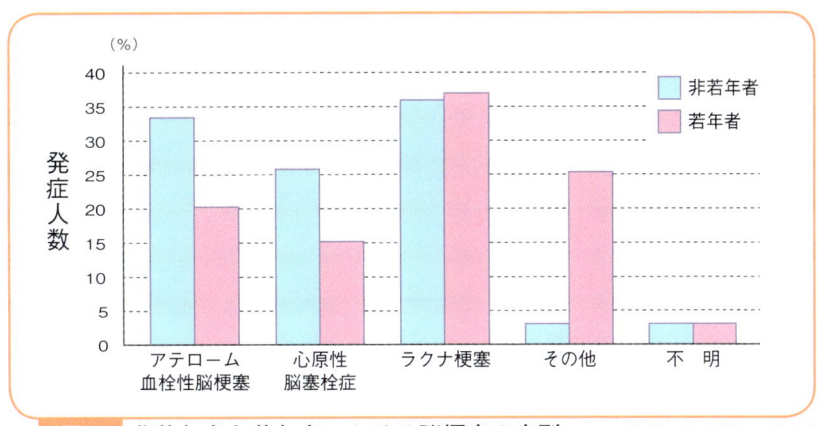

図1 非若年者と若年者における脳梗塞の病型 （文献2を参照して作成）

表1 若年者の虚血性脳血管障害の原因別人数（661例中上位）

原因	数（人）
動脈解離	41
Willis動脈輪閉鎖症（もやもや病）	33
卵円孔開存	19
抗リン脂質抗体症候群	14
線維筋形成不全	3
静脈洞血栓症	3
多血症	3
Dolicoectasia	3
SLE	2
Marfan症候群	2
片頭痛	2
妊娠や分娩	2
経口避妊薬	2
DIC	2
大動脈炎症候群	1
アレルギー性血管炎	1
特発性血小板減少性紫斑病	1
医原性塞栓	1
空気塞栓	1

（文献2より引用）

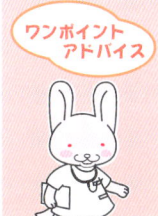

ワンポイントアドバイス
若年者の脳卒中では，高齢者と異なり，原因疾患として特異なものが潜んでいる可能性があります．
再発予防のために，疾患の究明と治療が必要な場合があります．

参考文献
1) 太田富雄 他 編："脳神経外科学 改訂10版" 金芳堂，2008
2) 矢坂正弘 他：若年性脳梗塞—脳卒中専門医は心エコー図検査に何を期待するか—．心エコー 6(3)：256-266, 2005

1章 脳卒中の基礎知識

Q9 脳卒中は遺伝しますか？

A 脳卒中の多くは動脈硬化症や心疾患などに起因し，その原因疾患の多くは後天的で遺伝はしません．しかし，遺伝疾患が原因で発症する場合や，疾患の一部に遺伝の関与が指摘されています．

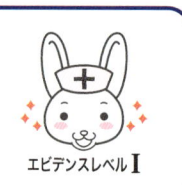

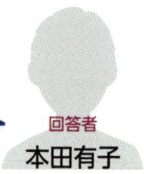

エビデンスレベルⅠ

回答者 本田有子

- 脳卒中の原因の大半は，高血圧・糖尿病・高脂血症などによる動脈硬化症や心臓疾患に起因していますが，その他に遺伝性を有する疾患により発症する脳卒中があります．

1 脳梗塞の場合

- 遺伝性の指摘される脳梗塞では，その機序により，血液凝固抑制因子異常と脳の血管異常に分けられ，多岐にわたる疾患が挙げられます．
- 血液凝固制御因子異常として，プロテインC欠乏症，プロテインS欠乏症，ATⅢ欠乏/異常症，活性化プロテインC抵抗症（ヘパリンコーファクターⅡ欠乏症，プラスミノーゲン異常症）などがあります．
- これらは，特発性血栓症（thrombophilia）と総称され，血栓形成制御機構関連諸因子の先天的な欠損などが原因で静脈血栓塞栓症を血栓性素因に起因して起こしやすいものとされています．
- なかでもプロテインS欠乏症は日本人の静脈血栓症の遺伝要因として代表的な疾患で，K196E変異が高頻度にみられることがわかっています．
- またホモシステイン尿症は，アミノ酸代謝酵素の障害によりホモシステインが体内に蓄積する疾患で，知能障害・水晶体脱臼・骨格形成異常とともに血栓傾向を呈します．トロンボキサンA2の上昇などのアラキドン酸代謝の異常に基づく血小板凝集の亢進と推測されており，常染色体劣性遺伝することが知られていて，現在は新生児マススクリーニングにて早期発見・治療が行われています．

2 脳の血管異常による発症の場合

- 一方，脳の血管異常としては，CADASIL，CARASIL，HERNS，MERAS，Fabry病，弾性線維性偽黄色腫（PXE），などが挙げられます．
- CARASIL，CADACILは，遺伝性脳小血管病で遺伝子が同定されている疾患の一つです．いずれも広範な大脳白質病変を呈し，若年性の認知症をきたす疾患です．CARASILはHTRA1遺伝子，CADACILはNotch-3遺伝子の変異によって発症し，脳小血管壁の構造異常を呈することがわかっています．
- MERASは，エネルギーを産生するミトコンドリアの病気として分類され，ミトコンドリア病のなかでは比較的頻度が高く，ミトコンドリアDNAや核DNAの異常によりエネルギー代謝障害をきたすことで脳卒中様症状を起こします．脳卒中症状やけいれんを初発症状に，その後，進行性知能障害・筋力低下・低身長・心筋症などを起こしやすい疾患です．基本的に孤発例が多いとされていますが，ミトコンドリアが母系遺伝するため母系遺伝することが知られています．また，核DNA異常によるものも存在し，常染色体劣性遺伝することも知られています．
- Fabry病とは，全身の細胞のライソゾームに存在する加水分解酵素（αガラクトシダーゼA）の活性の低下もしくは欠損によるスフィンゴ糖脂質代謝異常であり，これによるセラミドの沈着によって多臓器不全を起こす疾患です．典型的Fabry病は，全身に症状をきたしますが，心肥大や不整脈などの心臓機能障害から，さらには脳梗塞や一過性脳虚血発作を起

こす心Fabry病が日本では比較的高い頻度で存在するといわれています．遺伝子は，X染色体に存在し，劣性遺伝の形式をとります．

● 弾性線維性偽黄色腫（PXE）は，進行性に弾性線維の石灰化と変性を生じる疾患です．10〜20代で，皮膚に黄白色扁平丘疹から白色網状斑が頸部や関節に出現し，網膜出血による視力障害や心血管系の変性により多臓器の虚血症状を起こします．遺伝子は，ABCC6遺伝子異常があり，劣性遺伝することがわかっています．

3 もやもや病，その他の出血性疾患

● また遺伝子異常という観点からすると，脳卒中を起こす主要な原因疾患の一つであるもやもや病は日本人に多く，小児では脳虚血症状，成人では主に脳出血で発見されることが多い疾患です．これまで原因不明とされ特定疾患に指定されてきた難病ですが，近年東北大学の研究グループにより発症に関わる遺伝子（RNF213）が発見されました．この遺伝子変異があると，もやもや病の発症リスクは約190倍に上昇するとされており，10％に家族内発症がみられ，浸透率の低い常染色体優性遺伝と考えられています．

● 同様に，脳の出血を繰り返す疾患である海綿状血管腫では，遺伝性のない孤発型と遺伝性のある家族型に分類されますが，家族型は19〜50％と報告されています．CCM1，CCM2，CCM3の機能未知遺伝子によってひき起こされるとされています．

● 一方，くも膜下出血の原因疾患となる脳動脈瘤では，7〜12％に家族性脳動脈瘤があることがわかっています．家族歴のある人は，家族歴のない人に比べて出血率も高くなります．米国・エール大学のゲノム全域患者対象関連解析研究で，SOX17，CDKN2A遺伝子の存在する3ヵ所の遺伝子領域において，脳動脈瘤の発症リスクが高まることがわかっています．

● 現在行われているゲノム解析の進行により，今後も様々な疾患の遺伝子の解明が進んでいくことが予想されます．

表1 遺伝性脳卒中の原因疾患

分類	原因	疾患
脳梗塞	血液凝固抑制因子異常 特発性血栓症（thrombophilia）	プロテインC欠乏症，プロテインS欠乏症，ATⅢ欠乏/異常症，活性化プロテインC抵抗症（ヘパリンコーファクターⅡ欠乏症，プラスミノーゲン異常症），ホモシステイン尿症
	脳の血管異常	CADASIL, CARASIL, HERNS, MERAS, Fabry病, 弾性線維性偽黄色腫（PXE）など

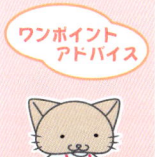

ワンポイントアドバイス
脳卒中そのものが遺伝するわけではありませんが，原因となる疾患で遺伝するものがあります．
発症や再発を予防するために，原因疾患の解明と治療が大切です．

参考文献

1) 高久史麿 他 監：“新臨床内科学 第6版”医学書院，1993
2) 太田富雄 他 編：“脳神経外科学 改訂10版”金芳堂，2008
3) 科学技術振興機構報 第584号 脳動脈瘤の感受性遺伝子を同定（くも膜下出血の予防法開発に期待）http://www.jst.go.jp/pr/info/info584
4) 難病情報センター http://www.nanbyou.or.jp
5) 独立行政法人国立精神・神経医療研究センター http://www.ncnp.go.jp

1章 脳卒中の基礎知識

Q10 脳卒中と間違えやすい病気は？

> 脳卒中と間違えやすい代表的な病気に，てんかん発作，血糖値異常（低血糖または著しい高血糖），代謝性疾患（脱水症・低Na血症や高Ca血症など電解質異常・高アンモニア血症），変性疾患（多発性硬化症など），脳腫瘍，脊椎・脊髄疾患（脊髄炎・脊髄梗塞・脊髄圧迫性障害），末梢神経障害，心疾患（不整脈など）が挙げられます．
> エビデンスレベルI

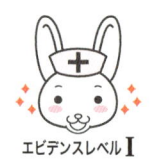
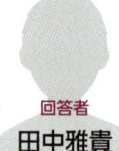
回答者 田中雅貴

1 脳卒中を疑う症状

- 脳卒中は，一時的な脳血管の閉塞により数時間症状が出現し，その後症状消失（24時間以内）するTIA（一過性脳虚血発作），脳血管が閉塞（原因は様々）し脳組織が死滅する脳梗塞，脳血管の破綻により脳実質内に出血する脳出血，脳動脈瘤が破裂してくも膜と脳表の間に出血するくも膜下出血に分類されます．
- 脳卒中は，神経症状（意識障害・失語・片麻痺・感覚障害・構音障害・失調など）が突然出現（病態によっては階段状に症状進行）することにより発症に気付きます．夜間に発症した場合は，起床時に症状に気付く場合もあります．
- また，随伴症状として，頭痛や嘔吐，けいれんなどを伴うこともあります．
- 症状は，突然出現し進行しないものもあれば，その後階段状に進行するものもあります．また，TIAのように，数時間にわたり症状が出現し，その後消失する場合もあります．

2 脳卒中と間違えやすい病気

a) てんかん

- てんかん発作の代表的な症状としてけいれん発作があり，またその後に意識障害をきたす場合もあります．また，てんかん発作後に片麻痺（Todd麻痺という）が残存する場合もあり，脳卒中との鑑別が重要となります．
- てんかん発作の診断には，まず急性期脳卒中を含めた他の疾患を除外し，脳波検査を行い診断を確定します．発作のタイプによっては，速やかに抗てんかん薬による治療開始を必要とする場合もあります．

b) 血糖値異常（低血糖または著しい高血糖）

- 低血糖または著しい高血糖により，意識障害をきたします．また，片麻痺や構音障害などが出現する場合もあります．特に糖尿病をもち，経口血糖降下薬の内服やインスリン自己注射による治療を行っている患者さんに多く発症します．
- 脳卒中との鑑別が重要であり，簡易血糖測定器にて血糖値を測定し，血糖値異常がある場合には，血糖値を補正する必要があります．

c) 代謝性疾患（脱水症・低Na血症や高Ca血症など電解質異常・高アンモニア血症など）

- 脱水症，電解質異常，高アンモニア血症などの代謝性疾患は，意識障害の原因となります．
- 脳卒中との鑑別のためには，血液検査を行い，これらを除外する必要があります．代謝性疾患が疑われた場合には，それぞれに準じた治療を開始する必要があります．

d) 変性疾患（多発性硬化症など）

- 多発性硬化症（脳実質に脱髄巣が多発し，再発・寛解を繰り返す疾患）などの変性疾患も，障害される場所によっては，脳卒中と同様の症状（片麻痺や感覚障害，意識障害など）が出現する場合があり，脳卒中との鑑別が重要となります．

e) 脳腫瘍

- 腫瘍により障害される場所によって，出現する症状は様々です．症状は通常，緩徐に進行しますが，時に腫瘍内出血などを起こすと，突然の神経症状増悪

や頭痛，場合によっては意識障害をきたすこともあります．

f) 脊椎・脊髄疾患（脊髄炎・脊髄梗塞・脊髄圧迫性障害）
- 脊髄レベルの障害によっても，障害される部位によっては，運動麻痺や感覚障害を生じ，脳卒中との鑑別が重要となります．

g) 末梢神経障害
- 末梢神経障害の原因となる疾患は様々ですが，症状は運動麻痺や感覚障害が主であり，脳卒中との鑑別が重要となります．

h) 心疾患（不整脈など）
- 不整脈などが存在すると，循環動態が突然に不安定となり，脳虚血が生じることにより意識障害をきたす場合があります．この場合，突然死などのリスクもあり，早期の診断と治療が重要となります．

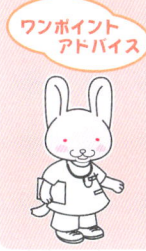

ワンポイントアドバイス
脳卒中と鑑別を要する疾患は，数多く存在します．脳卒中は救急疾患であり，診断と治療が開始されるまでの時間も重要です．
症状や経過，検査所見などから脳卒中が疑われた場合には，早めに脳卒中担当医へ相談しましょう．

参考文献
1) 水野美邦："神経内科ハンドブック 第4版—鑑別診療と治療"医学書院，2010
2) 鈴木則宏："神経疾患・診療ガイドライン—最新の診療指針"総合医学社，2009

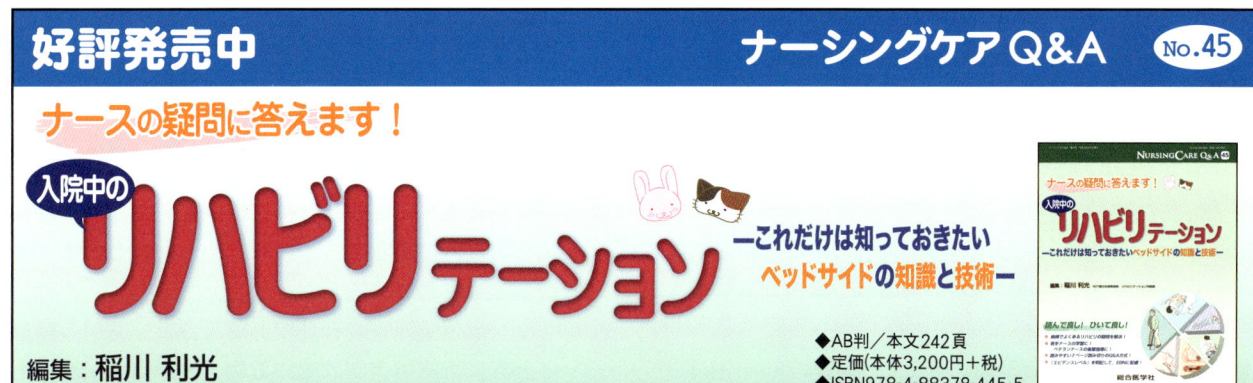

1章 脳卒中の基礎知識

Q11 脳卒中の予後は，どのようになっているのでしょうか？

A 脳の障害の部位により，機能予後は異なります．回復の度合いは，年齢や病前の状態，合併症，重症度などにより制限されます．障害が残ることによって起こるADLの制限は，患者さんのその後の生活の質に大きな影響をもたらします．

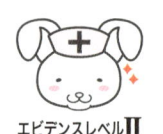
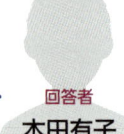

回答者　本田有子

1 脳卒中の予後

- 脳卒中は，介護が必要となる原因疾患の第1位となっています．
- 特に，要介護4（最重度の介護を要する状態，日常生活に全面的な介助や見守りを要する）になった原因疾患の内訳では36.3％，要介護5（過酷な介護を要する状態，日常生活に全面的介護が不可欠）で35.5％を占めます（**図1**）．
- また入院の期間も，心疾患やがん治療に比較して長く，平均在院日数は男性で85.3日，女性で125.8日に及びます．
- 2008年の死亡率では，脳卒中は死因の第3位となっています．

2 治療と予後

- 脳卒中の治療開始後は，合併症や再発進行がなければ，一般的に発症直後より症状が軽減する傾向です．
- 特に，出血の場合は血腫成分が吸収されることで脳実質の圧迫が解除され，比較的症状が改善することがあります．
- 入院後の障害の回復具合は，脳卒中リハビリテーションを行った場合，脳卒中の機能障害の中心である上下肢の麻痺は入院時に重症であるほど回復が遅い傾向です．
- 回復の程度は，入院早期ほど良く，回復の8～9割は2ヵ月の間に起こります．
- 下肢においては入院時の程度が軽ければ（Brunnstorm stage Ⅳ以上の場合），最終的にはほぼ正常（Brunnstorm stage Ⅵ）にまで回復します．
- ADLの評価（バーセル指数：Barthel index）では，やはり入院時重症であるほど退院時も重症であり，入院早期（2ヵ月間）の回復が良好です（**図2**）．
- 年齢別の比較では60歳未満で回復が良く，80歳以上では不良です．
- 入院後1ヵ月の間にバーセル指数が25以上になると，84.8％は退院時75以上に達するという結果になっています．

3 予後予測

- 病変の部位別では，運動障害が軽く，意識障害が中等度でもやがて回復する病変や小脳病変による失調症などが予後良好のものとして挙げられます．
- 予後が不良なものとしては，多発病変，両側性障害などがあります．両側性障害では体幹機能やバランスが悪い例が多く，麻痺が軽度であっても予後不良な例が多くみられます．
- また，長期予後には病前からのADL制限なども強く影響しますが，いずれも症状の程度にもよります．
- 急性期にJCSで2桁以上の意識障害があると，運動障害も重度であることが多く，全介助にとどまる例が多くみられます．
- しかし，運動障害が軽度である場合で，時間の経過とともに意識障害が改善する例（視床出血・皮質下出血・脳実質破壊の少ない脳室穿破例など）もみられるため，予後予測には慎重な見極めが必要です．

- しかし，運動障害が軽度である場合で，時間の経過とともに意識障害が改善する例（視床出血・皮質下出血・脳実質破壊の少ない脳室穿破例など）もみられるため，予後予測には慎重な見極めが大切です．

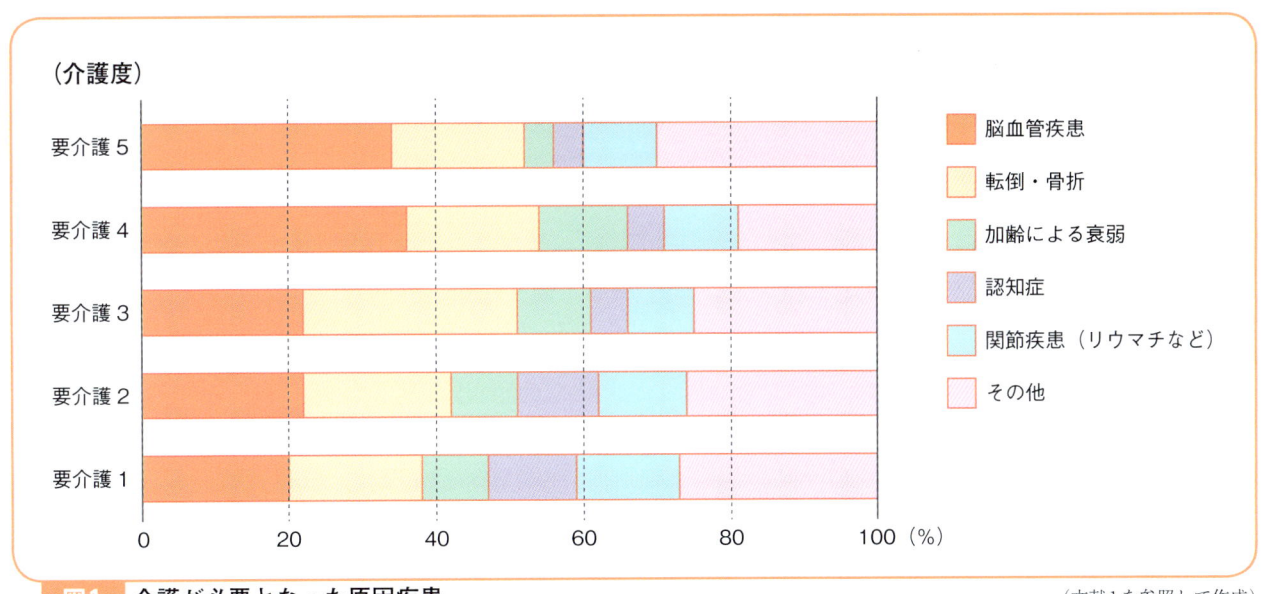

図1　介護が必要となった原因疾患　　　　　　　　　　　　　（文献1を参照して作成）

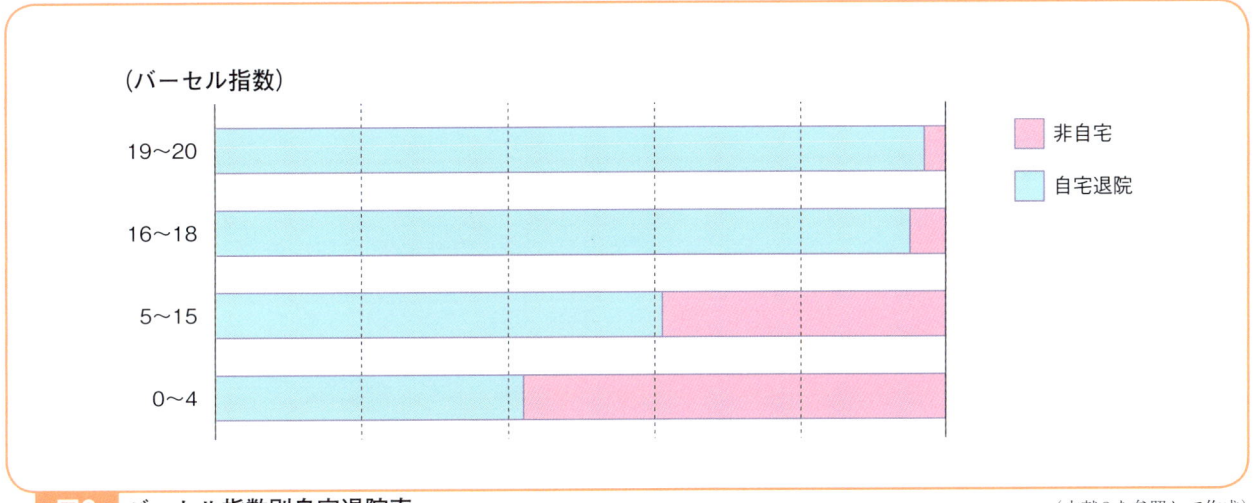

図2　バーセル指数別自宅退院率　　　　　　　　　　　　　（文献2を参照して作成）

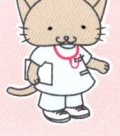

ワンポイントアドバイス

個々の患者さんにより，障害の出現の仕方・回復の度合いが異なります．障害が少なからず残るため，その後長期にわたってライフスタイルに影響を及ぼします．
患者さんやそのご家族の身体的・精神的負担を考慮し，焦らずリハビリに取り組めるようサポートが必要です．

参考文献

1) 日本脳卒中協会，ファイザー：パンフレット 脳卒中撲滅を目指して．
2) 近藤克則 他 編："脳卒中リハビリテーション 第2版" 医歯薬出版，2006

2章 脳卒中のしくみと全身病

Q12 脳の構造と機能を教えてください

A 人間の脳は，様々な刺激を認知して判断や指示を出す大脳，バランスを保つ小脳，生命中枢である脳幹（中脳・橋・延髄）から成り立っています．

エビデンスレベルI

回答者 清水淑恵

1 大脳皮質と機能局在（図1）

a）前頭葉

- 前頭葉には，主に運動に関する一次運動野，運動前野，補足運動野，陰性運動野，言語に関するブローカ領域から上方へのびる皮質が存在します．
- 一次運動野：直接筋力をコントロールする部分です．図1のように中心溝前方に体の部分に応じた局在を示します．障害された部位により健側の運動麻痺が生じます．
- 補足運動野：一次運動野内側に位置し，運動順序の制御を行っています．摘出によって自発運動の減少，強制把握，右手の協調運動障害が生じます．
- 運動前野：感覚情報や認知記憶に基づく運動の企画・発案に関与していると考えられます．損傷すると，運動麻痺がないにもかかわらず運動は拙劣になり，精密な動きに障害が出ます．
- 一次陰性運動野：顔面の一次運動野とブローカ領域の間に存在し，言語獲得に重要な役割をもっていると考えられます．

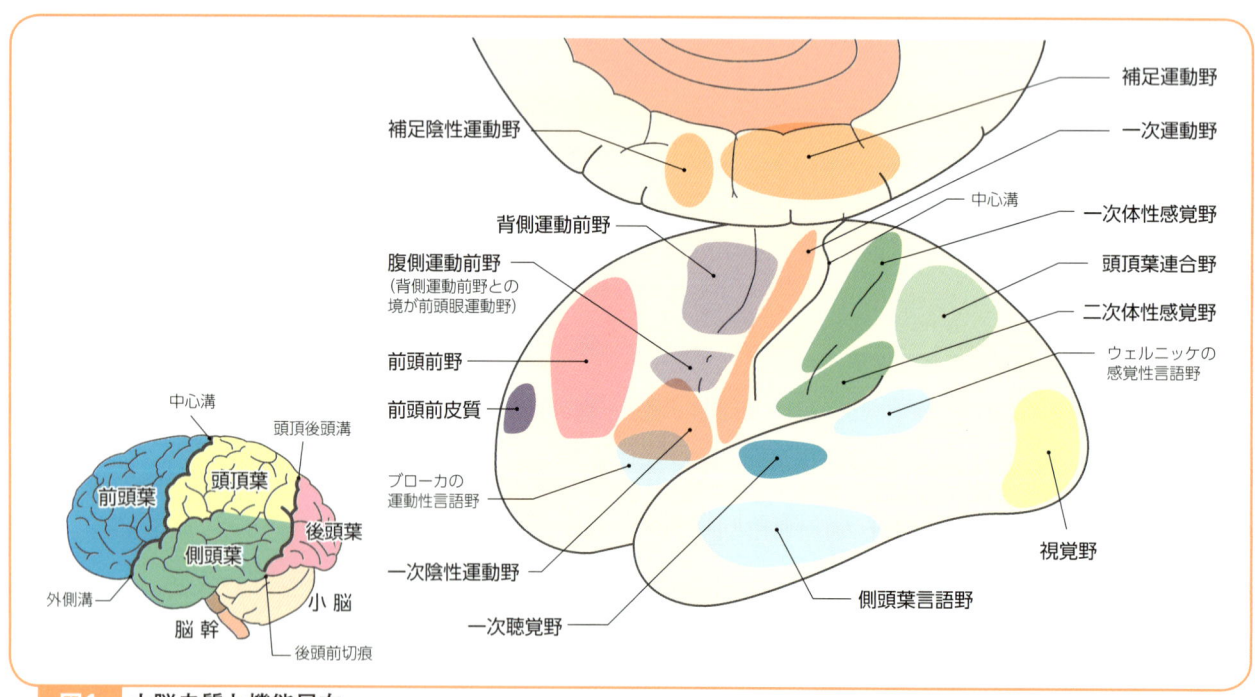

図1 大脳皮質と機能局在

b) 頭頂葉

- 頭頂葉には，一次体性感覚野，頭頂葉連合野があります．
- 感覚野の障害は改善しにくく，例えば位置覚の障害が生じると麻痺がなくても歩行不能になることがあります．
- 連合野は，優位半球頭頂葉，特に側頭葉との境界近傍の障害によって失書，失算，手指失認，左右失認の4徴を示すゲルストマン症候群が出現します．この他，左頭頂後頭葉の障害により観念失効が生じます．非優位側の頭頂葉障害では，半側空間無視や着衣失行，構成失行が出現します．

c) 側頭葉

- 側頭葉には，様々な言語処理に関する言語野と聴覚野が存在します．
- 一次聴覚野に損傷を受けると，音の認識を失ってしまいます．
- 言語に関しては側頭葉だけでなく，前頭葉・頭頂葉にも皮質機能があります．失語症の観点からは，自発言語・復唱・言語理解・文字理解・音読・自発書字・書き取りの可否を診断します．失語要素から障害部位を診断することができます．

d) 後頭葉

- 後頭葉には視覚野があります．一次性視覚野は，後頭葉内側の鳥距溝周囲に存在します．その後方部位の障害により，半盲が生じます．一次視覚野周囲は，視性情報の記憶や認知に関する連合野として機能しており，その障害によっては視覚失認や失読が生じます．

2 脳幹部の役割（図2）

- 脳幹部は，上から中脳・橋・延髄の3つの部分に分かれており，第Ⅲ脳神経〜第Ⅶ脳神経までの脳神経が出入りしています．末梢からの感覚を伝える神経路（脊髄視床路，内側毛帯），意識を保つための神経路（網様体），大脳の運動野から筋肉への神経路（錐体路）などがあります．
- 中脳には，意識を保つために重要な網様体，動眼神経核などがあります．障害されると意識障害，眼球運動障害による複視などが出現します．
- 橋には，三叉神経核，顔面神経核，外転神経核，蝸牛神経核，前庭神経核などが存在します．障害されると顔の感覚低下やしびれ，顔の運動麻痺，めまい，聴力低下，バランス障害などが出現します．
- 延髄には，物を飲み込んだり声を出したりする神経核（擬核），内臓の働きを調節する神経核（迷走神経背側核），舌下神経核などが存在します．また，延髄には呼吸中枢があり，自発呼吸を調節しています．

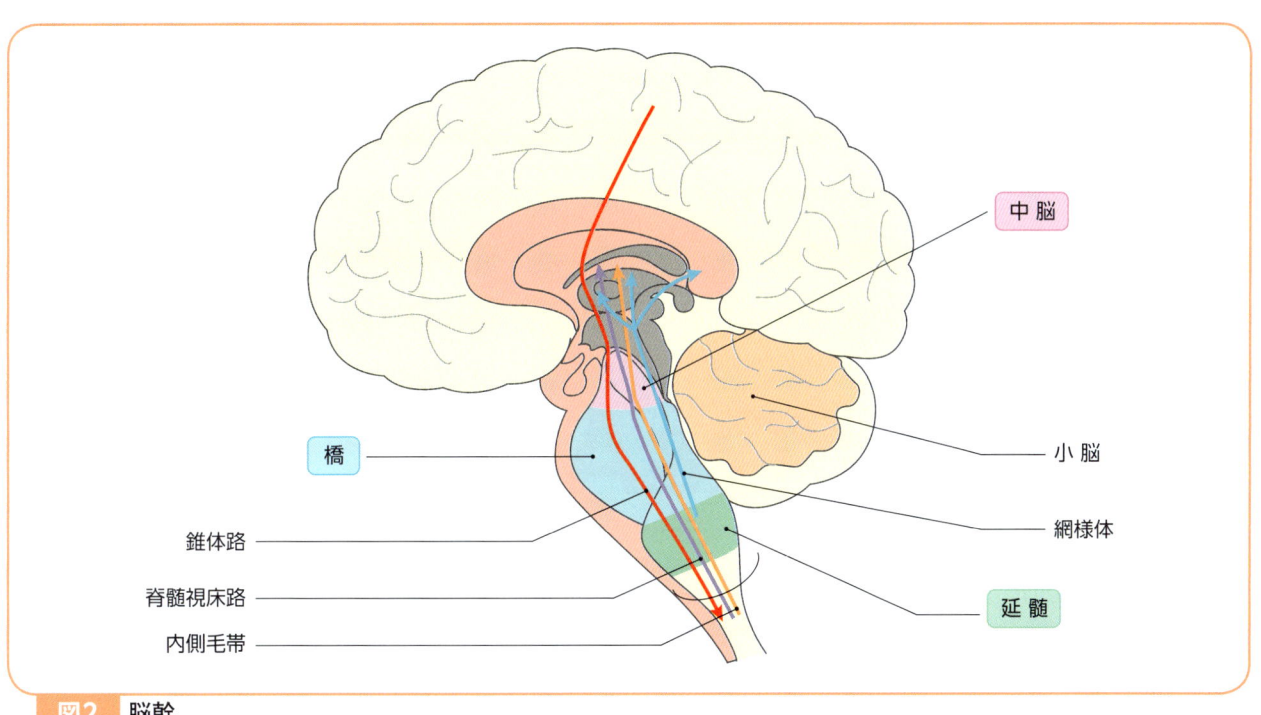

図2 脳幹

延髄の障害では，嚥下障害，発声障害，舌の麻痺などが出現します．

3 小脳の役割

- 主に，平衡感覚と運動・姿勢の調節を司っています．内耳からの平衡感覚や筋・腱・関節からの深部感覚などの情報を受けて，全身の緊張と運動を調節します．
- 障害されると，手足の麻痺や感覚障害がないにもかかわらず，スムーズな動きをすることができなくなります．これらは大脳の場合と異なり，障害側の症状となって現れます．
- さらに発声筋の協調運動障害も起こるので，ろれつが回らなくなることもあります．障害側を向いた時に顕著になる水平性眼振も特徴的です．

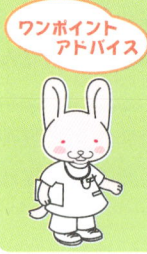

ワンポイントアドバイス
脳の構造と機能を理解することは，脳卒中により出現した症状の責任病巣の理解，ひいては症状を観察し変化の意義をとらえるうえで必要不可欠です．

参考文献

1) Schunke M 他 著，坂井建雄 他 監訳："プロメテウス解剖学アトラス：頭部／神経解剖"医学書院，pp201-237, 2009
2) Mathias Bahr, Michael Frotscher 著，花北順哉 訳："神経局在診断：その解剖，生理，臨床"文光堂，pp195-211, 1982

好評発売中　　　　　　　　　　　ナーシングケア Q&A　No.44

そこが知りたい
透析ケア Q&A 第2版
—透析現場からの質問116—

編集：田部井 薫　自治医科大学附属さいたま医療センター　腎臓科 教授

◆AB判／本文232頁
◆定価（本体3,800円+税）
◆ISBN978-4-88378-444-8

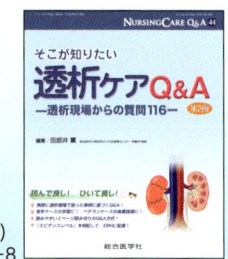

総合医学社　〒101-0061　東京都千代田区三崎町1-1-4
TEL 03(3219)2920　FAX 03(3219)0410　http://www.sogo-igaku.co.jp

2章 脳卒中のしくみと全身病

Q13 脳の血管について教えてください

A 脳は，左右の内頸動脈・椎骨動脈の合計4本で栄養されています．内頸動脈は前大脳動脈と中大脳動脈に，椎骨動脈は脳底動脈を経て後大脳動脈につながります．

エビデンスレベルⅠ

回答者 清水淑恵

1 大動脈からの分岐

- 心臓から出た大動脈は，まず腕頭動脈を分岐します．続いて，左総頸動脈，左鎖骨下動脈が分岐します．
- 腕頭動脈は，右総頸動脈と右鎖骨下動脈が分岐します．
- 鎖骨下動脈から椎骨動脈が分岐します．

2 頸部での分岐（図1）

- 総頸動脈は，下顎の高さで内頸動脈と外頸動脈に分岐します．
- 内頸動脈は，頸動脈管を通り頭蓋内に入ります．
- 椎骨動脈は，第6頸椎の横突孔に入り上行し，環椎から出て頭蓋内へ入ります．

3 頭蓋内での走行（図2）

- 内頸動脈は，前大脳動脈・中大脳動脈を分岐し，大脳への血液供給の大部分を担っています．
- 前大脳動脈は，大脳の内側を，中大脳動脈は外側表面を灌流しています．
- 左右の椎骨動脈は，橋の前方で合流し，脳底動脈となって上行します．その後，左右の上小脳動脈，後大脳動脈を分岐します．

4 脳静脈について（図4）

- 脳静脈は，全身の静脈と異なり，動脈と並走していない，弁が存在しないという特徴があります．脳からの静脈血の多くは，硬膜静脈洞を経て内頸静脈に集まり，心臓へと戻ります．図4に示す通りです．

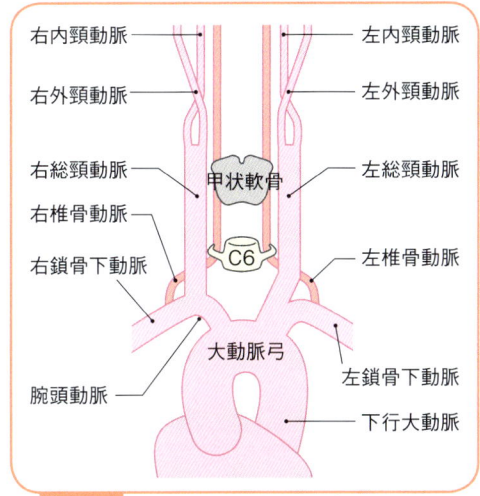

図1　頸部での血管の分岐

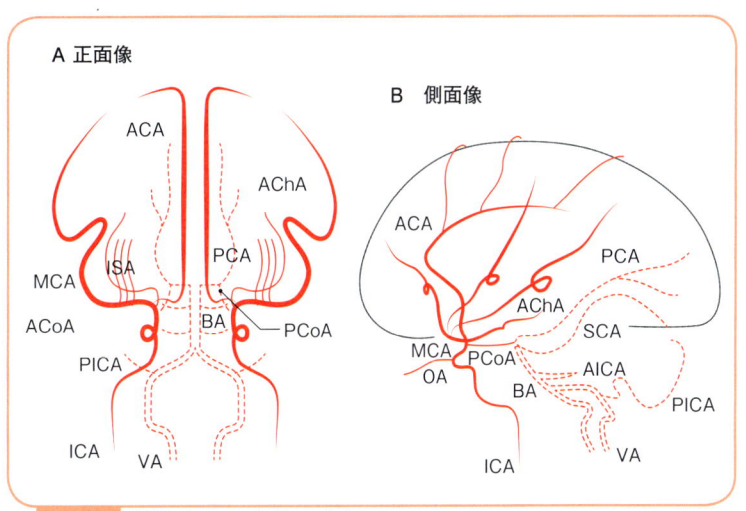

図2　頭蓋内での血管の走行

表1 脳動脈の灌流領域

1 内頸動脈系

前大脳動脈	前頭葉・頭頂葉の一部
中大脳動脈	側頭葉・前頭葉・頭頂葉の一部
レンズ核線条体動脈	淡蒼球・被殻・内包膝・内包前脚
前脈絡叢動脈	外側膝状体・内包後脚・扁桃体

2 椎骨脳底動脈系

後大脳動脈	後頭葉・側頭葉の一部
視床穿通枝動脈など	視床・中脳など
脳底動脈	脳幹
上小脳動脈	中脳・橋の一部，小脳上面
前下小脳動脈	延髄外側部，小脳下面
後下小脳動脈	延髄外側部，小脳下面

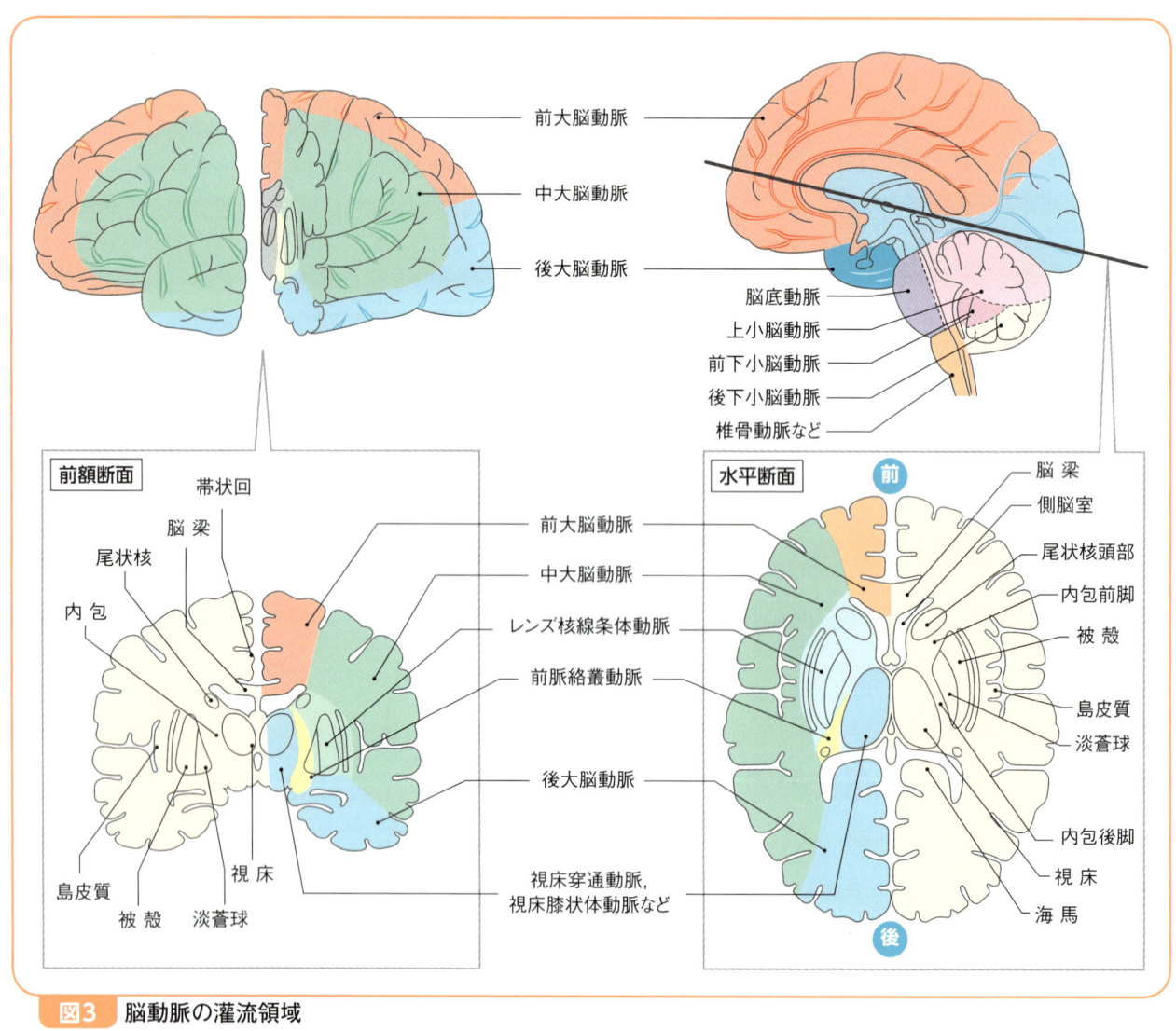

図3 脳動脈の灌流領域

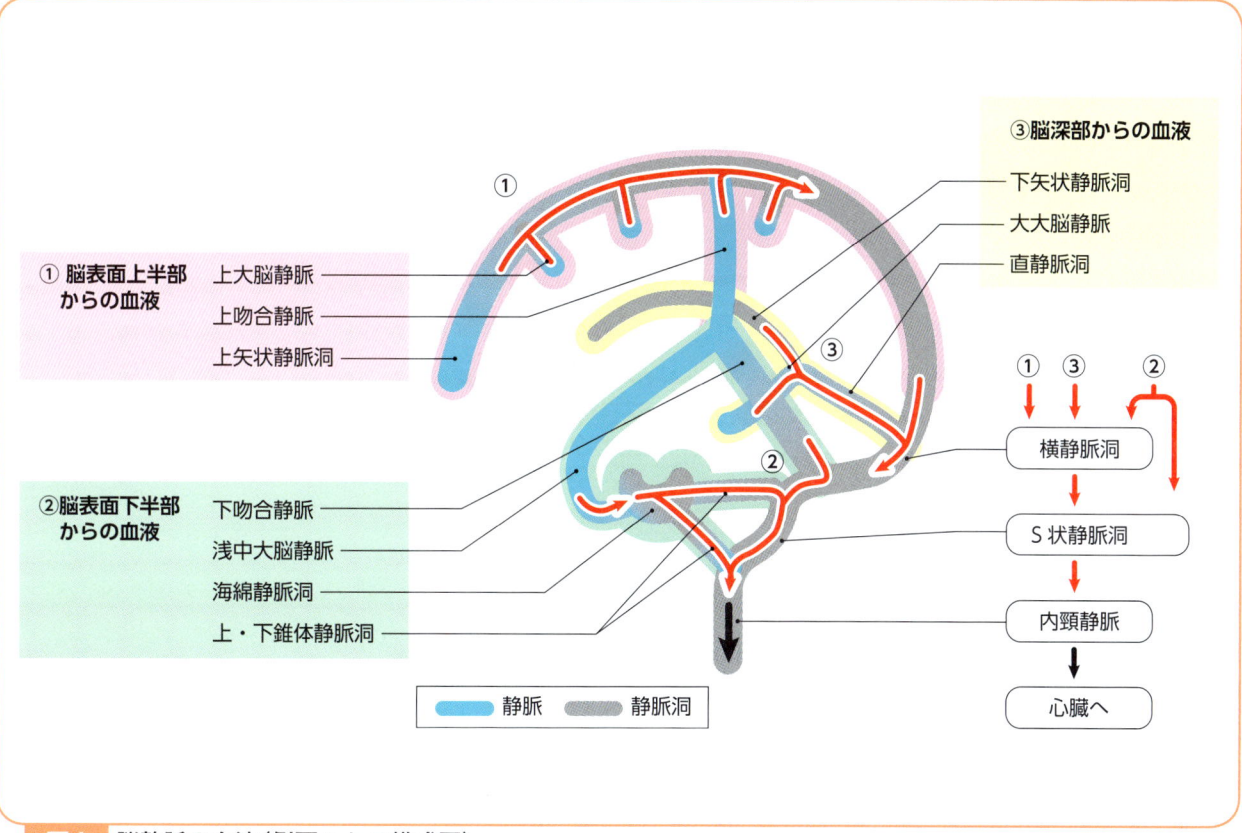

図4 脳静脈の血流（側面からの模式図）

③脳深部からの血液
- 下矢状静脈洞
- 大大脳静脈
- 直静脈洞

①脳表面上半部からの血液
- 上大脳静脈
- 上吻合静脈
- 上矢状静脈洞

②脳表面下半部からの血液
- 下吻合静脈
- 浅中大脳静脈
- 海綿静脈洞
- 上・下錐体静脈洞

① ③ ② → 横静脈洞 → S状静脈洞 → 内頸静脈 → 心臓へ

静脈　静脈洞

ワンポイントアドバイス

脳卒中は，脳の血管が破綻したり詰まったりして発症する病気です．つまり，血管の支配領域に一致した病変が出現します．
原因血管の支配領域を理解することは，症状観察の一助となります．

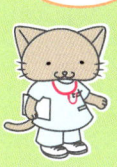

参考文献

1) 太田富雄：神経画像診断と生理学的診断　脳血管撮影法．"脳神経外科学改訂11版"太田富雄 他 編，金芳堂，pp390-426，2012
2) 厚東篤生："脳卒中ビジュアルテキスト"厚東篤生 他 編，医学書院，p2，2008
3) 高橋昭喜：脳血管．"脳MRI 1．正常解剖第2版"高橋昭喜 他 編，学研メディカル秀潤社，pp264-302，2005

2章 脳卒中のしくみと全身病

Q14 頭蓋内圧亢進とは，どういう意味でしょうか？

A 脳は，頭蓋骨という固い容れ物に収められています．頭蓋骨の内部，頭蓋内は閉鎖された空間です．脳自体が腫れたり，腫瘍や血腫で脳が圧迫されたりすると，頭蓋内の圧力が亢進します．

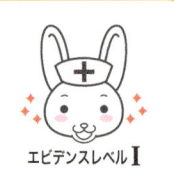

エビデンスレベルI

回答者　清水淑恵

1 正常の頭蓋内圧

- 頭蓋内は，脳実質80%，髄液10%，血液10%で占められています．髄液は，脳室に存在する脈絡叢で1日約500mLが産生され，脳室からくも膜下腔へと流れ，最終的には同量の髄液がくも膜顆粒などから静脈系に吸収・排泄されます．循環している髄液の量は約150mLです．
- 頭蓋内や脊髄くも膜下腔の脳脊髄液圧は，mmHgやmmH₂Oで表現します（通常mmHgで表現されることが多いです）．一般的な頭蓋内圧の測定方法は，仰臥位で腰椎穿刺を行って脊髄くも膜下腔の髄液圧を測定するものであり，正常で11〜13mmHg（150〜180 mmH₂O），15mmHg以上は頭蓋内圧亢進と考えられています．

2 頭蓋内圧亢進の原因

- 頭蓋内圧亢進は，正常構成要素の三要素（脳実質・髄液・血液），またはその他（腫瘍や血腫）の体積の増大によって起こります．
- 頭蓋内圧亢進には，急に進行するものと徐々に進行するものがあります．
- 急に進行する原因としては，頭蓋内血腫，悪性脳腫瘍，脳膿瘍，水頭症などが挙げられます．
- 徐々に進行する原因としては，良性脳腫瘍，先天異常，特発性頭蓋内圧亢進症などが挙げられます．

3 頭蓋内圧亢進の症状

- 頭蓋内圧が急に亢進すると，激しい頭痛や悪心・嘔吐，意識障害，けいれん，散瞳，網膜出血，Cushing現象などを認めます．Cushing現象とは，急激な頭蓋内圧亢進により，血圧上昇と徐脈がみられることをいいます．高度の頭蓋内圧亢進に対する脳血液循環障害の代償として末梢血管抵抗が上昇することで，血圧が上昇します．また上昇した血圧を保つために心拍出量が低下し，心拍数の低下（徐脈）が起こるのです．
- 徐々に頭蓋内圧が亢進すると，起床時の頭痛や悪心・嘔吐，視力障害（うっ血乳頭），めまい，記憶障害，人格変化や高次脳機能障害などを認めます．
- 頭痛は，脳の痛覚感受性組織（血管・神経・硬膜など）の偏位・牽引などによって起こると考えられています．深部痛・鈍痛であり，通常は早朝起床時に強くなるのが特徴です．morning headachは，長時間の臥床によって頭蓋内からの静脈還流が減少し，睡眠による呼吸抑制で血液中の炭酸ガス分圧が上昇し，脳血管が拡張するために頭蓋内血液量が増加して頭蓋内圧が上昇することで生じると考えられています．
- 悪心・嘔吐は，嘔吐中枢である延髄の孤束核が圧迫・刺激されて起こるため，食事とは無関係で，消化器症状（腹痛・腹部膨満感など）は伴いません．悪心

を伴わないこともあります．嘔吐が終わると頭痛は軽減します．これは嘔吐によって過換気になり，炭酸ガス分圧が下がって頭蓋内血流量が減少し，頭蓋内圧が下降するためです．頭蓋内圧亢進は，進行すると脳ヘルニアに移行する危険性があります．

4 脳ヘルニア

- 脳ヘルニアとは，硬膜で仕切られた部屋に収まっている脳が，頭蓋内圧亢進によって本来の位置から押し出される状態をいいます．
- 押し出されることによって，陥入組織だけでなく，陥入した先の組織も圧迫・変形します．
- 脳ヘルニアの徴候には，意識障害，瞳孔不同，対光反射の減弱・消失，片麻痺の増強，失調性呼吸，呼吸停止などが挙げられます．
- 脳ヘルニアが起こると，逸脱下組織の循環障害や脳幹圧迫などによって生命維持が困難になる危険があるため，早期の診断・治療が必要となります．

5 頭蓋内圧亢進の治療法（図1）

- 脳圧の管理の方法としては，①頭部挙上，②過換気療法，③高浸透圧利尿薬，④バルビツレート療法，⑤低体温療法，⑥手術（外減圧・内減圧・髄液ドレナージ）があります．

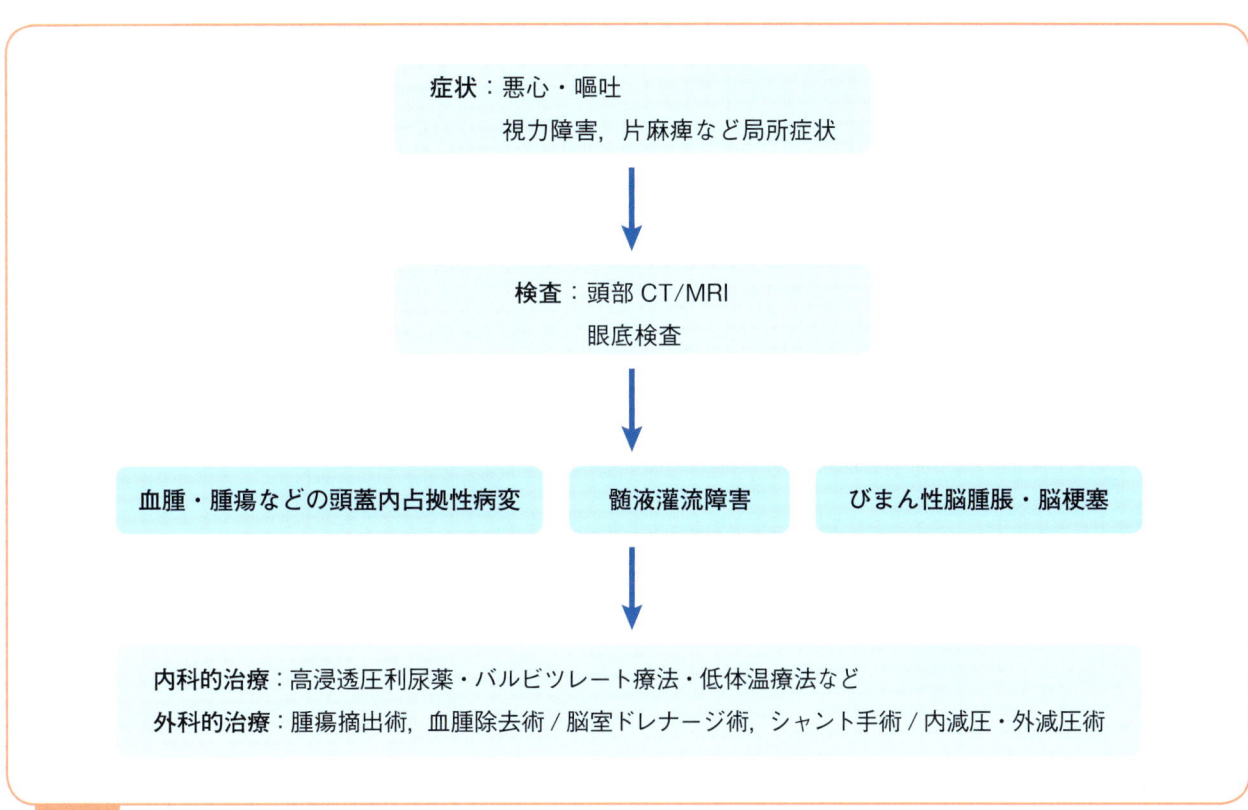

```
症状：悪心・嘔吐
     視力障害，片麻痺など局所症状
          ↓
検査：頭部CT/MRI
     眼底検査
          ↓
血腫・腫瘍などの頭蓋内占拠性病変　　髄液灌流障害　　びまん性脳腫脹・脳梗塞
          ↓
内科的治療：高浸透圧利尿薬・バルビツレート療法・低体温療法など
外科的治療：腫瘍摘出術，血腫除去術／脳室ドレナージ術，シャント手術／内減圧・外減圧術
```

図1 診断・治療のながれ

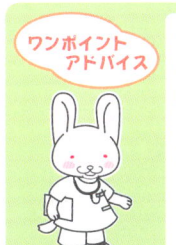

ワンポイントアドバイス
頭蓋内圧亢進が進行すると，致死的な状況になります．症状の経時的変化に注意して，脳ヘルニア徴候が出現すれば，迅速な対応が必要になってきます．それを念頭に，常に観察することが重要です．

参考文献

1) 太田富雄：頭蓋内圧亢進と脳ヘルニア．"脳神経外科学改訂11版"太田富雄 他編，金芳堂，pp175-218，2012
2) 佐藤 章：頭蓋内圧亢進と脳浮腫．"EBMに基づく脳神経疾患の基本治療指針"田村 晃 他編，メジカルレビュー社，pp522-527，2006
3) 岡庭 豊：頭蓋内圧亢進．"病気がみえる〈vol.7〉脳・神経"医療情報科学研究所 編，メディックメディア，pp128-132，2011

2章 脳卒中のしくみと全身病

Q15 脳卒中と関連の深い全身病について教えてください —①心臓病—

A 脳塞栓症の場合，心房細動などの不整脈が原因となっていることがあります．心臓由来の塞栓物質により生じた脳梗塞の場合，一般的には広範囲の脳梗塞が生じやすく，突発的で重篤な症状をきたす傾向にあります．

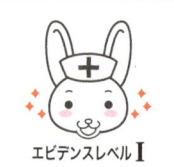

エビデンスレベルI

回答者
末松慎也

1 心原性脳塞栓症

- 心原性塞栓とは，文字どおり心臓由来の塞栓物質が脳血管に到達し閉塞することで生じます．代表的な原因としては，心房細動が知られています．
- 心臓が規則的な収縮をしなくなると（不整脈），左心房内に血流がよどみ血栓が生じ，この血栓が脳に飛ぶと心原性脳塞栓症が完成してしまいます．
- 臨床的にも実験的にも，心臓でできた血栓は太く血流の多い中大脳動脈に到達しやすく，この部分の脳梗塞が多いと考えられていますが，その他の血管にももちろん起こり得ます．
- 急激な発症であり，側副血行路による閉塞領域への血流は一般的には期待できないため，再開通がなければ短時間で梗塞に陥ってしまいます．また，広範な脳浮腫や出血性梗塞の合併も非常に多いです．

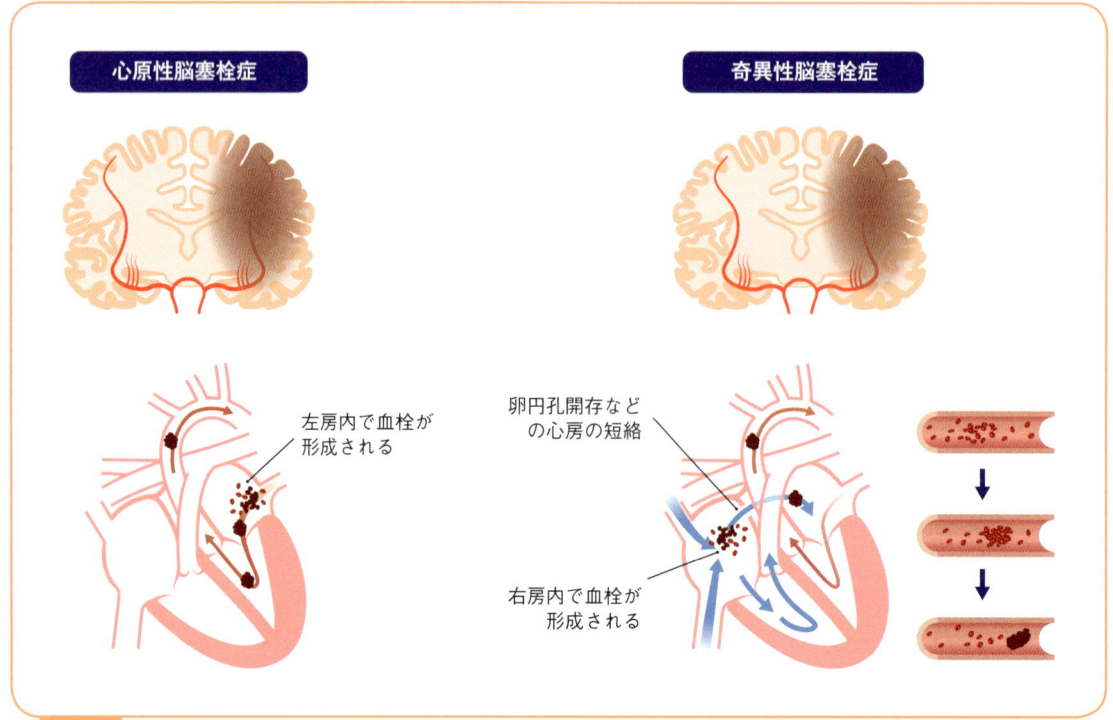

図1 脳塞栓症について

（心原性脳塞栓症：左房内で血栓が形成される／奇異性脳塞栓症：卵円孔開存などの心房の短絡，右房内で血栓が形成される）

2 心原性脳塞栓症の原因

- 日常診療では，心房細動を原因とした心原性脳塞栓症が多いですが，他にも様々な原因があります．
- 例えば，心筋梗塞後の心室瘤，僧帽弁狭窄症や血栓化を伴った大動脈弁狭窄症などの弁疾患，人工弁置換術後，細菌性・非細菌性心内膜炎，リウマチ性心疾患，心房粘液腫，先天性心疾患など，様々な原因が挙げられます．

3 塞栓経路（図1）

- 塞栓経路としては，動脈からできた血栓が脳の動脈に飛ぶので，左心系（左心房，左心室）に塞栓物質があることが基本です．
- しかし，右左シャントが心臓にあった時，右心系の塞栓物質が原因となって脳梗塞をきたすことがあり，これを奇異性脳塞栓症と呼びます．
- 卵円孔開存などで心房に短絡があったり，肺動静脈瘻があると，静脈系にできた塞栓物質が原因で脳梗塞をきたし注目されています．
- 経口避妊薬の内服や脱水，手術，下肢の長期圧迫など，一般的な静脈系血栓症のリスクに注意することが重要です．

4 アテローム血栓と心疾患（図2）

- 脳梗塞の原因のひとつにアテローム血栓がありますが，心疾患との関わりで考えると非常に重要です．あくまでもアテローム血栓症は血管病のひとつで，その中のひとつに脳梗塞があり，全身の血管に同様のアテローム性の変化があると考えられます．
- 代表的な疾患は，脳梗塞の原因となる頸動脈狭窄症はもちろんのこと，冠動脈のアテローム血栓症として心筋梗塞や狭心症，大動脈では胸部大動脈瘤や腹部大動脈瘤，腎動脈では腎硬化症，末梢動脈では閉塞性動脈硬化症などが挙げられます．
- アテローム血栓性脳梗塞があれば，これらの疾患の合併も考えなければいけません．また，これらの疾患があれば逆に脳梗塞のリスクが高いと考える必要があります．

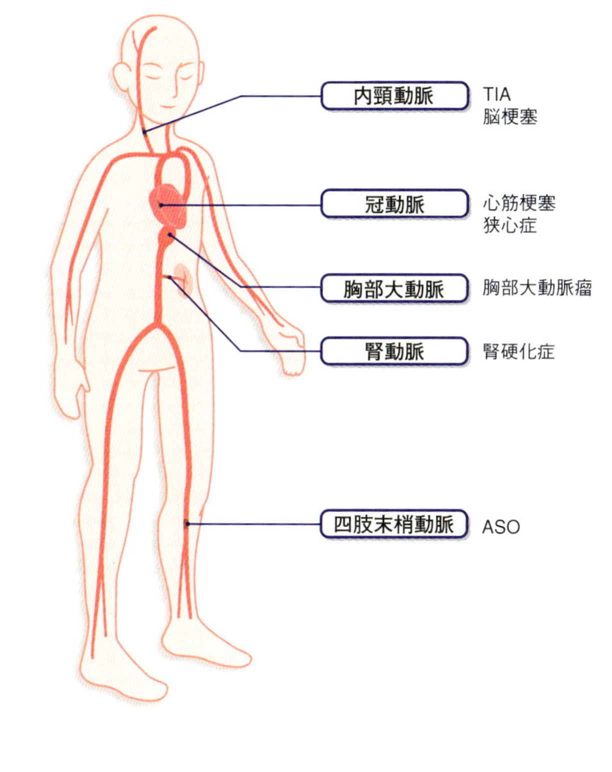

図2 アテローム硬化症の好発部位

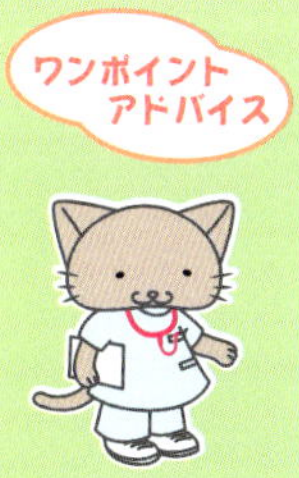

- 内頸動脈：TIA，脳梗塞
- 冠動脈：心筋梗塞，狭心症
- 胸部大動脈：胸部大動脈瘤
- 腎動脈：腎硬化症
- 四肢末梢動脈：ASO

ワンポイントアドバイス
脳卒中は血管の障害であり，全身の病気を合併していることが多いです．
神経学的症状の変化を見落とさないのはもちろんのことですが，全身の状態に注意を向け，気を配る必要があります．

参考文献

1) 小笠原邦昭：閉塞性脳血管障害．"脳神経外科学I 改訂11版"太田富雄 他 編，金芳堂，pp1112-1115，2012
2) 脳卒中合同ガイドライン委員会："脳卒中治療ガイドライン2009"協和企画，2009
3) 日本動脈硬化学会 編："動脈硬化性疾患予防ガイドライン2012年版"日本動脈硬化学会，2012

2章 脳卒中のしくみと全身病

Q16 脳卒中と関連の深い全身病について教えてください —②糖尿病—

A 糖尿病は，脳卒中発症を増加させます．特に，動脈硬化性疾患の重要な危険因子のひとつであり，脂質異常症，高血圧と並んで脳梗塞のリスクを上昇させ，発症予防や再発予防にも，血糖の適切なコントロールが重要です．

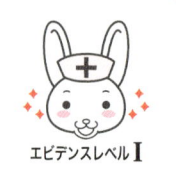

エビデンスレベルI

回答者 末松慎也

1 脳卒中各病型との関係

a) 脳出血と糖尿病
- 糖尿病は，脳卒中全体の発症を増加させますが，脳出血だけに限っていえば，インスリンなどの血糖降下薬やインスリン抵抗性改善薬による糖尿病治療が，脳出血を予防できたという報告はありません．
- ただし，糖尿病に高血圧を合併していた場合，積極的な降圧療法が推奨されています．

b) くも膜下出血と糖尿病
- 脳出血と同様に，くも膜下出血の発症と糖尿病は関連しないといわれています．

c) 脳梗塞と糖尿病
- 脳出血，くも膜下出血の場合と異なり，糖尿病は脳梗塞の確立した危険因子となっています．糖尿病患者の場合，脳梗塞の発症リスクは2.3倍高くなるといわれています．
- 脳梗塞の発症予防には，糖尿病を含む危険因子—高血圧，脂質異常症，肥満，喫煙を包括的にコントロールすることが必要であると考えられています．
- 特に，血管壁の最内側にある血管内皮細胞の障害をきたし，血管壁が肥厚することをアテローム硬化（粥状硬化）と呼びますが，高血圧，脂質異常症，喫煙，慢性期腎臓病とともに糖尿病は重要な危険因子です．
- 脳血管，頸動脈だけではなく，全身の血管にアテローム硬化症がある可能性が高く，特に心筋梗塞や腎硬化症，四肢の閉塞性動脈硬化症などの疾患の合併も考えられます．

2 糖尿病

- 糖尿病の診断基準は，血糖値（空腹時血糖 126mg/dL，随時血糖値 200mg/dL，75g糖負荷試験で2時間値 200mg/dL 以上のうちいずれか）とHbA1c 6.5%（NGSP値）以上を満たすものとされています（表1）．
- HbA1cのみ高値の場合はあくまで糖尿病の疑いですし，血糖値のみ高値であれば，糖尿病の典型的な症状や糖尿病性網膜症の存在がなければ，糖尿病と診断されません．
- 糖尿病治療の基本は，食事療法，運動療法です．それでも血糖のコントロールが得られない場合，経口血糖降下薬やインスリン療法が導入されることになります．
- 患者さんが普段どの程度の血糖値で現在どのような治療を行っているのか，罹患期間はどれくらいなのか，どのような合併症をもっているのかなどで，ある程度動脈硬化の進み具合を推測することができます．

表1 糖尿病の診断基準

1）空腹時血糖値　126mg/dL 以上
2）75gのブドウ糖を飲み2時間後の血糖値　200mg/dL 以上
3）随時血糖値　200mg/dL 以上
4）ヘモグロビンA1c　6.5％以上

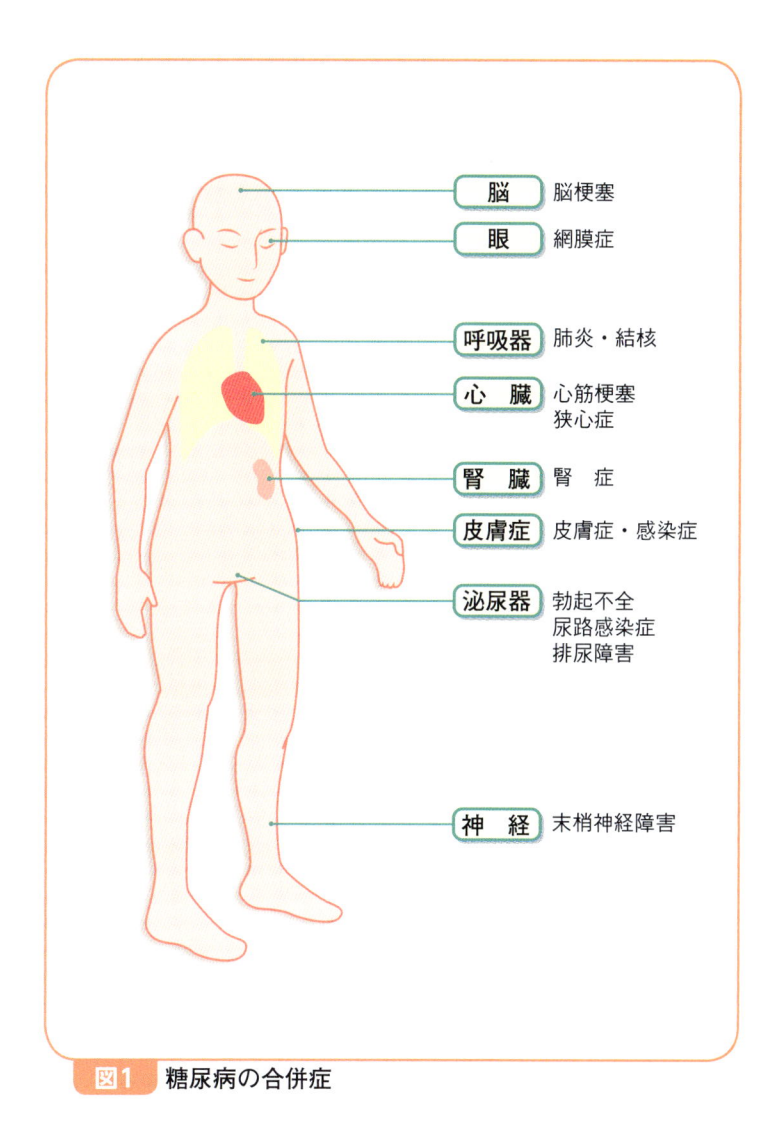

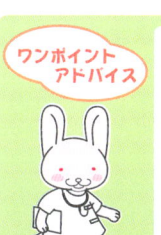

図1 糖尿病の合併症

- 脳：脳梗塞
- 眼：網膜症
- 呼吸器：肺炎・結核
- 心臓：心筋梗塞、狭心症
- 腎臓：腎症
- 皮膚症：皮膚症・感染症
- 泌尿器：勃起不全、尿路感染症、排尿障害
- 神経：末梢神経障害

ワンポイントアドバイス

脳卒中，特に脳梗塞患者には糖尿病を罹患されている人が多数います．特に長年罹患されている患者さんのなかには，手足のしびれなどの末梢神経症状や，糖尿病性網膜症が脳卒中発症前から存在している場合があり，病歴の聴取が重要です．

参考文献

1）脳卒中合同ガイドライン委員会："脳卒中治療ガイドライン2009"協和企画，2009
2）日本動脈硬化学会 編："動脈硬化性疾患予防ガイドライン2012年版"日本動脈硬化学会，2012

2章 脳卒中のしくみと全身病

Q17 脳卒中と関連の深い全身病について教えてください
—③脂質異常症—

A 脂質異常症とは，血液中の脂質（コレステロールや中性脂肪）が多過ぎる状態のことをいいます．脂質異常症は，動脈硬化をひき起こす危険因子です．高血圧や糖尿病も合併すると，その危険性は30倍以上にもなります．

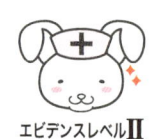

エビデンスレベルⅡ

回答者 阿部泰明

1 脳卒中と脂質異常症との関連

a）脳梗塞
- 脂質異常症を放置すると，動脈硬化が進行します．動脈硬化により，虚血性心疾患や脳卒中の危険性が高くなります．
- 脂質のなかでも，LDLコレステロールは「悪玉」と呼ばれ，HDLコレステロールは「善玉」と呼ばれます．LDLコレステロールは全身にコレステロールを運ぶ働きが，HDLコレステロールは余分なコレステロールを肝臓に回収する働きがあるため，そのように呼ばれます．
- 脳血管の動脈硬化が進展すると，血流が悪くなったり（血行力学的脳梗塞），動脈硬化のカスが飛び散って脳梗塞を起こしたり（A to A塞栓症など），いろいろな形で脳梗塞をひき起こします．
- 頸部の頸動脈は，超音波検査で簡単に動脈硬化の有無や程度がわかります．頸動脈に動脈硬化がある患者さんは，他の動脈，冠動脈や下肢の動脈の動脈硬化にも注意する必要があります．

b）脳出血
- 脂質異常症に対するスタチン製剤（HMG-CoA還元酵素阻害薬）による治療が，脳出血の危険性を上昇させるという報告があります．
- 特に，脳出血の既往がある患者さんにスタチン製剤を投与すると，出血性脳卒中の危険性が5倍程度上昇するという報告があります．
- 脳出血の既往がある患者さんへの脂質異常症に対する治療は，高血圧など他の危険因子も併せて，総合的に判断する必要があります．

2 脂質異常症の診断基準

- 表1に示すように，総コレステロールの値ではなく，LDL，HDL，トリグリセライドの各々の値で判断するようになっています．

3 脂質異常患者の管理目標

- まず，生活習慣の改善を行うことが，すべての治療の基本となります．バランスの良い食事と，適度な運動が必要になります．
- 図1に，動脈硬化の危険因子の個数に従ったカテゴリー分けを示します．冠動脈疾患を有する場合は，ただちに薬物治療を開始することが推奨されます．管理目標値は，カテゴリー別に設定されています（表2）．

表1 脂質異常症の診断基準（空腹時採血）

LDLコレステロール	140mg/dL以上	高LDLコレステロール血症
	120〜139mg/dL	境界域高LDLコレステロール血症
HDLコレステロール	40mg/dL未満	低HDLコレステロール血症
トリグリセライド	150mg/dL以上	高トリグリセライド血症

（文献1を参照して作成）

```
                    脂質異常症の診断*
                                           ──あり──▶  二次予防
                  冠動脈疾患の既往があるか？
                      なし↓

                  以下のいずれかがあるか？

                   1) 糖尿病
                   2) 慢性腎臓病（CKD）
                   3) 非心原性脳梗塞              ──あり──▶  カテゴリーⅢ
                   4) 末梢動脈疾患（PAD）

                      なし↓
```

冠動脈疾患の一次予防のための絶対リスクに基づく管理区分
（絶対リスクは冠動脈疾患絶対リスク評価チャート参照）

NIPPON DATA80による10年間の冠動脈疾患による死亡確率（絶対リスク）	追加リスクの有無	
	追加リスクなし	以下のいずれかあり 1) 低HDL-C血症（HDL-C＜40mg/dL） 2) 早発性冠動脈疾患家族歴 　（第1度近親者かつ男性55歳未満，女性65歳未満） 3) 耐糖能異常
0.5％未満	カテゴリーⅠ	カテゴリーⅡ
0.5％以上2.0％未満	カテゴリーⅡ	カテゴリーⅢ
2.0％以上	カテゴリーⅢ	カテゴリーⅢ

＊家族性高コレステロール血症（FH）については本フローチャートを使用しない．

図1 動脈硬化の危険因子による管理区分（カテゴリー分け）　　　（文献1を参照して作成）

表2 リスク別脂質管理目標値

治療方針の原則	管理区分	脂質管理目標値（mg/dL）			
		LDL-C	HDL-C	TG	non HDL-C
一次予防 まず生活習慣の改善をを行った後，薬物療法の適用を考慮する	カテゴリーⅠ	＜160	≧40	＜150	＜190
	カテゴリーⅡ	＜140			＜170
	カテゴリーⅢ	＜120			＜150
二次予防 生活習慣の是正とともに薬物療法を考慮する	冠動脈疾患の既往	＜100			＜130

TGが400mg/dL以上の場合にはLDL-Cは使用せず，non HDL-Cを使用し，その基準はLDL-C+30mg/dLとする．
（文献1を参照して作成）

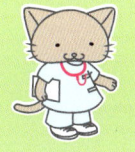

ワンポイントアドバイス

脂質異常症は，それ自体で症状はありませんが，動脈硬化を進行させ，脳卒中のみならず，虚血性心疾患の原因となります．
40歳代から，生活習慣の改善に気をつけましょう．

参考文献

1) 日本動脈硬化学会："動脈硬化性疾患予防のための脂質異常症治療ガイド　2013年版"日本動脈硬化学会，2013
2) 日本動脈硬化学会 編："動脈硬化性疾患予防ガイドライン2012年版"日本動脈硬化学会，2012
3) 脳卒中合同ガイドライン委員会："脳卒中治療ガイドライン2009"協和企画，2009

2章 脳卒中のしくみと全身病

Q18 脳卒中と関連の深い全身病について教えてください —④高血圧—

A. 高血圧は，脳出血と脳梗塞に共通な最大の危険因子です．血圧が高いほど，脳卒中の発症率は高くなります．適切な高血圧治療は，脳卒中の予防に極めて重要です．

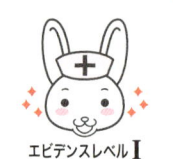

エビデンスレベルⅠ

回答者 阿部泰明

1 高血圧と脳卒中の関連

a) 脳梗塞
- 高血圧になると，血管壁に加わるストレスが高くなり，動脈硬化をひき起こします．また，穿通枝のような細い動脈では，硝子変性が生じます．
- 動脈硬化によりひき起こされる脳梗塞をアテローム血栓性脳梗塞，硝子変性によってひき起こされる脳梗塞をラクナ梗塞といいます．

b) 脳出血
- 高血圧により血管壁に加わるストレスで，動脈壁が破綻して脳出血を起こします．
- なお，脳アミロイドアンギオパチーなど，高血圧の関与が低い脳出血もあります．

c) くも膜下出血
- 高血圧が持続すると，動脈が分岐している部分が瘤状にふくれて動脈瘤を形成することがあります．この動脈瘤が破れることで，くも膜下出血が発症します．
- くも膜下出血の最大の危険因子は，高血圧と喫煙です．

2 高血圧の分類・治療

- 血圧は正常域から，Ⅰ・Ⅱ・Ⅲ度に分類されます．リスクは，危険因子を有する程度に基づいて，第一，第二，第三層に層別化します．
- この血圧の分類と危険因子の階層から，高血圧治療の必要性を分類します（表1）．
- 必要性は，「介入の必要なし」を含め4つに分類されます．以下に，治療介入が必要な3分類について，その方法を記します[1]．
  - ・低リスク：3ヵ月以内の生活指導で140/90mmHg以上なら降圧薬療法を開始
  - ・中等リスク：1ヵ月以内の生活指導で140/90mmHg以上なら降圧薬療法を開始
  - ・高リスク：ただちに降圧薬療法を開始
- 降圧目標として，脳血管障害を有する場合には，135/85mmHg未満が推奨されています．

3 降圧薬の選択

- 脳血管障害症例の降圧薬の選択としては，Ca拮抗薬，利尿薬，アンジオテンシン変換酵素（ACE）阻害薬，アンジオテンシンⅡ受容体拮抗薬（ARB）などが推奨されます（表2）．
- Ca拮抗薬は副作用が少なく，降圧効果も高いため第一選択として使用されることが多いです．また，ARBとCa拮抗薬の併用も増えてきています．
- 利尿薬を併用する場合は，高用量で高尿酸血症や低K血症，耐糖能低下などの合併症があるため，常用量の1/4～1/2量が妥当とされています．
- 脳卒中再発予防においては，それぞれの病態に合わせた降圧薬の選択が重要となります．

表1 血圧に基づいた脳心血管リスク層別化

リスク層 （血圧以外のリスク要因）	血圧分類	正常高値血圧 130〜139/ 85〜89mmHg	I度高血圧 140〜159/ 90〜99mmHg	II度高血圧 160〜179/ 100〜109mmHg	III度高血圧 ≧180/ ≧110mmHg
リスク第一層 （危険要因がない）		付加リスクなし	低リスク	中等リスク	高リスク
リスク第二層 （糖尿病以外の1〜2個の危険因子，メタボリックシンドロームがある）		中等リスク	中等リスク	高リスク	高リスク
リスク第三層 （糖尿病，慢性腎臓病，臓器障害/心血管病，3個以上の危険因子のいずれかがある）		高リスク	高リスク	高リスク	高リスク

（文献1を参照して作成）

表2 病態別降圧薬の推奨

	Ca拮抗薬	ARB/ACE阻害薬	利尿薬	β遮断薬
左室肥大	●	●		
心不全		●	●	●
心房細動（予防）		●		
頻脈	●			●
狭心症	●			●
心筋梗塞後		●		●
蛋白尿		●		
腎不全		●	●	
脳血管障害慢性期	●	●	●	
糖尿病/MetS		●		
高齢者	●	●	●	

（文献1を参照して作成）

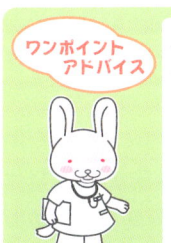

ワンポイントアドバイス
脳卒中において，高血圧は最大の危険因子です．必要な時は，適切な降圧療法が推奨されます．

参考文献
1）日本高血圧学会高血圧治療ガイドライン作成委員会 編："高血圧治療ガイドライン2009"日本高血圧学会，2009

3章 脳卒中の主な症候とその評価

Q19 脳卒中発症が疑われる症状について教えてください

A 脳卒中の一般的症状としては，<u>突然起こる片側半身の運動麻痺や感覚障害，構音障害（ろれつの回りにくさ），失語や意識障害</u>などがあります．早期には，非常に軽いか，頭痛やめまいだけのこともあります．

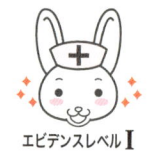

エビデンスレベルⅠ

回答者：井島大輔，西山和利

- 脳卒中には，出血性のものとして脳出血とくも膜下出血，虚血性のものとして脳梗塞があります．
- 脳梗塞は，アテローム血栓性脳梗塞，ラクナ梗塞，心原性脳塞栓症，その他に分けられ，その他の脳梗塞には動脈解離などが含まれます．
- それぞれの病型によって特徴的な症状が異なりますので，注意が必要です．

1 脳梗塞の特徴的な症状

- 急に発症した片側半身に生じる運動麻痺（片麻痺）や半身の感覚障害，構音障害，複視（物が2つに見える），視野障害，失語，運動失調などが，脳梗塞の特徴的な症状です．
- なかでも，顔面を含んだ半身の運動麻痺や感覚障害，失語，構音障害の存在は，脳卒中を強く疑わせます．特に，これらの症状が突然出現することが脳卒中の特徴です．
- なかには，軽度の運動麻痺や感覚障害，めまい，運動失調，失語症や認知症のみの例もあります．
- 症状のみならず，発症の仕方や経過，既往歴，家族歴の聴取も重要です（表1）．特に発症の仕方を知ることが大切です．
- 心原性脳塞栓症では，「突発完成型」といわれるほど突然に発症します．
- ラクナ梗塞も比較的急に発症し，症状は基本的に非進行性です．
- アテローム血栓性脳梗塞も比較的急に発症し，その後に進行性の経過をとることが多いのが特徴です．
- 脳梗塞は，頭が痛くなるとの誤解が一般にあります

表1 脳梗塞の症状および症状の起こり方

症状（脳の局所症状）	片側半身の運動麻痺（＝片麻痺） 片側半身の感覚障害 構音障害（ろれつの回りにくさ） 複視（物が2つに見えること） 視野障害 運動失調 失語など高次脳機能障害
症状（随伴症状）	頭痛 悪心・嘔吐 めまい けいれん 不随意運動 精神症状
症状の起こり方・経過	いつ発症したか 何をしていた時に発症したか 発症は突然であったか，緩徐であったか 神経症状はまだ進行しているか

が，頭痛は生じないのが基本です．ただし，椎骨動脈解離による脳卒中の場合には，頸部から頭部にかけての痛みで発症することがあります．

- 脳卒中の特徴的な症状をチェックするシンシナティ病院前脳卒中スケールや倉敷プレホスピタル・ストロークスケールなどの病院前脳卒中スケールの利用は，脳卒中の診断精度の上昇に役立っています（表2）．
- 2005年から，発症3時間以内の脳梗塞（2012年から，発症4.5時間以内）に対して遺伝子組換え組織型プラスミノーゲンアクチベーター（rt-PA）静注療法が認可されたことで，限られた時間のなかで神経徴候を評価することが必要となっています．
- 脳梗塞と同様の神経症状が24時間以内に消失した場合は，脳梗塞の前段階である一過性脳虚血性発作（TIA）が考えられ，TIAを疑えば脳梗塞発症予防のための治療をただちに開始する必要があります．

2 脳出血の特徴的な症状

- 一般に，日中活動時に発症し，特徴的な症状は脳梗塞と類似しています．脳梗塞よりも頭痛や**意識障害**を合併する頻度が高いです．
- 発症初期には**血圧が高くなる**場合が多く，意識障害，呼吸障害，瞳孔不同・瞳孔散大・縮瞳・対光反射消失などの瞳孔異常，異常高血圧，中枢性高熱は重症の兆候です．

3 くも膜下出血の特徴的な症状

- 今までに経験したことのないような激しい頭痛で突然発症し，意識障害も30～50％にみられます．項部硬直などの髄膜刺激症状が頻繁にみられます．
- 片麻痺は，半身の感覚障害などの脳局所症状は通常は欠如しますが，内頸動脈−後交通動脈分岐部動脈瘤では動眼神経麻痺が生じます．脳動脈瘤破裂による脳内血腫や脳血管攣縮による脳虚血が生じた場合には，運動障害や感覚障害が生じる場合があります．

表2　倉敷プレホスピタル・ストロークスケール（KPSS）

意識水準		
●覚醒状況		
完全覚醒		正常 0点
刺激すると覚醒する		1点
完全に無反応		2点
意識障害（質問）		
●患者に名前を聞く		
正　解		正常 0点
不正解		1点
運動麻痺		
●患者に目を閉じて，両手掌を下にして両腕を伸ばすように口頭，身ぶり手ぶり，パントマイムで指示	右 手	左 手
左右の両腕は平行に伸ばし，動かずに保持できる	正常0点	正常0点
手を挙上できるが，保持できず下垂する	1点	1点
手を挙上できない	2点	2点
運動麻痺		
●患者に目を閉じて，両下肢をベッドから挙上するように口頭，身ぶり手ぶり，パントマイムで指示	右 足	左 足
左右の両下肢は動揺せずに保持できる	正常0点	正常0点
下肢を挙上できるが，保持できず下垂する	1点	1点
下肢を挙上できない	2点	2点
言　語		
●患者に「今日はいい天気です」を繰り返して言うように指示		
はっきりと正確に繰り返して言える		正常 0点
言葉は不明瞭（ろれつが回っていない），もしくは異常である		1点
無言．黙っている．言葉による理解がまったくできない		2点
合　計		点

（文献2より引用）

ワンポイントアドバイス
神経症状や随伴症状が突然出現した場合には，一過性や軽症であっても，可能な限りすぐに脳卒中担当医師に連絡しましょう．早期の治療でrt-PA静注療法や脳血管内治療などの脳梗塞超急性期治療も可能となってきています．

参考文献

1) Kimura K et al：Kurashiki prehospital stroke scale. Cerebrovasc Dis 25：189-191, 2008

3章 脳卒中の主な症候とその評価

Q20 一過性脳虚血発作（TIA）とは何ですか？

A 脳や網膜などに一過性に血液が流れなくなり，虚血症状が出現したもので，脳梗塞の警告発作として対応する必要があります．画像上は急性期梗塞の所見がないため，既往歴や病歴をきちんと聴取することが診断に重要です．

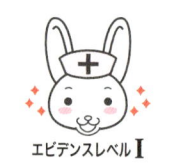

エビデンスレベル I

回答者
岡野晴子

1 病態

- 脳や網膜などの動脈に血液が流れなくなり虚血状態になると，その血管が支配している領域に応じた症状が出現します．そのまま血液が流れなければ細胞は障害を強く受け，不可逆的に変化します．例えば，脳細胞であれば脳梗塞となります．しかし，脳梗塞に陥る前に血液が再び流れ始め，虚血状態が一過性であれば，症状は消失します．一過性脳虚血発作（transient ischemic attack：TIA）とは，このような病態です．
- 当初の定義では，一過性脳虚血発作は，24時間未満に消失するものとされていました．その後，提唱された定義は，画像診断の進歩から，症状の持続時間よりもむしろ，脳組織の変化の有無に基づき「画像上，急性期脳梗塞を示さず，症状は通常1時間未満に改善」となっています．

2 症状

- 急性に発症します．
- 虚血状態になる血管とその範囲により，症状は異なります．脳梗塞に準じた症状です．

3 臨床的意義

- 重要なのは，TIAの患者さんは早期に脳梗塞を発症する可能性が高いということを理解し，対応することです．
- TIA後，90日以内に10～20％の患者さんが脳梗塞を発症し，その半分は，TIA後48時間以内に脳梗塞を発症したとの報告があります．
- 過去の大きな調査では，TIA後早期に治療を開始した場合，90日以内に脳卒中を発症する患者さんの数は減ることが報告されました．
- わが国の「脳卒中治療ガイドライン2009」において「TIAの急性期治療と脳梗塞発症防止」では，「TIAを疑えば，可及的速やかに発症機序を確定し，脳梗塞発症のための治療を直ちに開始しなくてはならない（グレードA）」とされています．
- TIA後に脳梗塞を発症するリスクを評価する方法として，$ABCD^2$スコア（「ABCDスクエアスコア」と読みます）が有用です（表1）．リスクを点数化しており，このスコアは点数が高いほど脳梗塞を発症するリスクが高くなります．7点満点で4点以上は，特にハイリスクとされています．（「3点だから問題がない」というわけではありませんので注意してください．）
- TIAの治療は，発症機序によって異なるため，脳梗塞の治療・再発予防と同じく，病型を確定することが大切です．これは別項を参考にしてください．

表1　ABCD² スコア

A：age（年齢）	60歳以上	1点
B：blood pressure（血圧）	収縮期血圧140mmHg以上 および/または 拡張期血圧90mmHg以上	1点
C：clinical features（臨床症状）	片麻痺	2点
	構音障害のみ	1点
	その他	0点
D：duration（持続時間）	60分以上	2点
	10〜59分	1点
	10分未満	0点
D：diabetes（糖尿病）	あり	1点
	なし	0点

（文献1を参照して作成）

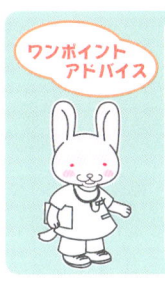

ワンポイントアドバイス

患者さんの症状が，病院に到着した時に改善していても，その後に症状が再出現することがあります．その場合，組織プラスミノゲンアクチベーター（rt-PA）による血栓溶解療法などが治療の適応になることがあり得ます．症状の経過に，注意が必要です．

参考文献

1) 田中耕太郎 他：一過性脳虚血発作（TIA）．"必携 脳卒中ハンドブック 改訂第2版" 田中耕太郎 編，診断と治療社，pp85-88，2011
2) 阿部 康二：TIAの急性期治療と脳梗塞発症防止．"脳卒中治療ガイドライン2009" 篠原幸人 他 編，脳卒中合同ガイドライン委員会．"脳卒中治療ガイドライン2009" 協和企画，pp78-84，2009
3) 水野美邦 編：一過性脳虚血発作．"神経内科ハンドブック-鑑別診断と治療 第4版" 医学書院，pp591-594，2010

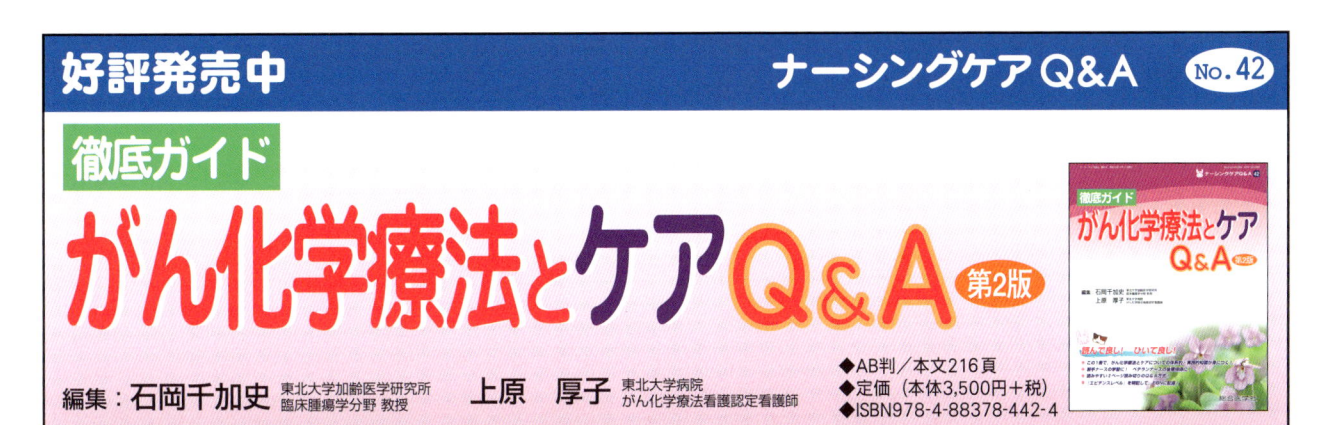

3章 脳卒中の主な症候とその評価

Q21 意識障害は，どのような評価をしますか？

A 意識障害の原因（後述）を念頭におき，Japan Coma Scale（JCS）・Glasgow Coma Scale（GCS）で評価します．

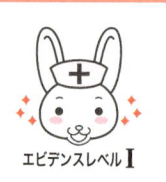

エビデンスレベルⅠ

回答者：佐々木重嘉

1 意識を保つ機序

- 意識清明な（問題なく目覚めている）状態とは，①目覚めていること，②自分の名前，生年月日が言えること，③見当識（時間，場所がわかること）が保たれていること，さらに①〜③に加えて知識，感情，意思を考慮した状態と定義されます[1]．
- 意識清明な状態は，感覚刺激が延髄〜中脳背側に縦長に存在する脳幹網様体を刺激し，脳幹網様体から前頭葉底部を通る経路（腹側経路）と，視床を通る経路（背側経路）の2つに分かれて大脳皮質全体を活性化する（図1）ことで保たれます．さらに，間脳にある視床下部の働きで覚醒・睡眠のサイクルがつくられます．

2 意識障害の原因と評価

- 意識障害は，酸素や糖などのエネルギー不足，薬物による代謝の低下，血腫や脳ヘルニアによる圧迫など様々な理由（表1：AIUEO TIPS）で網様体賦活系の活性化が低下することで起こります．
- 意識障害の重症度を表わすスケールとして，Japan Coma Scale（以下JCS），Glasgow Coma Scale（以下GCS）を使用します．
- もともと，JCSはくも膜下出血などの脳卒中急性期における頭蓋内圧亢進による意識障害の重症度，GCSは頭部外傷急性期の頭蓋内血腫などによる意識障害の重症度を評価するためにつくられたものですが，いずれも現在は脳卒中，頭部外傷に限らず広く用いられています．
- 来院時のGCSは，脳卒中で予後を予測する因子のひとつである[3]ことが知られており，予後予測のためにも重要な指標です．

3 JCS

- JCSは，意識レベルを9段階で表し，覚醒している状態を1桁，刺激で覚醒できる状態を2桁，覚醒しない状態を3桁で表現し，それぞれをさらに3段階に分けています．
  - ・覚醒している→1桁
    - 0：意識清明
    - Ⅰ-1：意識清明とはいえない
    - Ⅰ-2：見当識障害がある
    - Ⅰ-3：自分の名前，生年月日が言えない
  - ・刺激によって覚醒する→2桁
    - Ⅱ-10：普通の呼びかけで容易に開眼する
    - Ⅱ-20：大きな声や体を揺さぶることで開眼する
    - Ⅱ-30：痛み刺激を加え呼びかけを繰り返すと，かろうじて開眼する
  - ・刺激によって覚醒しない→3桁
    - Ⅲ-100：痛み刺激に対し，払いのけるような動作をする
    - Ⅲ-200：痛み刺激で，少し手足を動かしたり顔をしかめる
    - Ⅲ-300：痛み刺激に，全く反応しない

4 GCS

- GCSは，覚醒を開眼（Eye Opening），最良の言語反応（Best Verbal Response），最良の運動反応（Best

Motor Response）の3項目で評価し，例えば意識清明な状態ならばE4V5M6と表記します．

・開眼（Eye Opening）：E
　4点：自発的に開眼する
　3点：呼びかけにより開眼する
　2点：痛み刺激により開眼する
　1点：全く開眼しない
・最良の言語反応（Best Verbal Response）：V
　5点：見当識良好
　4点：混乱した会話
　3点：不適切な言葉
　2点：理解不能の応答
　1点：発語なし
・最良の運動反応（Best Motor Response）：M
　6点：命令に従う
　5点：痛み刺激に適切に反応
　4点：屈曲逃避
　3点：異常屈曲反応
　2点：伸展反応
　1点：運動なし

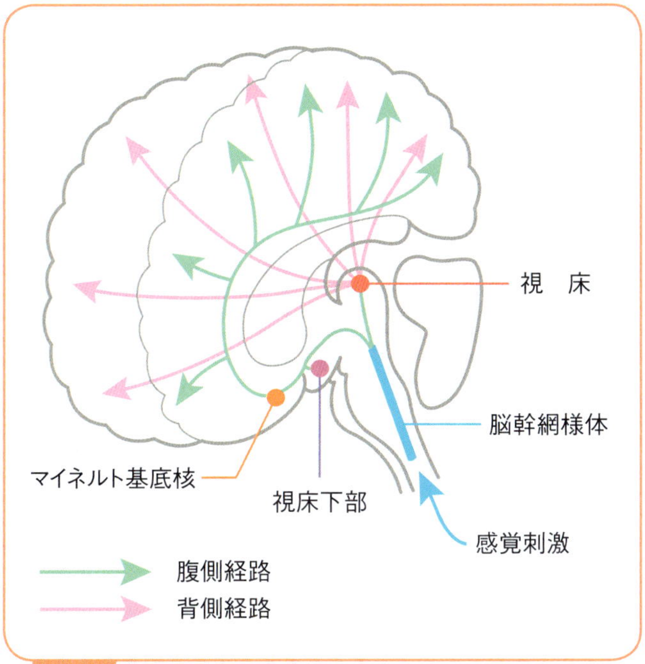

図1　網様体賦活系

（視床、脳幹網様体、マイネルト基底核、視床下部、感覚刺激、腹側経路、背側経路）

表1　意識障害をきたす疾患

A	Alcohol	アルコール
I	Insulin	インスリン
U	Uremia	尿毒症
E	Encephalopathy	脳症（高血圧性，肝性，ウェルニッケ脳症）
	Electrolytes	電解質異常
	Endocrine	内分泌疾患
	Epilepsy	てんかん
O	Opiate	オピオイド，薬物中毒
	Oxygen	低酸素
T	Trauma	外傷
	Temperature	低体温，高体温
I	Infection	感染症
P	Psychiatric	精神科疾患
	Porphyria	ポルフィリア
S	Syncope	失神
	Seizure	けいれん
	Stroke, SAH	脳卒中，くも膜下出血
	Shock	ショック

（文献2より引用）

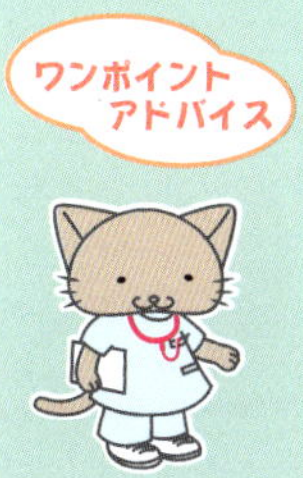

ワンポイントアドバイス
脳卒中では，意識障害の進行をきたす病態は，脳浮腫の進行，切迫脳ヘルニアなど緊急性の高いものも多く，JCS・GCSで正確に評価し，経時的な変化をみていくことが重要です．

参考文献

1) 太田富雄：脳神経外科疾患治療のスタンダード　9．意識障害．No Shinkei Geka 37(8)：811-820, 2009
2) 岡田　定 他：内科レジデントの鉄則 聖路加国際病院内科チーフレジデント 編, 医学書院, 2006
3) Weir CJ, Bradford AP, Lees KR：The prognostic value of the components of the Glasgow Coma Scale following acute stroke. QJM 96：67-74, 2003
4) Teasdale G, Jennett B：Assessment and prognosis of coma after head injury. Acta Neurochir (Wien) 34：45-55, 1976

3章 脳卒中の主な症候とその評価

Q22 手足の麻痺は，どのように評価するのでしょうか？

A 麻痺の部位や反射を評価して病変部位を推定し，徒手筋力テスト（MMT），麻痺の重症度分類（Brunnstrom stage）で麻痺の程度を評価します．

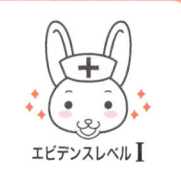

エビデンスレベルⅠ

回答者 佐々木重嘉

1 手足の麻痺の病態

- 手足の運動は，大脳皮質の運動野からの指令が錐体路という経路をたどって，手足の筋線維へ伝えられることで行われます．
- 運動野からの指令は，放線冠，内包，中脳の大脳脚を通り，延髄錐体交叉で左右の線維が交差し，反対側の脊髄側索を下行して脊髄前角細胞へ至ります．
- 脊髄前角細胞からの神経線維は末梢神経としてそれぞれの筋線維へ向かい，筋の収縮を起こします（図1）．
- この経路のどこかに障害があると，手足の麻痺をきたします．

2 麻痺の部位の評価

① **単麻痺**：身体の一側の上肢，あるいは下肢のみの麻痺で，特に片側の大脳皮質運動野の限局した障害で起こります．
② **片麻痺**：身体の一側に限局する麻痺で，片側の大脳皮質運動野の広範囲な障害や，運動線維が束になった内包や脳幹の障害，脊髄の障害でみられます．錐体交叉より上の病変では病変と反対側に麻痺が出るのに対し，錐体交叉より下の病変では病変と同じ側に麻痺が出ます．また，脳神経の線維は交差せず同側の運動・感覚を支配するので，中脳〜延髄の障害では，身体の麻痺がない側で同時に脳神経の障害がみられることがあります．
③ **対麻痺**：両側下肢の麻痺で，多くは脊髄の障害でみられます．

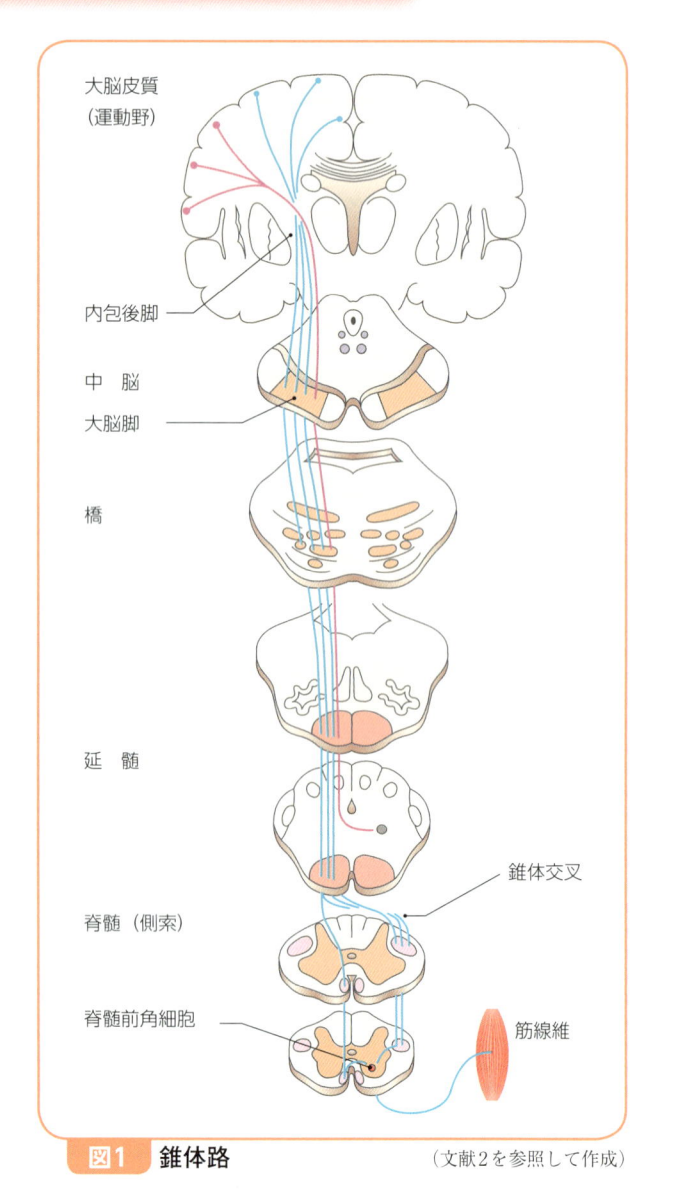

図1 錐体路 （文献2を参照して作成）

大脳皮質（運動野）
内包後脚
中脳 大脳脚
橋
延髄
錐体交叉
脊髄（側索）
脊髄前角細胞
筋線維

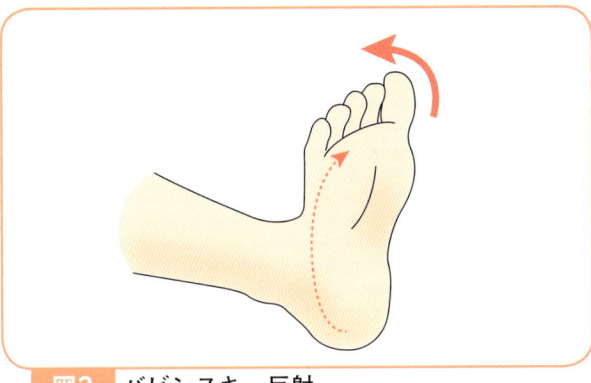

| 図2 | バビンスキー反射 |

足の裏の外側を，点線のようにゆっくりこする．母趾が背屈すれば陽性．　　　　　　　（文献1を参照して作成）

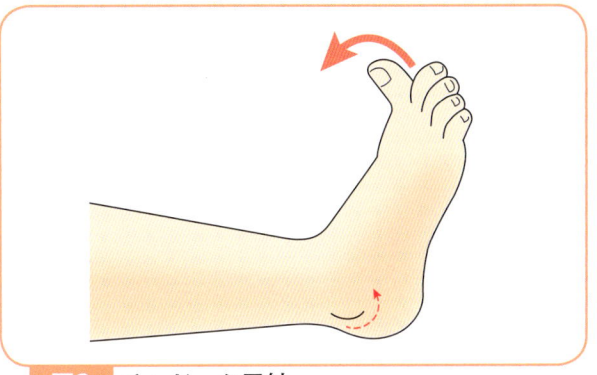

| 図3 | チャドック反射 |

足の外顆の下を，点線のようにこする．母趾が背屈すれば陽性．　　　　　　　　　　（文献1を参照して作成）

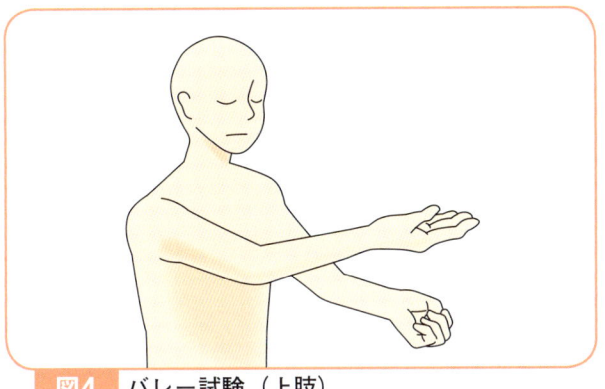

| 図4 | バレー試験（上肢） |

手のひらを上に向け，両腕をまっすぐ前に出し，目をつぶってそのままの姿勢を保持するように指示すると，麻痺側の手が回内してゆっくり落ちてくる．（文献1を参照して作成）

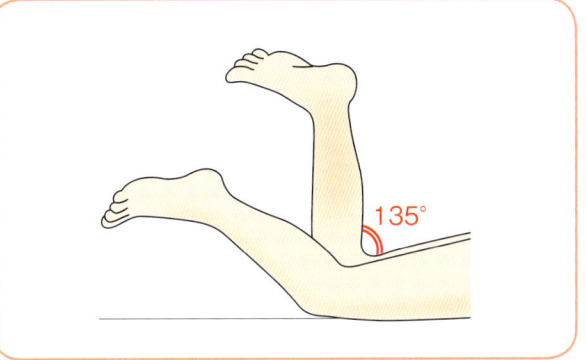

| 図5 | バレー試験（下肢） |

うつぶせの状態で（膝関節を約135°開くように）両脚を曲げて，そのままの姿勢を保持するように指示すると，麻痺側の脚が落ちてくる．　　　（文献1を参照して作成）

④ **四肢麻痺**：両側上下肢の麻痺で，両側大脳の障害や脳幹，脊髄，末梢神経の重度の障害で起こりますが，多くは脳幹の重度障害でみられます．

⑤ **一部の筋の運動麻痺**：特定の末梢神経の支配領域のみの麻痺で，感覚も同時に障害されます．多くは外傷や物理的圧迫による障害です．

3　上位・下位運動ニューロン障害

● 運動野から脊髄前角細胞までの障害を上位運動ニューロン障害，脊髄前角細胞から筋線維までの障害を下位運動ニューロン障害といい，反射をみることでこれらを鑑別することができます．

● 腱反射などの反射は，通常，大脳からの運動線維によって抑制されていますが，上位運動ニューロン障害ではこの抑制が弱まるため，腱反射が亢進し，バビンスキー反射（図2），チャドック反射（図3）などの異常反射が出現します．

● 下位運動ニューロン障害では，反射の亢進や異常反射はみられません．

4　麻痺の程度の評価

● 麻痺の程度は，両上下肢で徒手筋力試験（manual muscle testing：MMT）を行い，6段階で評価・記載します．

● Brunnstrom stageは，脳卒中など中枢神経の障害による麻痺の回復の段階に沿ってつくられた重症度分類で，上肢，手指，下肢のそれぞれにおいて評価します．

● 表3は400人の上肢に麻痺を有した患者さんで，入院時と入院3ヵ月後のBrunnstrom stageを評価し，

1～6段階のそれぞれのStageごとの人数を表したもので，ここから入院時のBrunnstrom stageより3ヵ月後の予後を予測することができます．

●発症時Stage 1の場合，3ヵ月後にStage 5, 6まで回復するのは8％であり，41％がStage 1のままですが，発症時Stage 3の場合，65％がStage 5, 6まで回復しています[4]．

表1　MMT（徒手筋力テスト）

5	(正　常)	強い力を加えても運動ができる．
4	(良　好)	若干の抵抗を加えても運動ができる．
3	(やや良好)	重力に抵抗して運動ができる．
2	(不　良)	重力を除外すれば運動ができる．
1	(痕　跡)	筋の収縮はみられるが，関節は動かない．
0		筋の収縮がみられない．

なお，MMTでほぼ5(正常)であっても，実際にはごく軽度の麻痺がある場合がある．このようなMMTで検出されない不全麻痺を発見するには，バレー試験(図4, 5)や，握力計で握力の左右差をみることが有効である．

表2　Brunnstrom stage（麻痺の重症度分類）

Stage 1	随意運動がみられない．筋は弛緩性である．
Stage 2	随意運動あるいは連合運動として，共同運動がわずかに出現した状態．関節の動きにまで至らなくてもよい．痙性が出始める．
Stage 3	随意的な共同運動として関節の運動が可能な段階．痙性は高度となる．
Stage 4	共同運動パターンが崩れ，分離運動が部分的に可能になった状態．痙性は減退し始める．
Stage 5	さらに分離運動が進展した状態で，Stage 4よりも複雑な逆共同運動の組み合わせが可能になる．しかし，一部の動作には相当な努力が必要である．
Stage 6	分離運動が自由に，速く，協調性をもって行える状態．諸運動は正常あるいは正常に近い（多少の拙劣さは許される）．痙性は消失するか，ほとんど目立たない．

表3　上肢麻痺患者における入院時と3ヵ月後のBrunnstrom stage

Brunnstrom Stage	1	2	3	4	5	6	入院時(人)
1	64	53	23	6	9	3	158
2		19	14	10	12	3	58
3			17	14	50	5	86
4				1	9	4	14
5					15	20	35
6						49	49
3ヵ月後(人)	64	72	54	31	95	84	400

（文献4より引用）

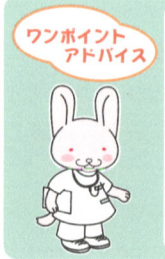

ワンポイントアドバイス
指示に従えない患者さんでは，MMTを行うことが難しい場合が多く，このような時は自発的な動作で動きの左右差などがないか観察し，麻痺の部位や程度を大まかに判定します．

参考文献

1) 田崎義昭 他："ベッドサイドの神経の診かた 改訂17版"南山堂，2010
2) 後藤文男 他："臨床のための神経機能解剖学 改訂7版"中外医学社，2007
3) 児玉南海雄 監，佐々木富男 他 編："標準脳神経外科学 改訂12版"医学書院，2011
4) 宮野佐年：リハビリテーション医学　温故知新．慈恵医大誌 122：97-103，2007

3章 脳卒中の主な症候とその評価

Q23 失語症とは何ですか？

A 失語症とは，大脳の損傷によって，一度獲得した言葉の機能（言語理解や表現機能）が様々な形で障害されることをいいます．

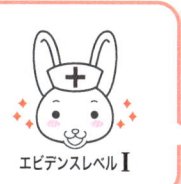

エビデンスレベルⅠ

回答者 佐々木重嘉

1 言葉の理解と発語のしくみ

- 言葉の理解と表現は，大脳半球で図1のような経路をたどって行われると考えられています．
- 聴覚野から入った言語の情報は，ウェルニッケ野で記憶の中の音のイメージと結びつけられて理解されます．
- 逆に，言葉を発する時は，思い浮かんだイメージがブローカ野で文法や文章のリズムを整えたうえで，舌や手を動かす運動野へ伝えられることで言葉となります．
- 復唱（おうむ返し）は，ウェルニッケ野から弓状束を通ってブローカ野へと直接向かう経路で行われます．

2 障害部位による失語の特徴

- 図1の①〜⑧における障害で，それぞれ以下のような失語がみられます．

　①ブローカ失語（運動性失語）
- 前頭葉ブローカ野の障害で，言葉がうまく話せなくなります．少ない単語での，絞り出すような会話がみられます（努力性の会話）．聴覚的理解は保たれます．

　②ウェルニッケ失語（感覚性失語）
- 側頭葉から頭頂葉にかけてのウェルニッケ野の障害で，言語理解ができなくなります．
- 多くの場合，本人は言語理解ができていないことを自覚していません．
- 言い間違いや，意味不明な単語からなる文章をすらすらと話すこと（ジャルゴン：支離滅裂）が特徴です．

　③伝導失語
- ブローカ野とウェルニッケ野をつなぐ，弓状束の障害で起こります．
- 復唱が障害されますが，自発的な言語は自然なリズムで話すことができ，会話の理解も保たれます．
- 言葉のつづりを言い間違えては自分で気づき，言い直すことを繰り返す症状がみられます．

　④超皮質性運動失語
- 図2：Aの領域の障害で，自分からはほとんど話さなくなることが特徴です．
- 会話の理解は問題なく，ウェルニッケ野→弓状束→ブローカ野の回路は保たれているので復唱は保たれます．

　⑤超皮質性感覚失語
- 図2：Bの領域の障害で，ウェルニッケ失語に近い言葉の理解障害やジャルゴンがみられますが，復唱は保たれます．
- 質問に対してそのままおうむ返しで返答すること（反響言語）がみられます．

　⑥超皮質性混合性失語
- 図2：A，Bの領域にまたがる病変でみられ，復唱だけが保たれ，発語，言葉の理解がともに障害されます．
- ウェルニッケ野→弓状束→ブローカ野の回路が他の領域から孤立した状態になるため，言語野孤立症候群と呼ばれます．

　⑦純粋語唖
- ブローカ野から運動野への経路の障害と考えられ，聴覚的理解に問題なく，文章を正しく書くことがで

きるものの，話すことだけができないのが特徴です．

⑧**純粋語聾**
・聴覚野からウェルニッケ野への経路の障害と考えられ，発語は問題なく，文章を読んで理解することは可能ですが，聴覚的理解だけができません．

⑨**健忘失語**
・物や人の名前，身体の部位などの名詞だけが出てこなくなることが特徴です．
・障害部位は，左側頭葉先端部や左頭頂葉，側頭葉といわれていますが，特定されていません．

⑩**全失語**
・中大脳動脈完全閉塞などのブローカ野，ウェルニッケ野を含む広範囲の病変でみられ，全ての言語機能が障害された状態です．

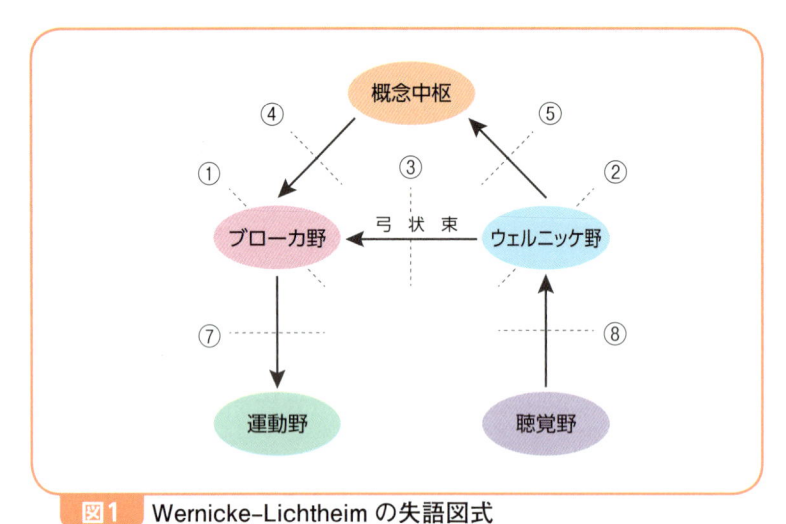

図1 Wernicke-Lichtheim の失語図式
⑥超皮質性混合性失語は，④，⑤両方にまたがる障害と考えられる．

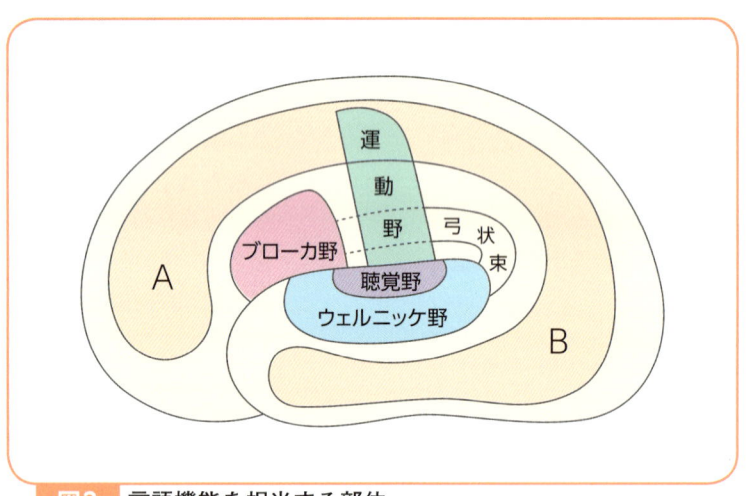

図2 言語機能を担当する部位

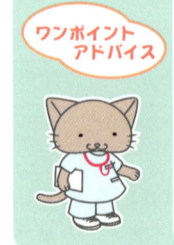

ワンポイントアドバイス
失語症では，言いたいことを言葉で表現できないことによる，日常生活での不自由さが，患者さん自身にとって大きな心理的ストレスとなります．早期から支持的・受容的な姿勢で支援していくことが重要です．

参考文献
1）相馬芳明，田邉敬貴："失語の症候学" 医学書院，2003
2）山鳥 重："言葉と脳と心 失語症とは何か" 講談社，2011
3）竹内愛子，河内十郎 編："脳卒中後のコミュニケーション障害 改訂第2版" 協同医書出版社，2012

3章 脳卒中の主な症候とその評価

Q24 空間無視について教えてください

A 損傷された大脳半球の反対側の刺激に気付いたり，反応したり，その方向に向いたりすることが障害されている病態で，主に右大脳半球の損傷に伴ってみられます．右頭頂葉障害による左半側空間無視が代表的です．

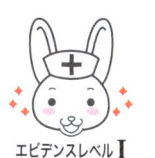

エビデンスレベル I

回答者 佐藤研隆

1 半側空間無視の定義・病態

- 半側空間無視とは，Heilman（1979）の定義によれば，「様々な刺激に対する反応や行動に際し，要素的な感覚，運動障害をもたないのに，大脳半球の反対側に与えられた刺激に気付かず，反応しない」こととされています．
- 右大脳半球損傷（特に頭頂葉障害）でみられることが多く，急性期で70〜80%程度，慢性期で40%前後の頻度でみられるといわれています．
- 一方，左大脳半球損傷によって右半側空間無視がみられる頻度は，0〜38%といわれています．
- 半盲との違いを，きちんと区別する必要があります．
- 半盲は，視野障害，すなわち眼球の動きを固定した時の視野の欠損であり，患者さんは視野の欠損があるということを認識することができるため，代償動作を行うことができます．
- それに対して半側空間無視では眼球の動きを制限しない時の視覚の欠如であり，患者さんは障害があることを認識していない（認識できない）ので，代償行動をとることができません．

2 半側空間無視でみられる症状

- 日常臨床で最もよくみられる右頭頂葉障害に伴う左半側空間無視について述べます．
- 具体的な症状としては，「移動の際に左側の壁や物にぶつかる，ぶつかっても強引に進もうとする」，「皿の左側に盛り付けてあるものを食べ残す」，「左側の衣服の袖を通さない，左の靴を履き忘れる」，「髭剃りの時左側だけ剃らない」などといったような，あ

表1 Catherine Bergego Scale（CBS）の日本語訳：ADLでの無視症状

1. 整髪または髭剃りの時，左側を忘れる
2. 左側の袖を通したり，上履きの左側を履くときに困難さを感じる
3. 皿の左側の食べ物を食べ忘れる
4. 食事の後，口の左側を拭くのを忘れる
5. 左を向くのに困難さを感じる
6. 左半身を忘れる
  （例：左腕を肘掛けにかけるのを忘れる．左足を車いすのフットレストに置くのを忘れる．左上肢を使うのを忘れる）
7. 左側からの音や左側にいる人に注意をすることが困難である
8. 左側にいる人や物（ドアや家具）にぶつかる（歩行・車いす駆動時）
9. よく行く場所やリハビリ室で左に曲がるのが困難である
10. 部屋や風呂場で左側にある所有物を見つけるのが困難である

各項目0〜3点で評価（0〜30点）
0：無視なし
1：軽度の無視（常に右の空間から先に探索し，左の空間に移るのはゆっくりで，躊躇しながらである．時々左側を見落とす）
2：中等度の無視（はっきりとした，恒常的な左側の見落としや左側への衝突が認められる）
3：重度の無視（左側をまったく探索できない）

（文献1より引用）

たかも左半側の空間が存在しないような行動をとるようになります.
- そのため患者さんのADLに著しい支障をきたし,監視や介助の必要度も高くなります.
- ADLの半側空間無視症状の評価としては,Catherine Bergego Scale（CBS）が使われています（表1）.
- 半側空間無視に対する代表的な検査として,模写試験（図形模写）,線分二等分試験,線分抹消試験などがあります.これらの検査で,半側空間無視の存在を明らかにすることができます.
- 実際の症例
・図1は,右中大脳動脈の心原性脳塞栓症で入院となった患者さんのMRI画像（拡散強調画像）です.右大脳半球に,広範な急性期脳梗塞が認められています.
・図2は,入院2日後のCTです.出血性梗塞となり,脳組織も腫脹してきたため,頭蓋内圧制御を目的に内減圧術（梗塞脳を切除すること）を行いました.
・図3は,術後のCTです.術後経過は順調で,約1ヵ月後には回復期病棟へ転棟となりました.
・図4,図5は回復期病棟で行った検査結果です.図4が模写試験です.花の絵を模写しようとしても,左半分が描かれていません.図5は,線分二等分試験ですが,実際より右側を真ん中だと誤って認識してしまっている様子がわかります.

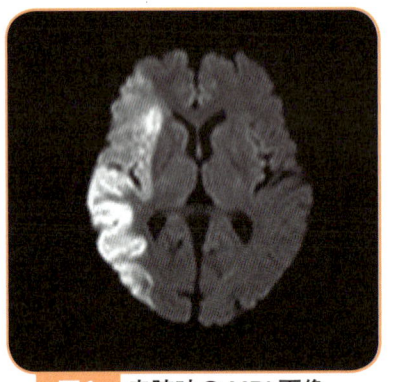

図1 来院時のMRI画像（拡散強調画像）

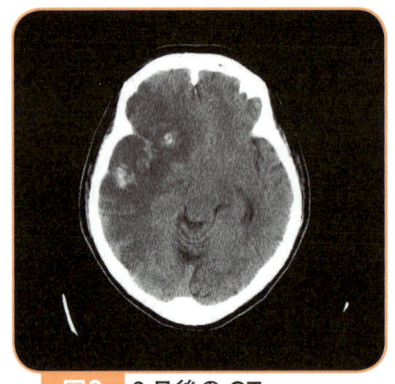

図2 2日後のCT

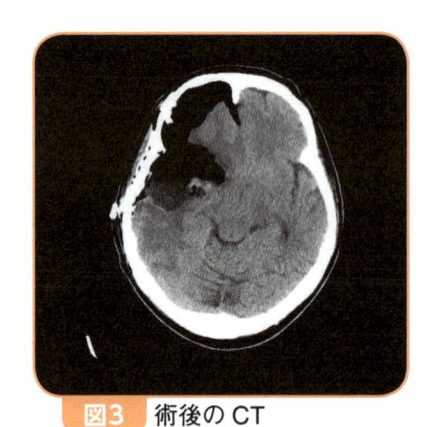

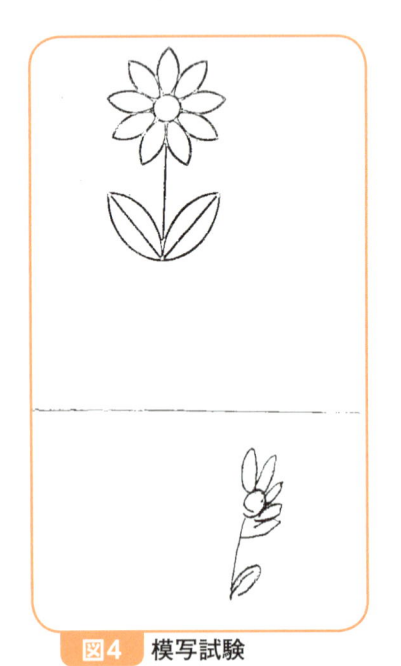

図3 術後のCT

図4 模写試験
上のモデルを模写したが,左側の花びらや葉っぱが描かれていない.

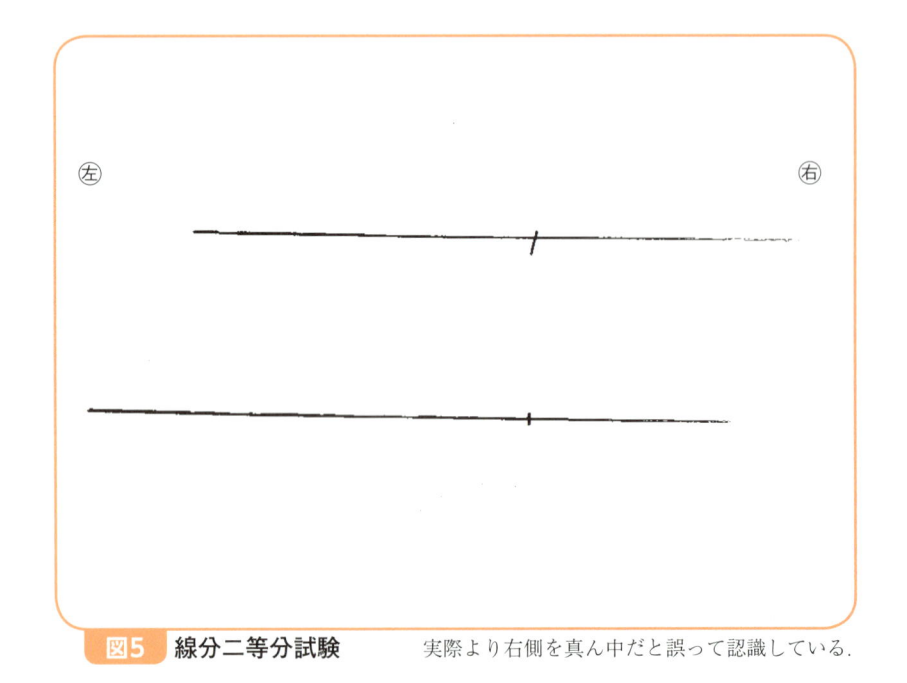

図5 線分二等分試験　実際より右側を真ん中だと誤って認識している.

- 以上のように，半側空間無視の患者さんは障害があることを認識していないため，物にぶつかる，転倒する，病室を間違う，道に迷うなどといった危険があり，事故につながることもあります．
- 半側空間無視がどのような病態なのかきちんと把握したうえで，患者さんに対応することが大切です．

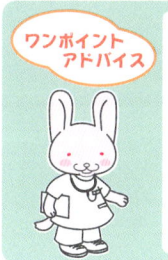

> **ワンポイントアドバイス**
> 半側空間無視は，視空間の認知障害であり，患者さん自身は障害があることを認識できていません．看護師はそのことをきちんと理解する必要があります．そのうえで，どのような問題が起こりえるのかを考えながら看護にあたる必要があります．

参考文献

1) 水野勝広 他：Catherine Bergego Scale（CBS）を用いた左半側空間無視の評価 -Behavioral Inattention Test（BIT）との比較．Jpn J Rehabil Med 44：S253, 2007
2) 平山惠造："神経症症候学 改訂第二版" 文光堂, 2006
3) 前田真治：半側空間無視．高次脳機能研究 28(2)：214-223, 2008
4) 杉本 論：半側空間無視の評価．理学療法科学 12(3)：155-161, 1997

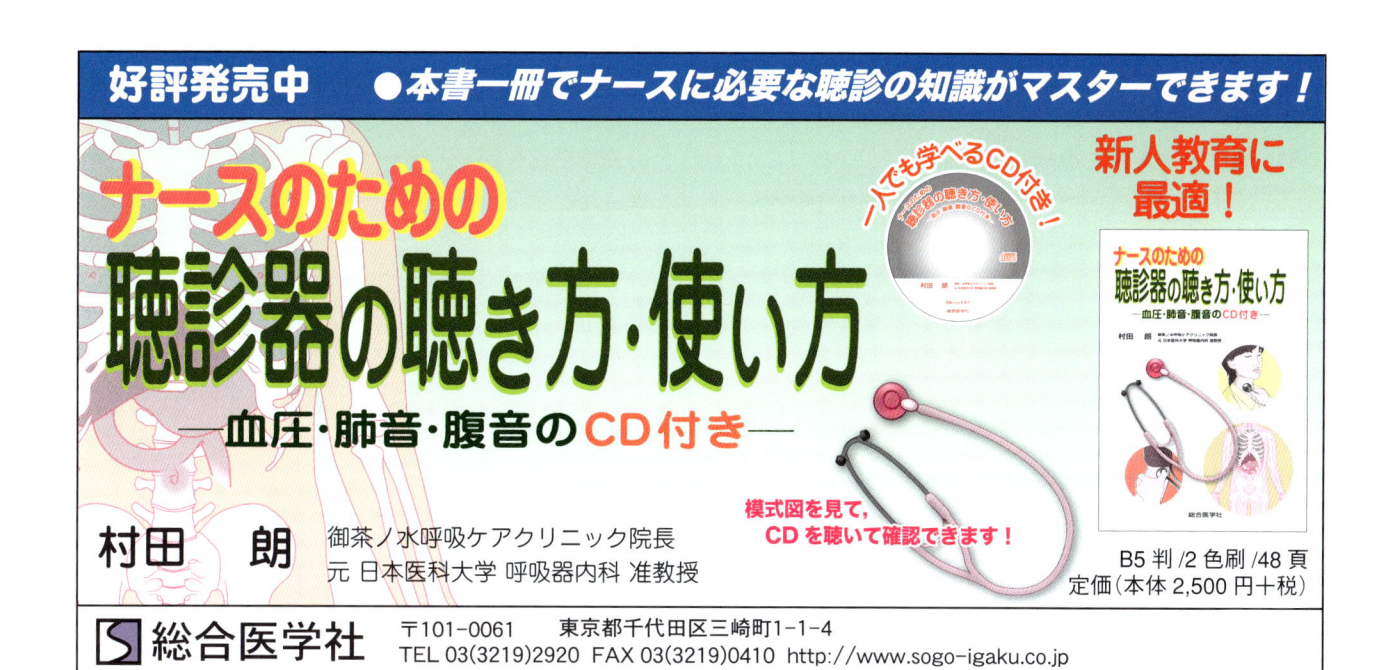

3章 脳卒中の主な症候とその評価

Q25 失行と失認について教えてください

A 失行は,「運動は可能であるにもかかわらず,合目的な動作や行為が正常にできない状態」をいいます.失認は,「感覚や知覚などの一次性知覚障害や精神障害がないにもかかわらず,事物の認識や意味の理解が障害されること」をいいます.

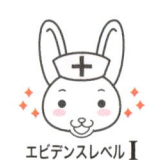

エビデンスレベルⅠ

回答者 佐藤研隆

1 失行とは

- 失行は,「運動は可能であるにもかかわらず,合目的な動作や行為が正常にできない状態」をいいます.
- 代表的なものとして,観念失行・着衣失行・構成失行などが挙げられます.

a) 観念失行

- 複数の過程からなる系列動作や物品使用が正しく行えないことをいいます.優位半球頭頂葉の病変でみられます.
- 例えば,患者さんにライターを見せて,「これは何ですか？」と質問すると,「火をつける道具です」と,きちんと答えることはできるのに,「実際にライターを使って煙草に火をつけてください」と命令しても,ライターの使い方がわからないためにまともに火をつけることができません.

b) 着衣失行

- 衣服を着る時に,うまく着ることができないというものです.衣服の上下や左右,裏表を間違えたりするため,服装がだらしなく見えることもあります.非優位半球頭頂葉の病変でみられます.

c) 構成失行

- 描画,物体の組み立てなどにおいて,空間的に正しく配置ができないことをいいます.優位半球または非優位半球の頭頂葉,後頭葉の病変でみられます.
- 特に非優位半球の病変でみられるものでは,全体の位置取りが困難となるため,より重度だとされています.
- 例えば,六角形や立方体などの図形が上手に描けなくなったり,絵や文字が下手になったり,積木をうまくつくれなくなったりします.

2 失認とは

- 失認とは,「感覚や知覚などの一次性知覚障害や精神障害がないにもかかわらず,事物の認識や意味の理解が障害されること」をいいます.
- 具体的には,半側空間無視・身体失認・手指失認・左右失認・病態失認・視覚失認などが挙げられます.

a) 半側空間無視

- 臨床的に最も問題となるものです.損傷された大脳半球の反対側の刺激に対して,気付いたり,反応したり,その方向に向いたりすることが障害されるものです.非優位半球頭頂葉の障害でみられます(Q24を参照してください).

b) 身体部位失認

- 自分の身体部位が呼称できないもので,左頭頂葉の障害でみられます.

c) 手指失認・左右失認

- 手指失認は自分の指の区別ができないもの,左右失認は左右がわからなくなることをいいます.いずれも優位半球頭頂葉(上縁回,角回)の障害でみられます.
- 上記の2つの症状(手指失認と左右失認)に加えて,失算(計算ができない),失書(字を書くことができない)の2つが出現するものを,ゲルストマン症候群といいます.

d) 病態失認

- 自分の障害を否定し,どこも悪くないと主張するも

のです．非優位半球頭頂葉の障害でみられます．
- 例えば，右頭頂葉を含む脳梗塞の患者さんが，左片麻痺があるのにどこも悪くないと主張したり，自分の体であることを否定したりします．そのためリハビリを自主的に行おうとする姿勢に乏しく，治療効果が上がりにくいという問題も生じます．

e）視覚失認
- 両側後頭葉の病変では，物体失認，色彩失認，相貌失認などの視覚認知障害が生じます．

＊　＊　＊

- その他にも様々なものがありますが，特に頭頂葉に起因する症状は極めて多彩です．主なものを表に示します（表1）．

表1　頭頂葉に起因する症状

障害部位	症　状	症状出現側
左頭頂葉	ゲルストマン症候群（左右失認・手指失認・失算・失書）	両　側
	身体部位失認	両　側
	失読－失書	
	観念性運動性失行	両　側
	観念性失行	両　側
右頭頂葉	着衣失行	両　側（時に左側のみに出現）
	半側身体失認	左　側
	病態失認	左　側
	半側空間無視	左　側
両側頭頂葉	バリント症候群（視覚性注意障害・精神性注視麻痺・視覚失調）	両　側
一側頭頂葉（右または左）	立体覚失認	対　側
	構成失行	両　側

（文献2を参照して作成）

> **ワンポイントアドバイス**
> 失行や失認には様々なものがあります．それぞれの原因や特徴を理解したうえで，日常生活で何が問題になるのか考えながら患者さんに接する必要があります．

参考文献
1）平山惠造："神経症候学 改訂第二版"文光堂，2006
2）後藤文男，天野隆弘："臨床のための神経機能解剖学"中外医学社，1992

3章 脳卒中の主な症候とその評価

Q26 脳卒中と認知症の関係について教えてください

A 脳血管障害や脳循環不全により，認知症を悪化させることがあります．脳卒中に伴う認知症の特徴として，①突然発症する，②階段状に悪化する，③他の神経症状を伴う，が挙げられます．

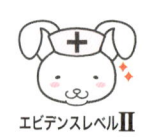

エビデンスレベルⅡ

回答者　李　政勲，島田　篤

1 脳卒中と認知症の関係

- 脳血管障害や脳循環障害が起きると，脳の機能低下が起きます．なかでも高次機能障害を呈したものを，脳血管性認知症といいます．
- 様々な症状が出現しますが，「物忘れがひどい」，「人や場所がわからない」，「物事の判断ができない」など，普段できていたことができなくなることが特徴です．

2 脳血管性認知症の特徴

- 脳血管性認知症は，アルツハイマー病などの加齢性認知症と比べていくつかの特徴があります．脳卒中と同様，①症状が突然出現する，②症状が階段状に悪化する，③他の神経症状を伴うなどです（表1）．
- しかし，症状が軽い場合や徐々に進行する場合，高齢者の場合は，加齢性認知症と区別がつかないことがあります．また，混在していることもあります．臨床的には，ハチンスキー虚血スコア（表2）が鑑別の参考になります．

3 血管性認知症の検査と治療

- 認知症の評価は，長谷川式簡易知能評価スケール（HDS-R）や，MMSE（Mini Mental State Examination）を使用します．
- 脳血管性認知症では，多彩な画像所見を認めるので，これによって，脳血管性障害の有無をチェックします（図1）．多発性病変はもちろん，単発性病変でも症状を起こすことがあります．
- 脳血管性認知症に対する治療として確立した方法はないため，脳循環改善薬や一般的な認知症治療薬（コリンエステラーゼ阻害薬）などが使用されます．
- 予防するためには，脳卒中の治療と危険因子（高血圧，脂質異常症，糖尿病，喫煙）の管理が大事です．

4 その他の認知症

- 他に，脳卒中に関係する認知症として水頭症があります．脳卒中後に脳室が拡大し，特徴的な症状（認知症，歩行障害，失禁）を呈します．これは髄液の循環障害が起きるためであり，脳室内出血，くも膜下出血，脳梗塞などで起きます．
- くも膜下出血では，発症から1ヵ月ほどして水頭症がみられることもあり，症状がみられた時は頭部CT検査が必要です．
- 水頭症による認知症の場合は，手術（脳室-腹腔シャント術など）で改善が期待できるため，適切な診断と治療が大事です．

表1 脳血管性認知症とアルツハイマー型認知症の違い

	脳血管性認知症	アルツハイマー型認知症
認知症の自覚	初期にはある	ないことが多い
進み方	階段状に進む	ゆっくり進む
神経症状の有無	麻痺や感覚障害など伴うことが多い	少ない
身体の持病との関係	高血圧，糖尿病などの持病をもつことが多い	持病との関係は少ない
認知症の性質	まだら認知症（部分的に能力が低下している）	全般性認知症（全般的に能力が低下している）
人柄	ある程度保たれる	変わることが多い
脳循環代謝所見	病巣に一致した低下／広範な低下	側頭葉・頭頂葉を中心に低下

表2 ハチンスキー虚血スコア

特徴	点数
急激な発症	2
階段的増悪	1
動揺性の経過	2
夜間の錯乱	1
人格が比較的保たれる	1
うつ症状	1
身体的訴え	1
情動失禁	1
高血圧の既往	1
脳卒中の既往	2
アテローム硬化合併の証拠	1
局所的神経症状	2
局所的神経徴候	2

脳血管性認知症：7点以上
アルツハイマー病：4点以下

（文献3より引用）

図1 脳血管性認知症（VaD）の画像分類

VaD
- 多発性梗塞
- 単一病変 — 視床／前大脳動脈灌流域／後大脳動脈灌流域／角回
- 小血管病変
- 低灌流
- 脳出血

（文献3より引用）

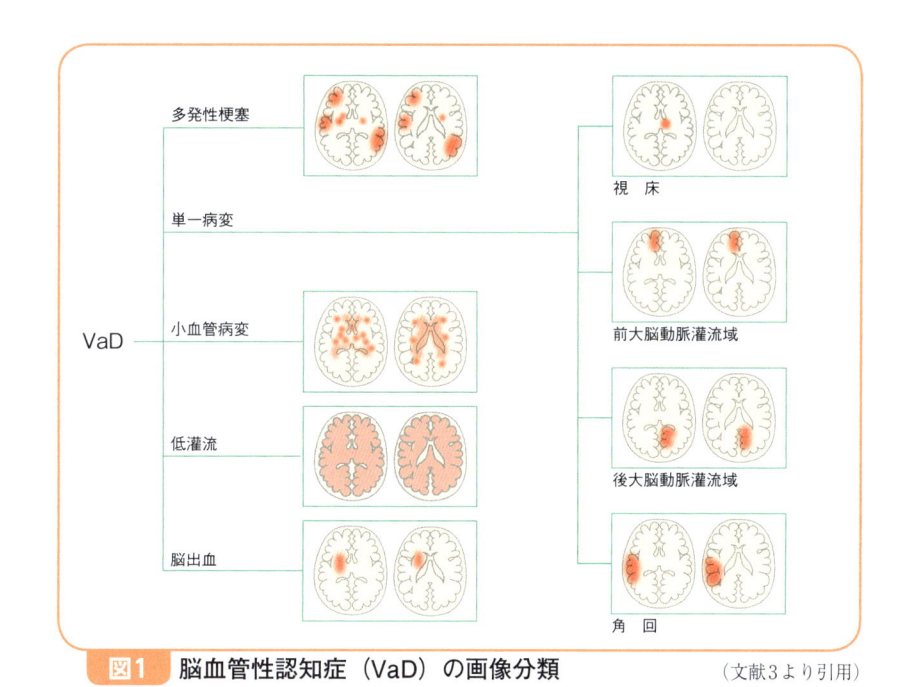

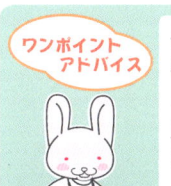

ワンポイントアドバイス

他の認知症との鑑別は難しいため，認知症の発症経過と臨床症状に注目し，脳卒中の危険因子と画像を総合して診断することが大事です．急激な発症・進行のある認知症は脳卒中を疑いましょう．

参考文献

1) 藤井健一郎 他：血管性認知症の最近の話題．臨床と研究 89(3)：401-406，2012
2) 坂井建雄 他 監：アルツハイマー病．脳血管性認知症．"ぜんぶわかる脳の事典"成美堂出版，pp146-149，2011
3) 日本神経学会 監，「認知症疾患治療ガイドライン」作成合同委員会 編："認知症疾患治療ガイドライン2010"医学書院，pp251-294，2010

3章 脳卒中の主な症候とその評価

Q27 脳卒中によるめまいと一般的なめまいは、どのように鑑別しますか？

A 脳卒中によるめまいは、浮遊性めまいが多く、症状が持続すること、他の神経症状を伴うことが特徴です。

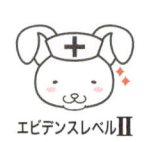

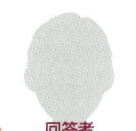

エビデンスレベルⅡ

回答者　李　政勲, 島田　篤

1 めまいの病態

- 普段、われわれは無意識でバランスをとって行動しています。このように空間を認知する機能は、視覚情報やバランス情報（内耳平衡覚）、感覚情報をもとに脳幹や小脳で計算され、大脳皮質で処理されています（図1）。
- この過程で障害が起きると空間認識にずれが生じ、めまいを感じるようになります。
- 一般的に、めまいが起こる原因は、内耳の異常70％、脳幹・小脳の異常10％、目の異常10％、感覚の異常10％とされています。
- つまり、脳卒中に関わるめまいは、脳幹、小脳の障害が原因となります。

2 症状からみためまいの分類

- めまいは誰もが経験しますが、「めまい」といってもいろいろな症状があります。
- めまいは大きく3つに分けられ、①回転性めまい（周囲または自分がぐるぐる回る感覚）、②浮動性めまい（体がふわふわ・ゆらゆらする感覚）、③立ちくらみ（くらっと意識が遠のく感覚）があります。
- 一般に、浮動性めまいは脳幹・小脳の障害で起こりやすく、回転性めまいは内耳の異常で起こりやすいです。立ちくらみは、低血圧や不整脈などの循環障害で起こりやすいです。

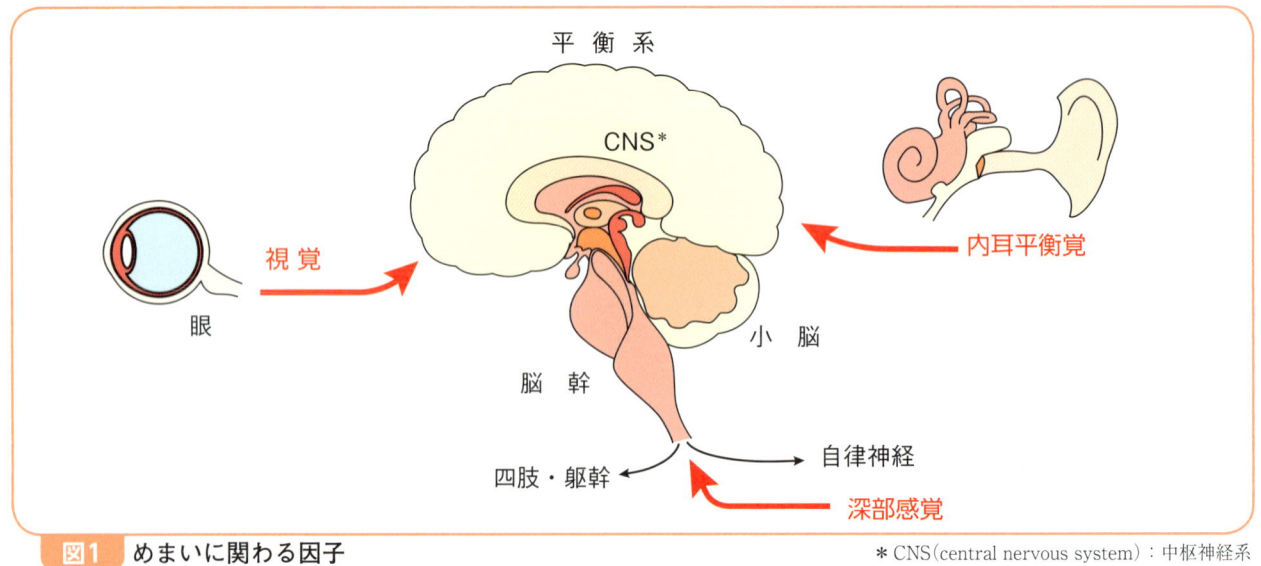

図1 めまいに関わる因子

＊CNS（central nervous system）：中枢神経系

3　脳卒中に関係するめまい

- 脳幹，小脳への血流は，主に椎骨脳底動脈系が担当しています（図2）．ここに血管障害・循環障害が起きると，めまいを起こすようになります．
- 脳出血や脳梗塞など脳に障害が起きた場合，めまいは持続し，他の神経症状（嚥下障害，ろれつ不良，嘔吐，手足の脱力や感覚障害など）を伴うようになります．この点が，他のめまいとの鑑別になります（表1）．
- ただし，一過性の脳虚血発作の場合は症状が数分で消失することもあり，注意が必要です．
- 検査では，CTやMRI / MRAなどで脳血管障害・循環障害の有無を評価します．
- 急性期は対症療法（安静，制吐剤投与）を行い，脳卒中の治療と危険因子（高血圧，脂質異常症，糖尿病，喫煙，心疾患）の管理を行います．慢性期はリハビリ療法を行います．

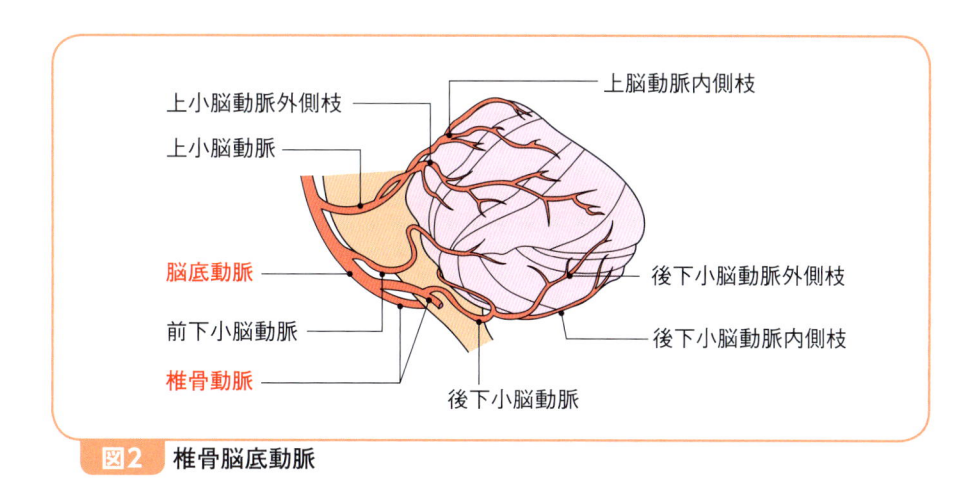

図2 椎骨脳底動脈

表1 中枢性・末梢性めまいの鑑別

	中枢性めまい（脳幹・小脳）	末梢性めまい（内耳性）
めまいの性質	浮遊性	回転性
めまいの程度	軽度	重度
めまいの時間性	持続性	突発性，周期性
めまいと頭位，体位との関係	まれ	あり
耳鳴，難聴	なし	あり
脳神経症状	あり	なし

（文献1を参照して作成）

ワンポイントアドバイス
安静にしても改善なく持続する浮遊性めまいは，脳卒中の疑いが強いため，頭蓋内精査が必須です．

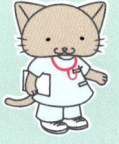

参考文献
1) 田崎義昭 他："ベッドサイドの神経の診かた 改訂16版"南山堂，p5, pp227-233, 2007
2) 立花正輝 他：脳血管障害とめまい．臨牀と研究 87(8)：1083-1088, 2010

3章 脳卒中の主な症候とその評価

Q28 嚥下障害は，どうして起こるのでしょうか？

A 嚥下障害とは，飲食物を経口摂取して胃へと送り込む過程のいずれかが障害された状態であり，器質的（解剖学的）異常や，機能的（生理学的）異常により起こります．

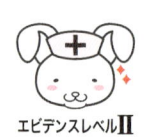

エビデンスレベルⅡ

回答者 平岩直也

1 嚥下とは

- 嚥下とは，食物を認識して胃へと送り込む一連の動作過程を指します．
- ①先行期（食物の認知），②口腔準備期（食塊の形成），③口腔送り込み期（食塊の咽頭への移送），④咽頭期（咽頭反射による食塊の咽頭への移送），⑤食道期（蠕動による食塊の胃への移送）より成り立ち，これを嚥下の5期モデルと呼びます（図1，表1）．
- この過程のいずれかに異常が起こることを，嚥下障害と呼びます．

2 嚥下障害の原因

- 器質的障害は，口腔・咽頭の先天奇形や舌がんや喉頭・咽頭がん術後などの解剖学的・形態的な異常により生じます．
- 機能的障害は，口腔・咽頭の形態的な異常ではなく，その運動に異常がある場合を指します．
- 主な原因は，脳梗塞などの脳血管障害や，パーキンソン病・筋萎縮性側索硬化症などに代表される神経変性疾患ですが，重症筋無力症などの末梢神経障害や，多発筋炎などの筋肉の障害でも起こり得ます．
- 加齢は嚥下機能を低下させるため，嚥下障害を助長しますし，神経に影響を及ぼす薬剤（抗コリン薬や抗ヒスタミン薬，抗てんかん薬や向精神薬など）も嚥下障害を悪化させる可能性があります．

3 球麻痺と偽性（仮性）球麻痺

- 嚥下機能の中枢である脳幹（延髄）の障害では，重篤な嚥下障害を起こします．この部位には，舌咽（Ⅸ）・迷走（Ⅹ）・舌下（Ⅺ）神経などの，嚥下に関わる脳神経の神経核が存在するためです．この部位の両側性の嚥下・構音障害を，球麻痺と呼びます．
- これに対し，両側性の大脳半球の障害で，大脳皮質運動野と延髄を結ぶ経路（皮質延髄路）が障害されて起こる嚥下障害を，偽性（仮性）球麻痺と呼びます．偽性（仮性）球麻痺の場合は，嚥下に関わる神経核の障害ではないため，咽頭反射は保たれていることが多いとされています．咽頭反射の有無は，嚥下障害の重症度に大きく関与します．

4 嚥下障害の治療・ケア

- 嚥下障害のケア・治療においては，脳神経外科・内科，リハビリテーション科，耳鼻科，歯科などの複数の診療科，また看護師，リハビリスタッフ，栄養士などの多面的なアプローチが必要です．
- 嚥下障害に対する口腔ケアは，非常に大切な処置です．専門的な口腔ケアを行うことで，誤嚥性肺炎の発生率を下げることができます．
- 適切な食事形態の選択や，嚥下訓練も重要です．
- また近年，アンジオテンシン変換酵素阻害薬やシロスタゾールが嚥下機能を改善するとの報告もあります．

- 最善の治療・ケアでも嚥下障害の改善が認められず，誤嚥性肺炎を繰り返す場合は，気管切開術や胃ろう造設術，気管喉頭分離術などの処置が施行されることもあります．

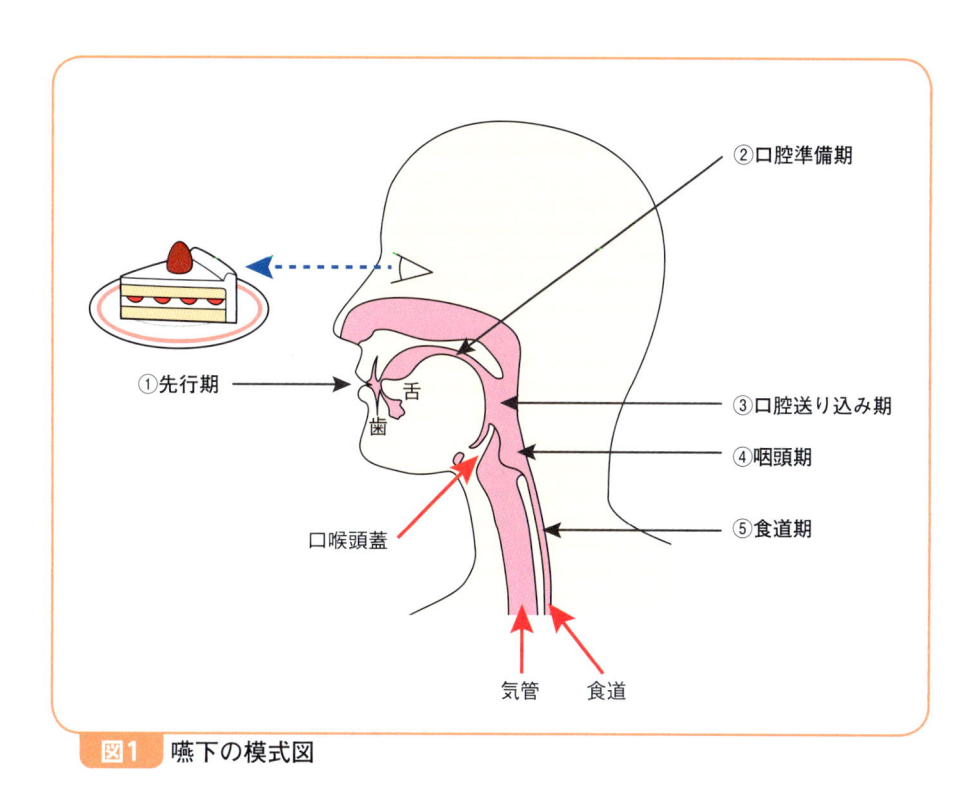

図1 嚥下の模式図

①先行期
②口腔準備期
③口腔送り込み期
④咽頭期
⑤食道期
口喉頭蓋
舌
歯
気管　食道

表1　嚥下の5期モデル

①先行期	食物を認知し，口腔内へ運ぶ時期
②口腔準備期	食物を咀嚼し嚥下しやすい食塊を形成する時期
③口腔送り込み期	主に舌の運動により食塊を咽頭へ送り込む時期
④咽頭期	咽頭反射により食塊を食道へ送り込む時期
⑤食道期	蠕動運動と重力により食塊を胃へと送り込む時期

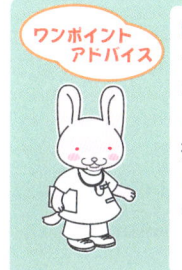

ワンポイントアドバイス

嚥下障害は，肺炎や窒息，脱水や低栄養の原因となるばかりでなく，食べる楽しみを失うため，とても重要な問題です．
摂食・嚥下障害は認定看護分野に特定されており，300名以上の認定看護師が活躍しています．

参考文献

1) 田崎義昭, 斉藤佳雄："ベッドサイドの神経の診かた 改訂16版" 南山堂, pp233-234, p350, 2004
2) 後藤文男, 天野隆弘：運動系. 脳神経. "臨床のための神経機能解剖学" 中外医学社, pp4-5, pp88-93, 1992
3) 細川恵子：Ⅱ. 脳卒中の臨床医学(12)摂食嚥下障害. "脳卒中のリハビリテーション" 中村隆一 監, 永井書店, pp121-122, 2000
4) 佐直信彦：Ⅳ. リハビリテーション手技の実際④嚥下障害の治療. "脳卒中のリハビリテーション" 中村隆一 監, 永井書店, pp360-367, 2000

3章 脳卒中の主な症候とその評価

Q29 遷延性意識障害とは何ですか？

A 脳卒中や頭部外傷・低酸素脳症などによる大脳半球の広範な脳損傷によって長期間意識障害が続くことを，「遷延性意識障害」と呼びます．

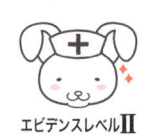

エビデンスレベルⅡ

回答者 平岩直也

1 意識障害とは

- 意識が清明であるということは，自分や外界を認識し，その情報を判断し，それに対して適切な対応がとれることを意味します．
- コンピューターに例えれば，キーボードやマウスからの入力が，本体のCPUで整理され，モニターやスピーカーに出力される，この一連の過程が正常に機能していること，と捉えるとわかりやすいでしょう（図1）．
- 意識に関する脳の働きは非常に複雑で，まだ解明されていない部分も多いのが現状です．
- 入力にあたる部分に関しては，延髄から間脳に至る2つの調節機構，網様体賦活系（外からの入力）と視床下部賦活系（内からの入力）が大きく関与しているといわれています．
- これらの情報の多くは，いったん視床に集められ，CPUである大脳皮質に投射されます．
- 大脳皮質は，これらの情報を整理・統合し，錐体路などの下行路を介して外界に対応（出力）します（図2）．
- したがって，意識障害とはそれらの経路のいずれか，または複数に障害が起こり，適切な反応ができなくなる状態をいいます．

2 失外套症候群と遷延性意識障害

- CPUである大脳皮質の広範な器質的損傷により，感覚・運動系の障害だけでなく，精神的な活動も障害されている状態を，失外套症候群と呼びます．
- 臨床的には，開眼や，注視・追視を認めることもあり，一見覚醒しているようにも見えます．
- しかし，自発的な四肢体幹の運動はなく（あっても除脳硬直レベル），周囲に対しほとんどもしくは全く反応を示さない状態です．
- 生命中枢である脳幹の機能は保たれているので，自律神経系はほぼ正常であり，自発呼吸や睡眠・覚醒サイクルもみられます．
- 大脳皮質の障害がなくても，網様体賦活系や視床下部賦活系が障害されれば，CPUに対する入力がなくなるために大脳皮質は機能しなくなり，臨床的には失外套症候群と同じ状態になります．
- 遷延性意識障害とは，この状態が長期間（少なくとも3ヵ月以上）続いている場合をいいます．以前は，遷延性意識障害を「植物状態」と表現することもありましたが，現在では倫理的に議論のあるところです．

3 特別な意識障害

- 閉じこめ症候群は，脳幹（橋）の梗塞や出血などで起こります．
- 大脳皮質の機能は保たれているので，意識はほぼ清明ですが，出力の大部分が障害されるため四肢麻痺・無言状態となります．
- 一見して意識がないように見えますが，実はまばたきや眼球の上下運動がかろうじて可能であり，外界とのコミュニケーションが可能な状態です．

4 脳死とは

- 中枢神経系が不可逆的な損傷を受けて，大脳半球だけでなく生命中枢である脳幹機能の全てが消失しているが，人工呼吸器管理などにより心臓の拍動は保たれている状態をいいます．

- 脳死の判定は，①深昏睡（JCSⅢ-300，GCS-3），②自発呼吸消失，③瞳孔固定（両側4mm以上），④脳幹反射の消失，⑤平坦脳波，⑥上記諸条件を満たされた後，6時間（6歳未満は24時間）経過をみて変化がないことを確認して行われます．

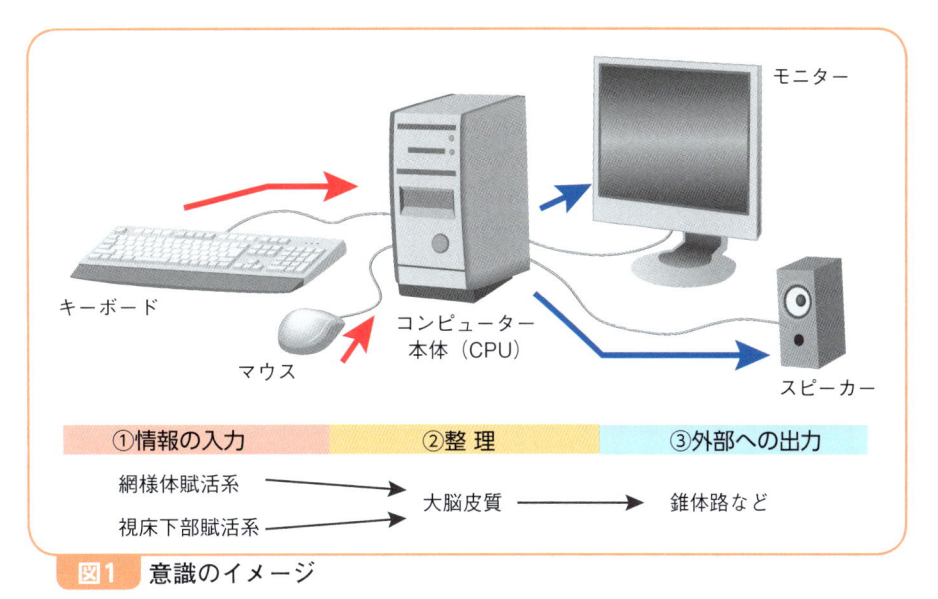

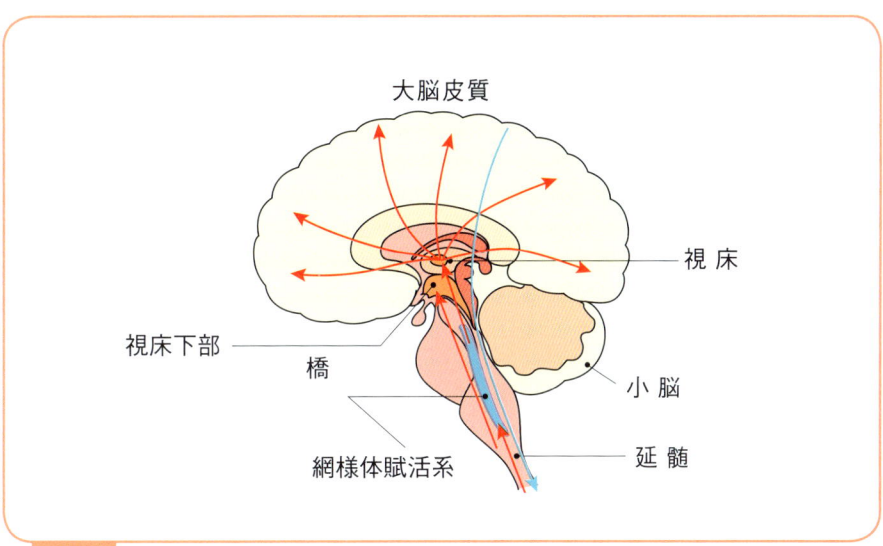

図1 意識のイメージ

図2 網様体賦活系の模式図

ワンポイントアドバイス
遷延性意識障害は，褥瘡や低栄養などの二次的な障害が起こりやすく，看護には注意が必要です．
また，家族の心理的な負担も大きいため，専門的な知識をもって家族の支援もできるようにしましょう．

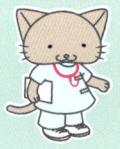

参考文献

1) 太田富雄，松谷雅生 編："脳神経外科学 改訂10版"金芳堂，pp211-220, 2008
2) 太田富雄：3章 意識障害．"ベッドサイドの神経の診かた 改訂16版"田崎義昭，斉藤佳雄著，南山堂，pp131-132, p350, 2004

4章 脳卒中急性期の身体所見とケア

Q30 バイタルサインの取り方は何に注意したらよいですか?

A 脳卒中急性期には,再発・増悪をきたすことが多く,全身状態の変動や合併症の発生などが予測されるため,バイタルサインのチェックは重要です.バイタルサインの変化を迅速かつ正確に測定することが必要であり,バイタルサインの変化は,頭蓋内環境の変化,重症度や進行度,あるいは治療による反応度を判定する指標となります.

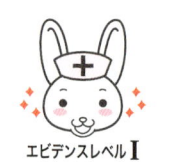

エビデンスレベル I

回答者 杉山晴美

1 体温

〈基本的内容〉
- 体温は,個人差が大きく,測定部位や日内変動によっても異なります.

〈脳卒中症例での留意点〉
- 脳卒中患者において体温が上昇する原因は,複数考えられます.体温調節中枢は,間脳の視床下部にあるため,脳卒中発症により体温調節中枢が障害されることに伴う中枢性過高熱,手術創部の感染による髄膜炎や脳炎などによる頭蓋内感染に伴う体温の上昇が考えられます.また,脳卒中患者では意識障害,球麻痺や仮性球麻痺による嚥下障害が起きやすくなるため,誤嚥性肺炎に伴う体温の上昇も考えられます.ほかに,体内への留置物による感染症に伴う体温の上昇などがあります.
- 体温が上昇すると,体内の代謝が亢進するため,脳浮腫を悪化させたり,また,脱水による再梗塞のリスクが高くなるため,解熱薬投与や体幹の冷罨法による,速やかな解熱が必要です.

〈初心者の盲点〉
- 体温上昇時,速やかに解熱をはかることは重要ですが,全身状態や各種検査結果を確認,把握し原因を明らかにすることも大切です.また,使用する解熱薬によっては血圧低下や尿量の減少が生じる場合があるため,薬剤使用前後の血圧測定や発汗などを含めた患者さんの反応に注意が必要です.

2 脈拍

〈基本的内容〉
- 脈拍とは,心臓の収縮によって動脈血が全身に拍出された時に生じる血管の波動を末梢動脈で触知したもので,その性状は,1分間の脈拍数とリズム,そして緊張度で表現し,心臓の働きを間接的に知ることができるものです.
- 心機能が正常な時は,脈拍数と心拍数は一致し,一般的には橈骨動脈,頸動脈,大腿動脈などで触知します.

〈脳卒中症例での留意点〉
- 脈拍に異常がみられる時は,心疾患を合併している場合が多く,心房細動などの不整脈は心原性脳塞栓症の主な原因となるため,心電図モニターを装着し,持続モニタリングを行います.
- 心電図検査は,診断のうえで重要になるため,12誘導心電図も撮影し,より詳細に不整脈の有無や種類を評価する必要があります.
- 既往に心房細動のある患者さんの場合,抗凝固薬や抗血小板薬の内服歴があることも考慮し,採血データや薬歴の確認も重要です.
- 脳卒中をひき起こす不整脈には,非弁膜症性心房細動,洞不全症候群,完全房室ブロック,心房頻拍などが挙げられるため,不整脈の理解も必要です.

〈初心者の盲点〉
- 脈拍を触知し,緊張が強く徐脈の場合は,頭蓋内圧

の急激な上昇を示しているため，速やかな医師への報告，対応が必要です．

3 呼 吸

〈基本的内容〉
- 呼吸の評価は，呼吸音，呼吸回数，呼吸様式，リズム，SpO_2（経皮的酸素飽和度）を観察し，総合的に評価します．

〈脳卒中症例での留意点〉
- 呼吸中枢は，脳幹の主に延髄に存在するため，呼吸状態を観察することでどの部位が障害されているか推測できます．ゆえに，呼吸状態のチェックは，意識障害の状態を把握するうえで非常に重要です．
- 呼吸状態が特異的でパターンが不安定な場合は，脳ヘルニアにより脳幹が圧迫されている可能性が考えられ，これは生命の危機を意味しています．脳ヘルニアの兆候を見落とさないように十分に観察し，迅速に対応していく必要があります（図1）．

4 血 圧

〈基本的内容〉
- 測定部位より上部に血管の狭窄があると左右差が出るため，両上肢で測定し，差を認める場合は血圧の高かったほうに決めて測定します．
- 透析患者で内シャントを形成している場合や，乳癌で乳房切除術歴のある場合などは，そちら側の上肢での測定は禁忌です．
- また，患者さんの基礎疾患や状況にもよりますが，麻痺がある場合は，血流量の低下があり正確な測定値が得られない，感覚障害を起こしているため痛みに気付きにくいなどの理由から，麻痺側では血圧測定を行わないほうが良いでしょう．

〈脳卒中患者の留意点〉
- 脳卒中患者において，血圧管理は最も重要です．虚血性脳卒中であるか出血性脳卒中であるかによって，対応や血圧目標値が異なるため，疾患や治療，患者さんの状態に合わせた血圧管理が必要です．
- 脳卒中急性期では，脳組織への血流量を一定に保つ「脳血管自動調節能」が障害されているため，少しの血圧低下で脳血流量の低下が起こり，脳循環に著しい影響を及ぼすことを考慮する必要があり，医師の指示に従って目標値の血圧コントロールができているのかを経時的にモニタリングする必要があります（表1）．
- 脳出血の原因は多岐にわたりますが，約80％を高血圧性が占めるといわれており，高血圧が持続することで再出血を起こす可能性が高くなります．特に，発症後6時間以内は最も再出血の危険性が高いため，降圧薬を使用して血圧管理を行います．しかし，血圧を下げすぎても脳全体の血流が確保できなくなる

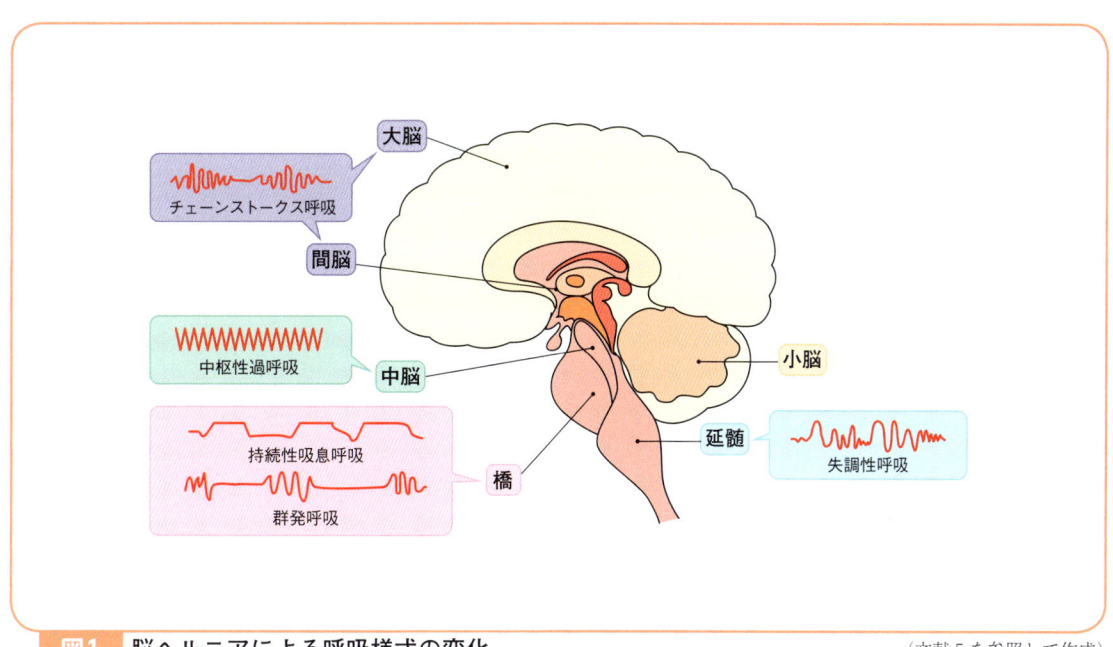

図1 脳ヘルニアによる呼吸様式の変化
（文献5を参照して作成）

ため，過度な降圧は避けるべきです．
- くも膜下出血の場合，再破裂予防のため血圧を低めにコントロールします．発症から48〜72時間は再破裂を防ぐために血圧を降下させ，かつ鎮静を行います．
- 脳梗塞の急性期では，脳血流を一定に維持する脳血流自動調節能という機能が障害されるため，急激に降圧すると脳循環の低下により虚血を起こします．そのため，脳梗塞急性期の血圧管理では，過度な降圧はせず，極力，安静と自然経過に任せ，血圧を高めに保ちます．

〈初心者の盲点〉
- 出血性脳卒中の場合，薬剤による降圧は必要ですが，血圧を上昇させる頭痛や悪心・嘔吐などの血圧上昇因子のコントロールも大切です．
- 脳卒中急性期では，血圧測定を経時的に行う必要がありますが，マンシェットを巻きっぱなしにしてはいけません．定期的にマンシェットを外し，皮膚の観察（発赤や皮下血腫など）を行う必要があります．
- 特に，rt-PA療法を施行した患者さんの場合，出血のリスクが高くなるため，状況により測定部位の変更も考慮する必要があります．

表1 脳卒中急性期の血圧管理のポイント

疾患	ポイント
脳梗塞 経静脈的血栓溶解療法	rt-PA投与前：収縮期血圧185mmHg，拡張期血圧110mmHg未満に降圧 rt-PA投与後：rt-PA投与管理指針に従い，頻回に血圧測定 　　　　　　　収縮期血圧180mmHg，拡張期血圧105mmHg以上で降圧
ラクナ梗塞	基本的に降圧しない* 収縮期血圧220mmHg以上 または 拡張期血圧120mmHg以上 もしくは平均血圧130mmHg以上で降圧
アテローム血栓性脳梗塞	基本的に降圧しない* 収縮期血圧220mmHg以上 または 拡張期血圧120mmHg以上 もしくは平均血圧130mmHg以上で降圧 早急に血管病変と脳血流の評価を行う 有意な主幹動脈狭窄・閉塞例は降圧に際し，特に注意する
心原性脳塞栓症	基本的に降圧しない* 広範囲の心原性脳塞栓例や抗凝固療法施行例では慎重に降圧 塊状の出血性脳梗塞では脳出血に準じた降圧
脳出血	収縮期血圧180mmHg または 平均血圧130mmHg未満に降圧
くも膜下出血	十分な降圧をする 血圧の変動を避けるための十分な鎮静，鎮痛を行う

*大動脈解離・急性心筋梗塞・心不全・腎不全などを合併している場合に限り，慎重な降圧が推奨される．　　　（文献4を参照して作成）

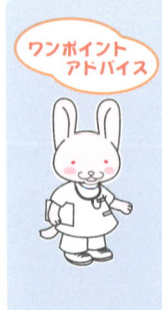

ワンポイントアドバイス

脳卒中急性期には，綿密かつ経時的に全身状態のモニタリングをし，わずかな兆候からその後起こりうることを予測し，対応することで患者さんの状態が悪化したり重篤化しないよう管理することが看護師の役割として求められます．「何かおかしい，変だ」と感じた場合，躊躇することなく速やかに医師に報告しましょう．

参考文献

1) 小寺直美：脳卒中発作後急性期管理．"脳神経ナース必携 脳卒中看護実践マニュアル脳卒中リハビリテーション看護認定看護師カリキュラム準拠"メディカ出版，p166，2011
2) 原田亜由美：脳卒中患者初療時のケアのポイント．BRAIN 2(5)：428-431，2012
3) 亀島由美 他：脳梗塞，地久里美 他：脳出血．小松誓子：脳梗塞．"先輩ナース必携 脳神経外科 新人ナース指導育成マニュアル 現場で使えるエビデンスがわかるQ＆A（ブレインナーシング2009年春季増刊）"平野裕子 他 編．メディカ出版，pp36-61，2009
4) 杉森 宏 他：血圧，呼吸．加藤文太 他：体温．"わかる！アセスメントできる！脳神経疾患病棟のバイタルサインマスターブック（ブレインナーシング2006年夏季増刊）"藤野美香 他 編．メディカ出版，pp21-22，pp60-70，2006
5) 脳卒中合同ガイドライン委員会："脳卒中治療ガイドライン2009"協和企画，2009

4章 脳卒中急性期の身体所見とケア

Q31 アナムネ聴取で気をつけることは？

A 搬送前や発症時の状態，症状，発症時刻などの情報は疾患の診断や初期療法において重要であり，必ず聴取しておく必要があります．安全かつ的確な治療を実施するために十分な情報収集は必要不可欠です．

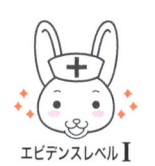

エビデンスレベルⅠ

回答者　杉山晴美

1 基本的内容

- 的確な臨床診断を下すためには，患者さんについての正確で漏れのない情報が必要不可欠です．
- 病歴の聴取は，情報を獲得する有力な手段ですが，その大半は個人のプライバシーに属するものであるため，基本的マナーやルールを確認しておく必要があります．また，最初の印象が，その後の患者さんや家族との信頼関係を築くうえでも重要となるため注意が必要です．
- **基礎データ**：氏名・性別・生年月日・年齢・現住所・職業
- **疾病に関するデータ**
  ・現在，一番つらい症状や困っていること
  ・いつ頃から，どのような症状があったか，などの現在までの経過
  ・入院について，どのような説明を受けたか
  ・既往歴と薬歴
  ・アレルギーの有無（食物・薬・その他）
  ・家族歴（結核・癌・糖尿病・高血圧・心臓疾患・精神疾患）
  ・輸血歴や感染症の有無
- **生活データ**
  ・食事，排泄，睡眠に関して，また日常生活の自立度を含めた生活状況
  ・趣味や嗜好品（アルコール・タバコ），性格，信条や習慣，仕事の概要
  ・入院前の生活環境（自宅か施設入所中か，独居か，同居人ありか）
- **心理的データ**
  ・病気になったために生じた心配事や悩み事
  ・入院に際しての心配事や，医療者に知っておいてほしい事柄（経済的なことや生活上の問題）
- **役割−関係のデータ**：家族構成，入院中の家族の生活状況，家族の協力状況，キーパーソンの存在
- **社会的データ**：介護保険の認定を受けているか否か
- **性−生殖のデータ**
  ・月経歴や性機能障害の有無
  ・妊娠中または，出産後であるか否か

2 脳卒中症例での留意点

- 搬送前や発症時の状態，症状，発症時刻などの情報は初期治療である急性期治療法の選択に大きく影響を与えます．適切，的確な治療を実施するためにも必要な情報を理解し，アナムネ聴取することが必要となります．
- **発症した時間**
  ・血栓溶解療法の検討のためには，発症日時の特定が重要になります．発見時間は発症時間ではないため，発症時間が不明な場合は，最後に普段の状態である姿が確認された時間（最終無事確認時刻）を発症時間とします．
  ・脳梗塞の治療である血栓溶解療法においてrt-PA静注療法は，発症後4.5時間以内など一定の使用基準を満たす必要があります．また，局所線溶療法（ウロキナーゼ）は，血栓溶解療法の適応はあるが発症4.5時間以内のrt-PA静注療法非適応，発症から6時間以内の経過のもの，rt-PAが投与できな

表1　アルテプラーゼ静注療法のチェックリスト

適応外（禁忌）

発症〜治療開始時刻4.5時間超
※発症時刻（最終未発症確認時刻）［　：　］※治療開始（予定）時刻［　：　］

既往歴
　非外傷性頭蓋内出血
　1ヵ月以内の脳梗塞（一過性脳虚血発作を含まない）
　3ヵ月以内の重篤な頭部脊髄の外傷あるいは手術
　21日以内の消化管あるいは尿路出血
　14日以内の大手術あるいは頭部以外の重篤な外傷
　治療薬の過敏症

臨床所見
　くも膜下出血（疑）
　急性大動脈解離の合併
　出血の合併（頭蓋内，消化管，尿路，後腹膜，喀血）
　収縮期血圧（降圧療法後も185mmHg以上）
　拡張期血圧（降圧療法後も110mmHg以上）
　重篤な肝障害
　急性膵炎

血液所見
　血糖異常（＜50mg/dL，または＞400mg/dL）
　血小板（100,000/mm³以下）

血液所見：抗凝固療法中ないし凝固異常症において
　PT-INR＞1.7
　aPTTの延長（前値の1.5倍［目安として約40秒］を超える）

CT/MR所見
　広汎な早期虚血性変化
　圧排所見（正中構造偏位）

慎重投与（適応の可否を慎重に検討する）

年齢　<u>81歳以上</u>
既往歴
　10日以内の生検・外傷
　10日以内の分娩・流早産
　1ヵ月以上経過した脳梗塞（<u>特に糖尿病合併例</u>）
　3ヵ月以内の心筋梗塞
　蛋白製剤アレルギー

神経症候
　<u>NIHSS値26以上</u>
　軽症
　症候の急速な軽症化
　けいれん（既往歴などからてんかんの可能性が高ければ適応外）

臨床所見
　脳動脈瘤・頭蓋内腫瘍・脳動静脈奇形・もやもや病
　胸部大動脈瘤
　消化管潰瘍・憩室炎，大腸炎
　活動性結核
　糖尿病性出血性網膜症・出血性眼症
　血栓溶解薬，抗血栓薬投与中（<u>特に経口抗凝固薬投与中</u>）
　※抗Xa薬やダビガトランの服薬患者への本治療の有効性と安全性は確立しておらず，治療の適否を慎重に判断せねばならない．
　月経期間中
　重篤な腎障害
　コントロール不良の糖尿病
　感染性心内膜炎

＜注意事項＞
1. 一項目でも「適応外」に該当すれば実施しない．
2. 一項目でも「慎重投与」に該当すれば，適応の可否を慎重に検討し，治療を実施する場合は患者本人・家族に正確に説明し同意を得る必要がある．
3. 「慎重投与」のうち，下線をつけた4項目に該当する患者に対して発症3時間以降に投与する場合は，個々の症例ごとに適応の可否を慎重に検討する必要がある．

い症例などの条件があります（**表1**）．

- **発症状況・経過**
  - 脳卒中は，排便中，入浴中，食事中，仕事中の発作が多いといわれています．
  - また，発症は突然か，急速または徐々に症状が進行したのか，一過性で改善を認めたのか，前駆症状，発作時の症状（激しい頭痛，悪心・嘔吐，ろれつ不良，上下肢の麻痺の出現）はどうであったかなどの発症状況や経過も重要な情報となります．
- **頭蓋内圧亢進症状・髄膜刺激症状の有無**：脳内出血・くも膜下出血の鑑別の指標となります．
- **既往歴**
  - 原因を推定し，急性期治療法を選択するためにも，心房細動・心筋梗塞・弁膜症といった心疾患や，高血圧・糖尿病・高脂血症などの動脈硬化危険因子の有無，さらに脳卒中の既往の有無を確認することが必要となります．
  - 過去に大きな脳梗塞，脳出血の既往があれば，けいれん（症候性てんかん）の可能性も考えられます．
  - 脳卒中の診断，治療には，MRI検査が行われます．MRI検査が禁忌の金属が体内に留置されていないかの確認も必要です．
  - 最近の大きな手術，出血などがあれば，rt-PA静注療法は行えないため確認が必要です（表1）．
- **薬歴**：降圧薬・抗不整脈薬などの内服，特に抗血小板薬や抗凝固薬の内服歴に注意が必要です．rt-PA静注療法を施行する際，ワルファリンを内服している場合は，PT-INR値の確認が必須となります（表1）．
- **家族歴**
- **嗜好歴**
  - 喫煙歴➡喫煙は，脳卒中の危険因子です．
  - 飲酒歴➡アルコールの大量摂取歴がある場合，肝硬変を合併し血小板が減少している可能性があります．
- 脳卒中患者の場合，認知力・理解力・判断力などの高次脳機能障害や意思表出手段の障害を有している場合が多く，患者さん自身で正確に返答できないことがあるため，家族や搬送時に関わった救急隊員など付き添いの人から情報収集することも必要です．

ワンポイントアドバイス

患者さんからの情報は治療の選択を大きく左右するものですが，脳卒中患者の場合，患者さん自身で正確に返答できない場合も多いため，家族からの情報収集が主となる場合も少なくありません．
しかし，突然の発症で患者さんはもちろん家族も不安や苦痛，戸惑いや恐怖を抱いている状態にあります．正確な情報を収集するとともに精神的サポートも重要です．

参考文献

1) 日本脳卒中学会 他："rt-PA(アルテプラーゼ)静注療法適正治療方針 第二版"日本脳卒中学会，2012
2) 亀島由美 他：脳梗塞．"先輩ナース必携 脳神経外科 新人ナース指導育成マニュアル 現場で使えるエビデンスがわかるQ＆A(ブレインナーシング 2009年春季増刊)"平野裕子 他 編．メディカ出版，pp36-44，2009
3) 地久里公美 他：脳内出血．"先輩ナース必携 脳神経外科 新人ナース指導育成マニュアル 現場で使えるエビデンスがわかるQ＆A(ブレインナーシング 2009年春季増刊)"平野裕子 他 編．メディカ出版，pp45-46，2009
4) 脳卒中合同ガイドライン委員会："脳卒中治療ガイドライン2009"協和企画，2009

4章 脳卒中急性期の身体所見とケア

Q32 NIHSSは，どのように評価するのでしょうか？

A National Institute of Health Stroke Scale（NIHSS）とは，脳卒中急性期に用いられる脳卒中重症度評価スケールであり，信頼性，妥当性が検証され，世界的に広く使用されています．評価項目は，意識，注視，視野，顔面麻痺，上下肢麻痺，運動失調，感覚，失語，構音障害，消去現象などの項目があり，0～42点で採点します．

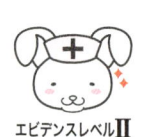

エビデンスレベルⅡ

回答者 原田亜由美

1 NIHSSの活用

- NIHSSは，rt-PA静注療法が適応であるかどうか判断する際の評価スケールとして使用され，5～22点が適応とされています．
- 23点以上は脳卒中重症例と判断され，rt-PA静注療法の適応を慎重に検討すべきとされており，4点以下は軽症例であり，rt-PA投与により期待される結果よりも出血などの合併症を併発する可能性が大きいと考えられ，治療の適応にはなりません．
- また，rt-PA静注療法開始後の神経学的評価として，投与開始から24時間は決められた時間ごとにNIHSSを評価することが，rt-PA静注療法適正治療指針で定められています．

2 NIHSSを評価する際の注意事項

・評価項目リストの順に行う．
・各項目を必ず評価し，推測で点数をつけない．
・指示されている部分以外では，患者さんを誘導してはならない．
・最初の答えで評価する．
・麻痺がある時は健側から評価する．

3 NIHSSを用いた評価の実際（表1）

①-a 意識水準：覚醒状態の確認をします．本項のみ例外で，評価がはっきりするまで話しかけたり，痛み刺激を加えたりします．

①-b 意識障害-質問：日時や患者の年齢を質問して，意識の状態を評価します．返答は正確でなければならず，近似した答えは点数になりません．

①-c 意識障害-従命：開閉眼と，手の握り開きを評価します．

② 注　視：水平方向運動のみを評価します．指を追視させ，随意的な運動を評価します．

③ 視　野：対座法で片眼ずつ，視野を4分割して評価します．指の動いた方向や指の数を答えてもらいます．全盲の場合は，いかなる理由があっても3点となります．

④ 顔面麻痺：歯を見せる，眼をしっかり閉じる，額のしわ寄せをさせて評価します．意識レベルの悪い場合，従命困難な場合は，痛み刺激での顔面の動きで評価します．末梢性顔面麻痺は3点となります．

⑤ 上肢麻痺：手のひらは下向きとし，上肢は45°（仰臥位）または90°（座位）挙上させます．随意運動を評価するため，痛み刺激を加えてはなりません．

⑥ 下肢麻痺：仰臥位で下肢を30°挙上させて評価します．

⑦ 運動失調：四肢の失調の評価として，指-鼻試験，膝-踵試験を行います．完全麻痺の場合は0点，切断肢や肩関節の癒合の時のみ9点をつけて理由を記載し，総合点には含めません．

⑧ 感　覚：ピンで顔面，上肢，下肢を左右刺激します．

⑨ 言　語：呼称カードで物の名前を答えさせ，文章カードを読ませます．意識障害の場合は3点，気管内挿管中の患者さんであれば，書字で評価します．

⑩ 構音障害：失語評価で用いたカードを使用したり，復唱させ言葉の明瞭性を評価します．

⑪ 消去現象／無視：半側空間無視や病態失認につい

て評価をします．消去現象とは，左右を同時に刺激した時，左右の一方のみ認識する現象で，認識しない側が異常と判断されます．

表1 NIHSS チェックリスト

項目	スコア		番号
意識レベル	0＝覚　醒 1＝簡単な刺激で覚醒	2＝反復刺激や強い刺激で覚醒 3＝（反射的肢位以外は）無反応	1A
意識レベル　質問	0＝2問とも正答 1＝1問に正答	2＝2問とも誤答	1B
意識レベル　従命	0＝両方の指示動作が正確に行える 1＝片方の指示動作のみ正確に行える	2＝いずれの指示動作も行えない	1C
注　視	0＝正　常 1＝部分的注視麻痺	2＝完全注視麻痺	2
視　野	0＝視野欠損なし 1＝部分的半盲（四分盲を含む）	2＝完全半盲（同名半盲を含む） 3＝両側性半盲（皮質盲を含む全盲）	3
顔面麻痺	0＝正　常 1＝軽度の麻痺	2＝部分的麻痺 3＝完全麻痺	4
左　腕	0＝下垂なし（10秒間保持可能） 1＝10秒以内に下垂 2＝重力に抗するが10秒以内に落下	3＝重力に抗する動きがみられない 4＝全く動きがみられない	5a
右　腕	0＝下垂なし（10秒間保持可能） 1＝10秒以内に下垂 2＝重力に抗するが10秒以内に落下	3＝重力に抗する動きがみられない 4＝全く動きがみられない	5b
左　脚	0＝下垂なし（5秒間保持可能） 1＝5秒以内に下垂 2＝重力に抗するが5秒以内に落下	3＝重力に抗する動きがみられない 4＝全く動きがみられない	6a
右　脚	0＝下垂なし（5秒間保持可能） 1＝5秒以内に下垂 2＝重力に抗するが5秒以内に落下	3＝重力に抗する動きがみられない 4＝全く動きがみられない	6b
運動失調	0＝な　し 1＝1肢にあり	2＝2肢にあり	7
感　覚	0＝正　常 1＝軽度～中等度の障害	2＝高度の障害	8
言　語	0＝正　常 1＝軽度の失語	2＝高度の失語 3＝無言または全失語	9
構音障害	0＝正　常 1＝軽度～中等度の障害	2＝高度の障害	10
消去／無視	0＝正　常 1＝軽度～中等度の障害	2＝高度の障害	11

臨床現場ではmodified NIH Stroke Scale（2001）ではなく，旧版 NIH Stroke Scale（1994）を広く活用しているため，ここでは1994年版を掲載する．

（文献1より引用）

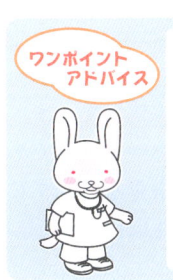

ワンポイントアドバイス
NIHSSは，救急の現場で活用することが多くみられ，救急処置と並行して評価しなければならないため，迅速かつ正しい評価方法の習得が求められています．評価内容や注意点を十分に理解しておきましょう．

参考文献

1) 『ISLSコースガイドブック』編集委員会 編：ISLSコースガイドブック．日本救急医学会，日本神経救急学会 監，へるす出版，p46, 2012
2) 岡野晴子：NIHSSによる重症度の評価と注意点．"即活用！急性期脳梗塞rt-PA静注療法実践マスターガイド—適応・診断・管理のコツ—"塩川芳明 監，栗田浩樹 編．メジカルビュー社，pp38-47, 2009
3) 津留俊臣：脳卒中における脳／神経機能のアセスメント．"脳卒中看護実践マニュアル"菊池晴彦 監，田村綾子 他 編．メディカ出版，pp92-98, 2009

4章 脳卒中急性期の身体所見とケア

Q33 脳卒中急性期の血圧管理は、どうしたらよいですか？

A 脳卒中は大きく、虚血性脳卒中（脳梗塞）と出血性脳卒中（くも膜下出血、脳内出血）に分けられますが、脳卒中急性期の血圧管理として、虚血性では血圧を高めに保ち、出血性では十分な降圧をはかることがポイントとなります。

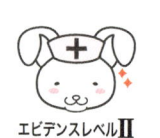

エビデンスレベルⅡ

回答者 原田亜由美

1 病態に応じた血圧管理のポイント

- 脳卒中発症時は、反応性に高血圧を呈する場合が多くみられますが、高血圧性脳症、くも膜下出血が強く疑われる場合や、著しい低血圧を呈する場合以外は、病型診断が確定してから治療を開始します。
- また、脳卒中急性期では、脳血流を一定に維持する「脳血流自動調節能」という機能が障害されるため、急激に降圧すると脳循環の低下により虚血を起こす危険性が考えられます（図1）。そのため、脳卒中急性期では厳密な血圧管理が必要となります（表1）。

a）脳梗塞
- 脳梗塞急性期では、前述したように「脳血流自動調節能」という機能が障害されるため、急激に降圧すると脳循環の低下により虚血を起こし、脳梗塞を悪化させる可能性があります。
- そのため、脳梗塞急性期の血圧管理では、過度な降圧はせず、やや高めに血圧を保ちます。

b）脳出血
- 脳出血の原因は、ほとんどが高血圧性脳出血であるといわれています。
- そのため、脳出血急性期では、血圧が高いまま放置すると再出血を起こす可能性が高くなります。
- 脳出血では、特に発症から6時間以内は再出血の危険性が高く、急性期では十分な降圧が必要となります。

c）くも膜下出血
- くも膜下出血の主な原因は、脳動脈瘤の破裂によって起こりますが、破裂を繰り返すごとに重症となり、死亡率が増加し、重度の後遺症を認めます。
- そのため、くも膜下出血急性期では、早期に動脈瘤の再破裂を予防するための治療を開始する必要があります。
- くも膜下出血急性期の血圧管理においては、明らかなエビデンスは確立されていない現状ですが、再破裂を予防するために安静を保ち、十分な鎮静、鎮痛、降圧をはかることが重要となります。

2 血圧の測定方法・測定間隔

- 脳卒中急性期では、患者さんの全身状態や重症度に合わせて、心電図モニターや動脈圧モニターまたは間欠的自動血圧計を装着し、血圧や心拍数、動脈血酸素飽和度、心電図波形の持続モニタリングを行います。
- 血圧の測定間隔は、重症度や病態によって様々ですが、rt-PA投与後〜2時間は15分ごと、2〜8時間は30分ごと、8〜24時間は1時間ごとに血圧を測定することが、rt-PA静注療法適正治療指針で定められています。
- また、降圧薬や昇圧薬を投与している場合は血圧が変動しやすいため、頻回な血圧測定が必要となります。
- 血圧の変動が、疾患によるものなのか、薬剤による影響なのかアセスメントすることも重要です。
- 脳卒中急性期の血圧管理は、治療において重要であり、確実なバイタルサインの測定や厳重なモニタリング管理が、異常の早期発見や重篤化回避につながるといえます。

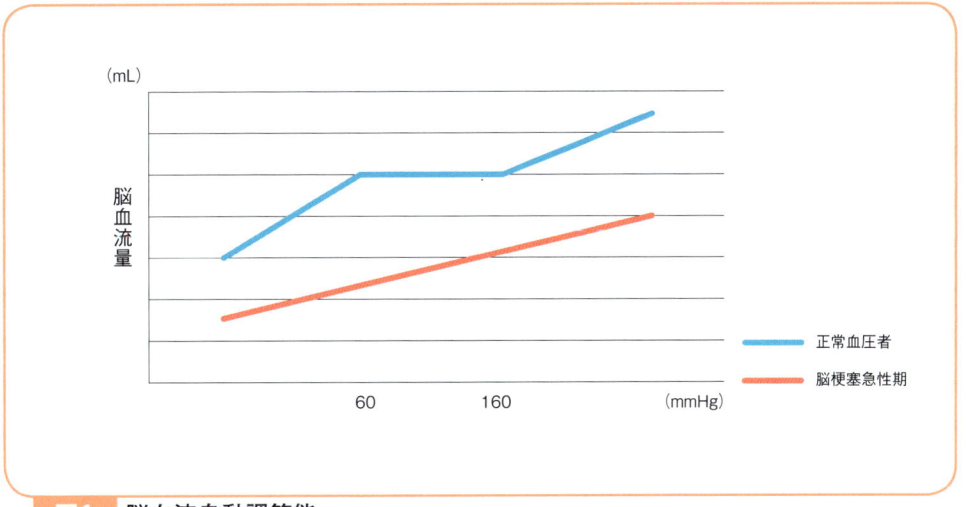

図1 脳血流自動調節能
正常では，平均血圧が60～160mmHgの範囲では脳血流量は一定に保たれる．自動調節能が障害された場合では，血圧の低下に伴って脳血流は低下する． （文献1より引用）

表1 脳卒中急性期の血圧管理目標値

疾患	目標血圧
脳梗塞	・**降圧療法は原則禁止**． 　220/120mmHg以上，平均血圧130mmHg以上で降圧． 　前値の85～90%を目標に慎重に降圧．出血性梗塞では脳出血に準じた降圧．
rt-PA投与前	・185/110mmHg未満に降圧．
rt-PA投与後 24時間まで	・180/105mmHg以上で降圧療法を開始する． 　血圧測定回数を増やし，厳重に管理する．
脳出血	・180/-mmHg以上 もしくは 平均血圧130mmHg未満で降圧，前値の80%を目標．
くも膜下出血	・動脈瘤未治療：160/-mmHg以下に降圧．

（文献2を参照して作成）

ワンポイントアドバイス
血圧は，ストレスや疼痛，膀胱の充満，嘔気，咳嗽など，様々な要因により上昇します．なぜ血圧が上昇しているのか十分にアセスメントし，血圧を上昇させている要因を除去していくことも重要です．

引用・参考文献

1) 田中耕太郎：脳血管障害．"病気が見える vol.7 脳・神経"尾上尚志 他監．メディックメディア，p60，2011
2) 小寺直美：脳卒中発作後急性期管理．"脳卒中看護実践マニュアル"菊池晴彦 監，田村綾子 他 編．メディカ出版，p166，2009
3) 脳卒中合同ガイドライン委員会："脳卒中治療ガイドライン2009"協和企画，p343，2009
4) 嶋村則人：血管管理．"病態生理から考える脳神経疾患 看護ポイントQ&A200（ブレインナーシング2011年 夏季増刊号）"小笠原邦明 他 編．メディカ出版，pp262-268，2011

4章 脳卒中急性期の身体所見とケア

Q34 頭痛を訴える患者さんには？

A 脳卒中の7〜8割を占める脳梗塞は，ほとんど痛みがありません．しかし，出血性脳卒中では高頻度で程度も強いので，頭痛の原因を理解するためには，痛みの性質，発症状況，経時的変化，随伴症状などを全体的に把握，判断することが肝要です．

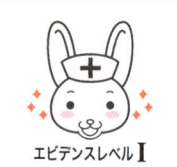

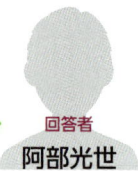

エビデンスレベルⅠ

回答者 阿部光世

- 脳自体は，痛みを感じません．痛みは，静脈洞，硬膜，血管の一部に圧迫が及んだ時，または周囲の筋肉や器官が痛みを発することによって間接的に生じるものなのです（表1）．

1 脳卒中に伴う頭痛

- 脳卒中では，疾患によって出現しやすい症状が異なります．頭痛は，脳卒中発症直後に18〜37％に生じ，出血性脳卒中（脳出血，くも膜下出血）では高頻度で，程度も強く出現します．

2 考えるべき疾患（図1）

a）脳梗塞

- 脳梗塞とは，脳動脈の狭窄や閉塞により灌流域の虚血が起こり，脳組織が壊死に陥る疾患です．脳梗塞は，頭痛が少ないといわれていますが，現実には1/3に頭痛が起こっています．
- 脳梗塞で頭痛を伴う場合には，脳動脈解離を疑います．突っ張るような痛みや鈍痛など，緊張型頭痛を思わせるような非特異的な痛みであることが多く，注意を要します．また，広範囲に脳梗塞を発症している場合にも頭痛を伴うため，迅速な対応が求められます．

b）脳出血

- 脳出血は，脳実質内の出血のことをいい，脳内血腫の圧迫による局所神経症状および頭蓋内圧亢進症状を示します．脳卒中死亡の約25％を占めます．
- 通常，日中活動時に頭痛やめまい，半身麻痺，意識障害などが突発します．出血部位，出血量によって様々な程度の頭痛，意識障害，脳局所症状（巣症状）がみられます．
- 意外と頭痛が起こらないのは，痛覚に乏しい脳内に発生することと，ある程度の大きさになると意識が障害されてしまうからです．頭痛を訴える場合は，片麻痺，言語障害，失調，視覚障害などを伴っています．

c）くも膜下出血

- くも膜下出血とは，主に脳表面の血管病変（原疾患）の破綻によってくも膜下腔へ出血が生じた病態を指します．原疾患としては，脳動脈瘤が80％以上で最多です．脳卒中死亡の約10％強にあたります．
- 今までに経験したことのない"突然の激しい頭痛"が特徴的です．しかし，必ずしも激烈な頭痛とは限りません．発生時間をはっきりと表現できるほど突然に起こった頭痛であれば，くも膜下出血の可能性があります．
- 頭蓋内圧亢進などを反映して，強い悪心・嘔吐を伴うこともしばしばあります．重症の場合は，意識障害も生じます．
- 予後増悪因子である再出血を防ぐためにも，迅速な対応が求められます．

3 頭痛への対応

- 日常の臨床現場において頭痛を主訴とする患者さんは多く，その原因も多種多様です．
- 突然発症し，今までに経験したことのないような激しい頭痛，意識障害・発熱・めまいや嘔吐・精神症状・けいれん発作・運動麻痺など局所神経徴候を伴

うような頭痛，慢性化し次第に悪化していく頭痛，いきんだ時に増悪する頭痛などが，見逃してはならない頭痛に相当します．

● 患者さんの頭痛が激しい時には，頭痛の緩和と増強因子の除去に努めます．対症療法として薬剤が用いられる場合には，看護師は薬の作用と副作用をよく理解し，投与後の効果を評価します．

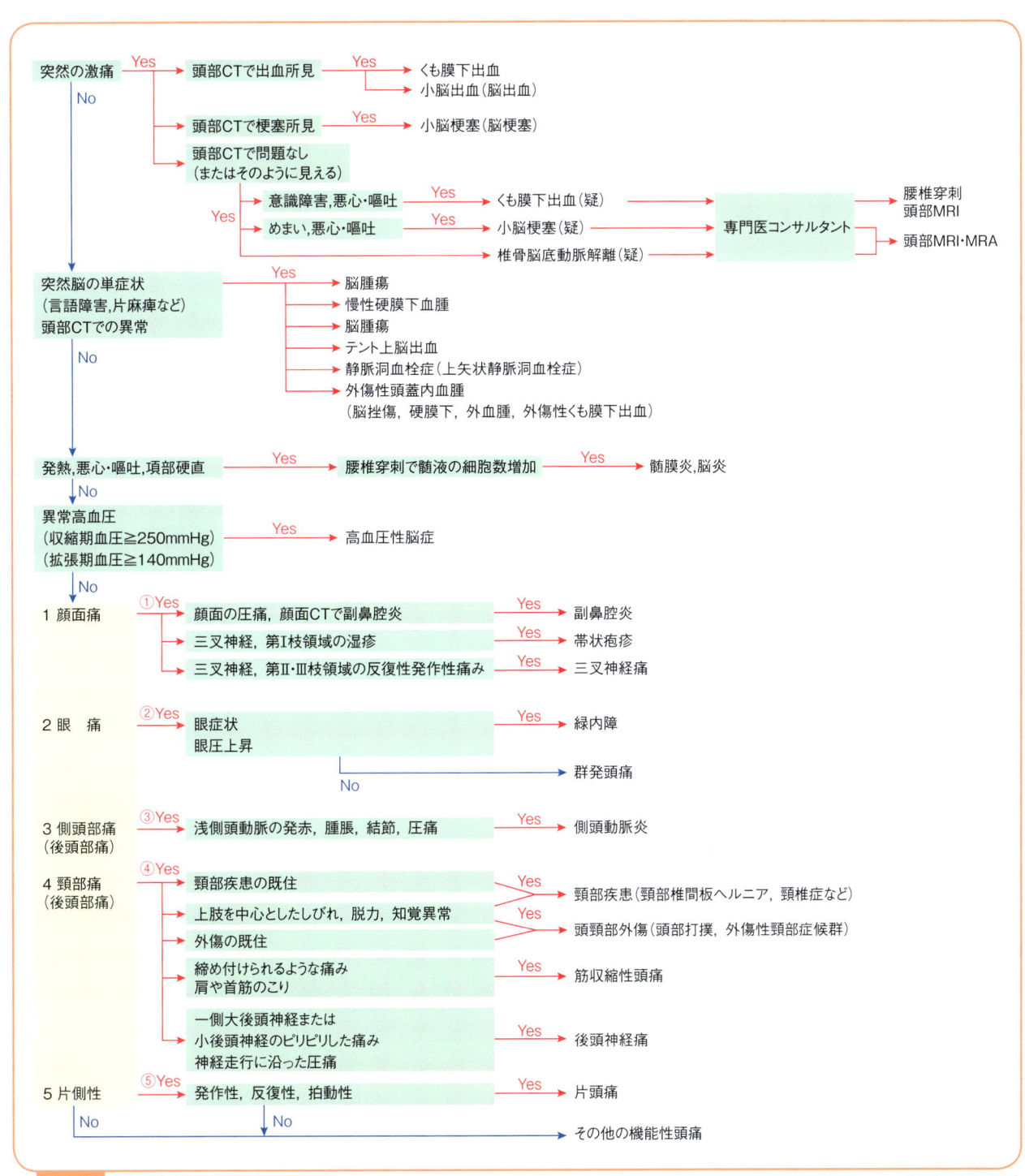

図1 頭痛診断の指標

(文献4より引用)

表1 頭痛の分類：国際頭痛分類　第2版

一次性頭痛（機能性頭痛）	1. 片頭痛 2. 緊張型頭痛 3. 群発頭痛およびその他の三叉神経・自立神経性頭痛 4. その他の一次性頭痛
二次性頭痛（症候性頭痛）	5. 頭頸部外傷による頭痛　　（例：外傷後頭蓋内血腫による頭痛） 6. 頭頸部血管障害による頭痛　　（例：くも膜下出血） 7. 非血管性頭蓋内疾患による頭痛　　（例：脳腫瘍） 8. 物質またはその離脱による頭痛　　（例：薬物乱用頭痛） 9. 感染症による頭痛　　（例：髄膜炎） 10. ホメオスターシスの障害による頭痛　　（例：高血圧） 11. 頭蓋骨，頸，眼，耳，鼻，副鼻腔，歯，口，あるいはその他の顔面・頭蓋の構成組織の障害に起因する頭痛，あるいは顔面痛 12. 精神疾患による頭痛
頭部神経痛，中枢性・一次性顔面痛およびその他の頭痛	13. 頭部神経痛および中枢性顔面痛　　（例：三叉神経痛） 14. その他の頭痛，頭部神経痛，中枢性，あるいは原発性顔面痛

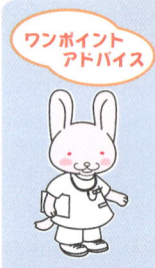

ワンポイントアドバイス

救急領域において頭痛の患者さんを目の前にした時に難しいのは，頭痛の程度と原疾患の重症度は全く別という点です．頭痛診断には，発症様式や随伴症状についての病歴聴取が最も重要です．

参考文献

1) 脳卒中合同ガイドライン委員会："脳卒中ガイドライン2009"協和企画，2009
2) 田中耕太郎：脳血管障害．塩川芳昭：脳出血．塩川芳昭：クモ膜下出血．"病気がみえる vol.7 脳・神経"尾上尚志 他 監，メディックメディア，pp60-64, p92, p110-11, 2011
3) 山岡由美子：Q29 脳卒中発症を疑わせる症状について教えてください．山岡由美子：Q30 脳卒中の症状がでたらどうすればよいですか？治療法は？"これだけは知っておきたい脳神経外科ナーシングQ&A"森田明夫 編，ナーシングケアQ&A 31：2-5, 67-71, 2009.
4) 長尾和代，小林明日香：4）症状別看護「頭痛」．"脳神経ナースのためのSCU・NCU看護力UPマニュアル"国立循環器病センター看護部，メディカ出版，pp214-233, 2009

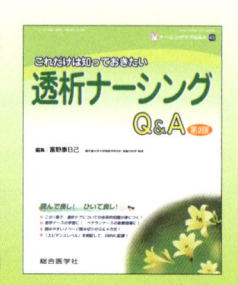

好評発売中

ナーシングケア Q&A　No.31

これだけは知っておきたい
脳神経外科ナーシング Q&A

編集：森田 明夫
NTT東日本関東病院　脳神経外科部長／脳卒中センター長

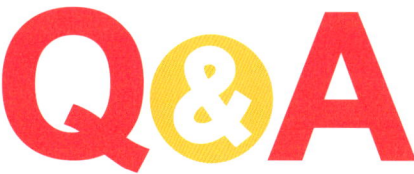

- この一冊で，脳神経外科ナーシングについての基本的知識が身につく！
- 若手ナースの学習に！　ベテランナースの後輩指導に！
- 読みやすい2ページ読み切りのQ&A方式！
- 『エビデンスレベル』を明記して，EBNに配慮！

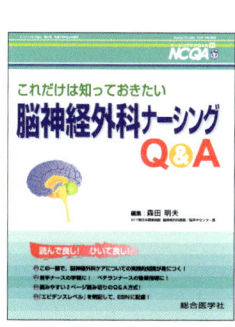

◆AB判／本文216頁
◆定価（本体3,500円＋税）
◆ISBN978-4-88378-431-8

主要目次

- Ⅰ．脳神経の見方 等
- Ⅱ．術前・術中・術後管理
- Ⅲ．脳　卒　中
- Ⅳ．脳　腫　瘍
- Ⅴ．頭　部　外　傷
- Ⅵ．感　　　染
- Ⅶ．機　　　能
- Ⅷ．脊　　　髄
- Ⅸ．奇　　　形
- Ⅹ．そ　の　他

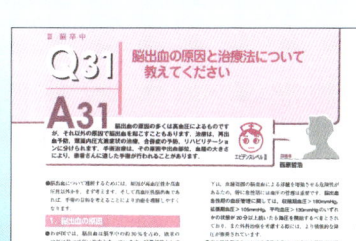

総合医学社
〒101-0061　東京都千代田区三崎町1-1-4
TEL 03(3219)2920　FAX 03(3219)0410　http://www.sogo-igaku.co.jp

4章 脳卒中急性期の身体所見とケア

Q35 次第に意識レベルが低下していますが？

A 脳卒中発生直後など急性期における意識状態の変化は，頭蓋内病変や脳損傷の程度を反映する重要な指標です．意識障害の機序や評価方法（表2，3参照）を熟知し，経時的に観察することが重要です．

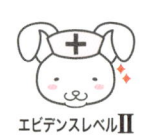

エビデンスレベルⅡ

回答者　阿部光世

1 脳卒中に伴う意識障害の病態

- 意識障害は，脳神経疾患患者の重要な症状の一つであり，病態の進行・重症度によって，バイタルサイン，瞳孔，神経学的所見と密接に連動して変化します．
- 意識は，大脳皮質と上行性網様体賦活系により維持されています．意識レベルの低下を認める場合，大脳の広範囲な障害，あるいは上行性網様体賦活系の障害が存在します．上行性網様体賦活系は，脳幹網様体や視床，視床下部を含めた経路であり，脳幹や視床，大脳皮質のいずれかが障害された場合に，意識障害が発生します．
- 意識内容の変化は，高次脳機能障害としてとらえられ，それぞれ特定の大脳皮質の障害によって発現するとされています．

2 考えるべき疾患

- 意識障害をひき起こす原因は，頭蓋内に器質的疾患が存在するもの（一次性）と，原因が頭蓋外に存在するもの（二次性）に分類されます（表1）．
- 脳卒中患者の多くは，発症時に意識障害を認めますが，意識障害は脳卒中だけではなく，様々な要因が関係して起こり得ます（図1）．

a) 脳梗塞

- 障害の部位によって臨床症状が異なることを予測した観察が必要です．どの血管のどの部分の梗塞であるのかを把握し，新たな神経症状の出現を注意深く観察します．

b) 脳出血

- 脳実質内の出血であり，脳内血腫の圧迫による意識障害，局所神経症状および頭蓋内圧亢進症状を示します．高血圧が原因であることが多く，血腫の部位や大きさによって様々な臨床症状を示します．
- 意識障害は，被殻出血，視床出血の出血量が多い場合と，橋出血で顕著に発症します．

表1　意識障害の原因疾患

主な一次性意識障害	
脳血管障害	脳出血，脳梗塞，くも膜下出血
頭部外傷	脳しんとう，脳挫傷，硬膜外血腫，硬膜下血腫
脳腫瘍	原発性，転移性
感染症	髄膜炎，脳炎，脳膿瘍
主な二次性意識障害	
心血管性	ショック，不整脈
代謝，内分泌性	糖尿病（低血糖，高血糖），肝不全，腎不全，電解質異常
呼吸不全	無酸素，低酸素脳症
けいれん	てんかん，全身けいれん

c) くも膜下出血

- "突然の激しい頭痛"や意識障害で搬送されてくることが多く，意識障害の程度は予後と強く相関しており，意識障害が強いほど予後が悪くなります．
- 発生直後の急性期から慢性期にかけて，一次的脳損傷，再出血，脳血管攣縮，正常圧水頭症などの様々な病態が出現します．

3 意識障害への対応

- 脳神経領域の患者さんをみる場合，意識状態の把握が最も重要であるといっても過言ではありません．意識状態は治療方針を大きく左右する要素となります．
- 意識障害のある患者さんは同時に呼吸・循環・代謝などにも変調をきたしている場合が多く，その原因

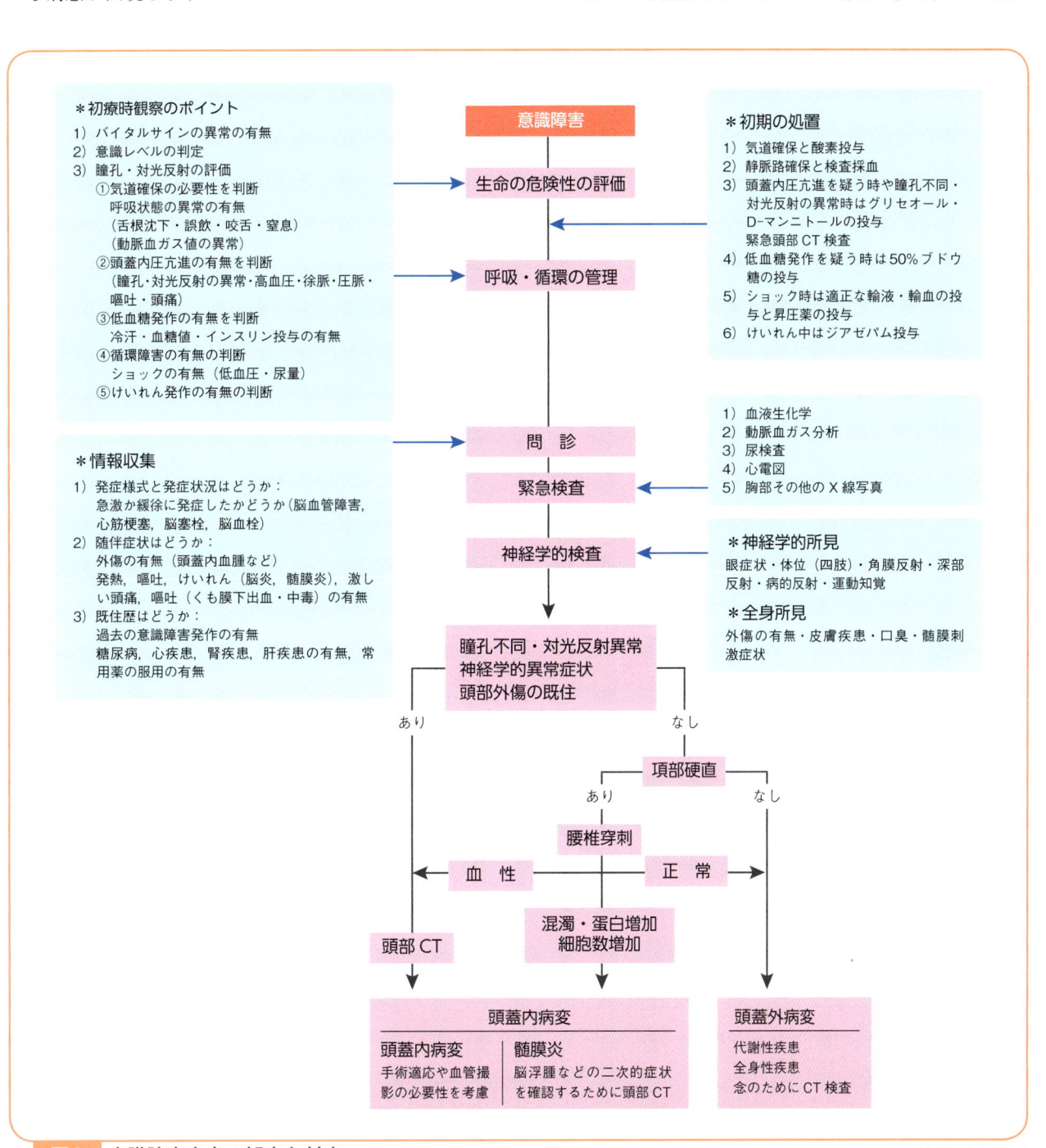

＊初療時観察のポイント
1) バイタルサインの異常の有無
2) 意識レベルの判定
3) 瞳孔・対光反射の評価
   ① 気道確保の必要性を判断
      呼吸状態の異常の有無
      （舌根沈下・誤飲・咬舌・窒息）
      （動脈血ガス値の異常）
   ② 頭蓋内圧亢進の有無を判断
      （瞳孔・対光反射の異常・高血圧・徐脈・圧脈・嘔吐・頭痛）
   ③ 低血糖発作の有無を判断
      冷汗・血糖値・インスリン投与の有無
   ④ 循環障害の有無の判断
      ショックの有無（低血圧・尿量）
   ⑤ けいれん発作の有無の判断

＊情報収集
1) 発症様式と発症状況はどうか：
   急激か緩徐に発症したかどうか（脳血管障害，心筋梗塞，脳塞栓，脳血栓）
2) 随伴症状はどうか：
   外傷の有無（頭蓋内血腫など）
   発熱，嘔吐，けいれん（脳炎，髄膜炎），激しい頭痛，嘔吐（くも膜下出血・中毒）の有無
3) 既往歴はどうか：
   過去の意識障害発作の有無
   糖尿病，心疾患，腎疾患，肝疾患の有無，常用薬の服用の有無

＊初期の処置
1) 気道確保と酸素投与
2) 静脈路確保と検査採血
3) 頭蓋内圧亢進を疑う時や瞳孔不同・対光反射の異常時はグリセオール・D-マンニトールの投与 緊急頭部CT検査
4) 低血糖発作を疑う時は50%ブドウ糖の投与
5) ショック時は適正な輸液・輸血の投与と昇圧薬の投与
6) けいれん中はジアゼパム投与

1) 血液生化学
2) 動脈血ガス分析
3) 尿検査
4) 心電図
5) 胸部その他のX線写真

＊神経学的所見
眼症状・体位（四肢）・角膜反射・深部反射・病的反射・運動知覚

＊全身所見
外傷の有無・皮膚疾患・口臭・髄膜刺激症状

フロー：
意識障害 → 生命の危険性の評価 → 呼吸・循環の管理 → 問診 → 緊急検査 → 神経学的検査 → 瞳孔不同・対光反射異常／神経学的異常症状／頭部外傷の既往

- あり → 頭部CT → 頭蓋内病変（手術適応や血管撮影の必要性を考慮）
- なし → 項部硬直
  - あり → 腰椎穿刺
    - 血性 → 頭部CT → 頭蓋内病変
    - 正常 → 混濁・蛋白増加 細胞数増加 → 髄膜炎（脳浮腫などの二次的症状を確認するために頭部CT）
  - なし → 頭蓋外病変（代謝性疾患，全身性疾患，念のためにCT検査）

図1 意識障害患者の観察と対応

（文献1より引用）

は脳神経系の障害だけに限らないことを視野に入れておく必要があります．
● 脳卒中急性期では患者さんの病態が不安定で変化しやすいため，確実なモニタリングや観察を行い，少しの症状の変化から悪化を見逃さず迅速に対応していくことが重要です（**表2，3，図2**）．

表2 ジャパンコーマスケール（Japan Coma Scale：JCS）

大分類	小分類	JCS
Ⅰ桁：刺激なしでも覚醒．開眼，動作，または会話している	1. だいたい意識不明だが，今一つはっきりしない 2. 見当識障害がある 3. 自分の名前，生年月日が言えない	1 2 3
Ⅱ桁：刺激を加えると覚醒．開眼する，指示に応じる，または言葉で応じるが，刺激をやめると眠り込む	1. 呼びかけで容易に開眼 2. 大きな声または体をゆさぶることにより開眼 3. 痛み刺激を加えつつ呼びかけるとかろうじて開眼	10 20 30
Ⅲ桁：痛み刺激しても覚醒せず．開眼しない，指示に応じない，または発語がない	1. 痛み刺激に対し払いのけるような動作をする 2. 痛み刺激で少し手足を動かしたり顔をしかめる 3. 痛み刺激に反応しない	100 200 300

R：不穏状態　Restlessness
I：失禁　Incontinence
A：無動性無言症，失外套状態　Akinetic mutism, Apallic state

まず覚醒状態により大きく3段階に分類し，次にそれぞれの段階を細分類する．
記録方法：Ⅰ-1あるいは1，Ⅱ-2あるいは20，Ⅲ-3あるいは300のように表現する．
さらに不穏状態，失禁，無動性無言症がある時は，それぞれR，I，Aを付記する．

表3 グラスゴーコーマスケール（Glasgow Coma Scale：GCS）

大分類	小分類	スコア
A．開眼（Eye opening）	自発的に開眼 言葉により開眼 痛み刺激により開眼 開眼せず	E. 4 3 2 1
B．言葉による応答（Verbal response）	見当識あり 会話混乱 言語混乱 理解できない発声 発声なし	V. 5 4 3 2 1
C．最良運動反応（Motor response）	命令に従う 疼痛部位認識可能 逃避屈曲反応 異常屈曲反応 四肢伸展反応 全く動かず	M. 6 5 4 3 2 1

C：物理的に開眼不能
D：舌や咽頭の障害による発語障害
T：挿管や気管切開

意識レベルを「開眼反応（E）」「言語反応（V）」「運動反応（M）」の3つの要素で評価し，その合計点で総合的に評価する．
記録方法：E1V1M1：3点（最も悪い意識状態の場合），E4V5M6：15点のように表現する．

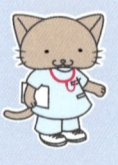

> **ワンポイントアドバイス**
> 意識障害は，生命危機の徴候として症状が現れている場合が多く，看護師の的確な観察力と判断が求められます．「患者の様子がどこかいつもと違う！」という気づきを大切にしてください．

参考文献

1) 廣野仁美：意識障害．"救急患者の観察・アセスメント・対応（MEDICUS LIBRARY ⑬）" 高橋章子 監．メディカ出版，p57，1998
2) 脳卒中合同ガイドライン委員会："脳卒中ガイドライン2009" 協和企画，2009
3) 川並 透 監：症候「意識障害」．"病気がみえる vol. 7 脳・神経" 尾上尚志 他 監：メディックメディア，pp456-457，2011
4) 山本隆充：意識障害の急性期病態．荒金郁代 他：意識障害患者の急性期管理．BRAIN 1（4）：305-319，2011
5) 森本朱実：症状別看護「意識障害」．"脳神経ナースのためのSCU・NCU看護力UPマニュアル" 国立循環器病センター 看護部，メディカ出版，pp158-165，2009

異常肢位

意識障害の患者には痛み刺激を加え反応をみるが，その際に特徴的な姿勢（除皮質硬直，除脳硬直）をとることがあります．

除皮質硬直：大脳皮質の広汎な障害により，上肢は強く屈曲，下肢は強く伸展する．

除脳硬直：中脳，橋上部の両側性障害により，上肢，下肢ともに強く伸展する．

眼位・瞳孔

瞳孔を観察することで，目には見えない脳の中で何が起こっているのかを予測することが可能です．

瞳孔所見	状態
瞳孔縮瞳	中心性脳ヘルニア
瞳孔不同	鉤ヘルニア
病巣側への共同偏視，瞳孔正常	被殻出血 片麻痺あり
下方共同偏視（鼻先凝視），瞳孔縮瞳	視床出血 片麻痺あり
病巣反対側への共同偏視	小脳出血 四肢麻痺あり
正中位，著明な縮瞳（pin-point pupils）	橋出血 四肢麻痺あり
瞳孔散大，対光反射消失	中脳障害 脳幹損傷

バイタルサイン

Cushing現象とは頭蓋内圧亢進の徴候で，血圧の上昇，脈圧の増加，徐脈が生じます．Cushing現象は頭蓋内圧が上昇し，脳循環障害や脳ヘルニアが発生していることを示唆する症状です．脳ヘルニアはその進行の具合によってさまざまなバイタルサインの変調をきたします．

（グラフ：収縮期圧，拡張期圧，頭蓋内圧，心拍数，呼吸数／脳死，呼吸停止，心停止，非造影現象，脈圧，頭蓋内圧亢進原因）

呼吸

脳卒中部位	呼吸パターン	種類
—	（正常波形）	正常呼吸
大脳半球深部，間脳，橋上部	（漸増漸減波形）	チェーンストークス呼吸
中脳下部〜橋の中1/3	（頻呼吸波形）	中枢神経性過呼吸
橋（中部〜下部）	（方形波形）	吸気時休止性呼吸
延髄（背内側部）	（不規則波形）	失調性呼吸

Japan Coma Scale, Glasgow Coma Scale

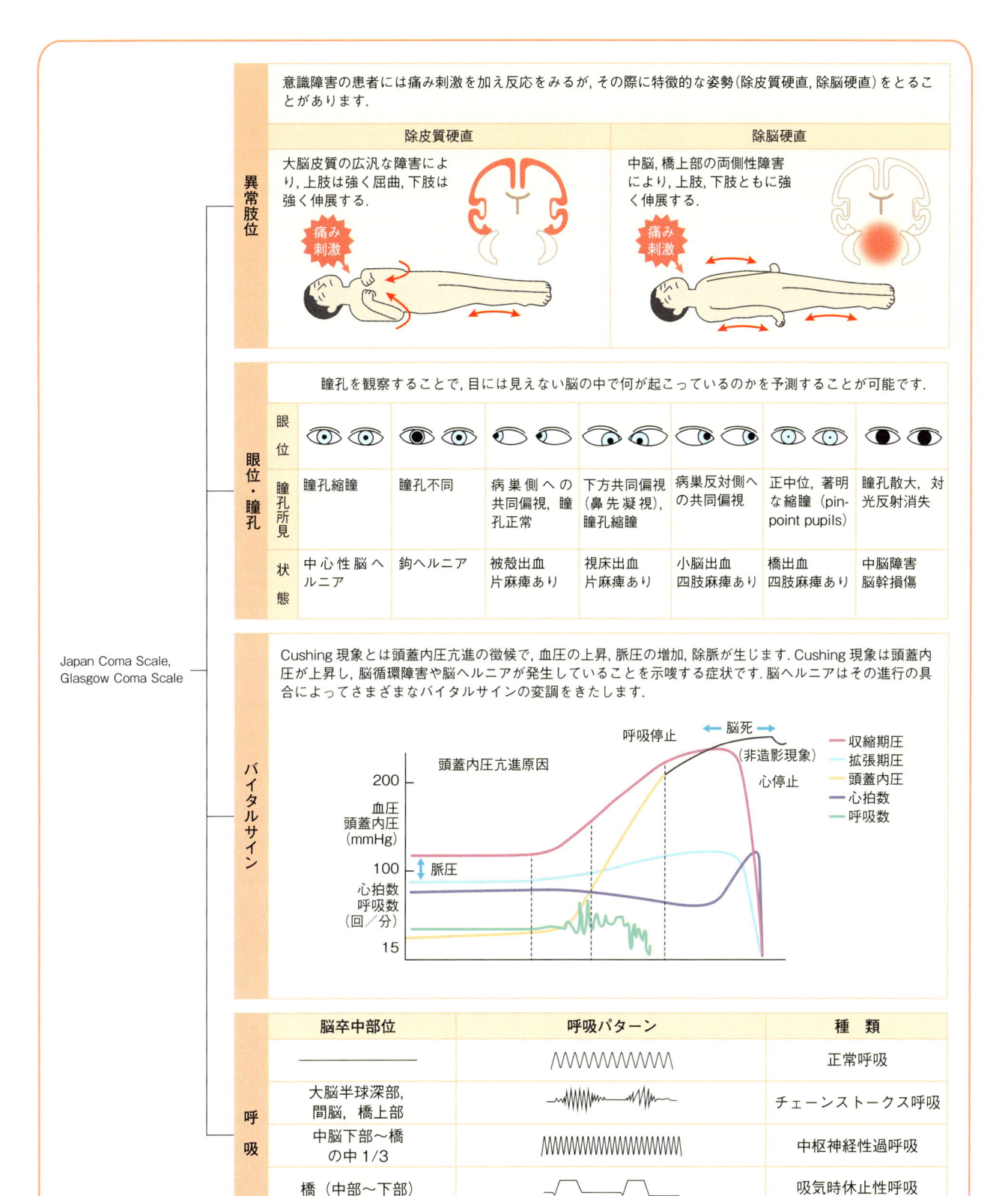

図2　意識障害，頭蓋内圧亢進のみかたの概要　意識，バイタルサイン，瞳孔，運動障害の4項目は常に念頭におき，総合的な観察と評価を治療に結びつけることが要求される．

4章 脳卒中急性期の身体所見とケア

Q36 悪心・嘔吐が強い患者さんには？

A "突然の激しい頭痛"に加え，悪心・嘔吐を伴う場合は，くも膜下出血を疑います．脳梗塞，脳出血の治療経過中に頭痛，嘔吐を認める場合には，頭蓋内圧亢進の初期症状である可能性を考えます．

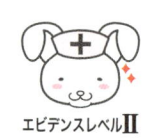

エビデンスレベルⅡ

回答者 阿部光世

1 脳卒中に伴う悪心・嘔吐

- 脳卒中では，疾患によって出現しやすい症状が異なります．悪心・嘔吐を主症状として発症する疾患は，小脳梗塞，小脳出血，くも膜下出血です．また，頭蓋内圧亢進による悪心・嘔吐も考えられるので，注意が必要です．
- 正常な頭蓋内圧は，仰臥位で11〜13mmHg（150〜180mmH$_2$O）に保たれています．頭蓋内圧は，頭蓋内占拠性病変（脳出血など）や脳浮腫（脳梗塞急性期など）によって亢進し，頭痛や悪心・嘔吐，うっ血乳頭による視力障害，めまいなどの症状が現れます（表1，図1）．
- 頭蓋内圧亢進による嘔吐の特徴は，嘔吐中枢（延髄の孤束核，つまり第四脳室底の最後野）が間接的あるいは直接的に圧迫・刺激されて起こるため，食事とは無関係で消化器症状（腹痛，腹部膨満感など）を伴いません．また，突然に噴水状に起こり，胆汁様の吐物がみられます．
- 嘔吐した後は，頭痛が軽減することがあります．その理由は，嘔吐によって過換気になり，炭酸ガス分圧が下がり頭蓋内血液量が減少し，頭蓋内圧が下降するからです．

2 考えるべき疾患と病態

a) 脳梗塞

- 小脳梗塞は，めまい，嘔吐で発症し，小脳失調症状がみられます．ときに脳浮腫により脳幹を圧迫し，意識障害の急激な悪化や呼吸停止をひき起こすことがあり，注意が必要です．
- 脳底動脈主幹部の完全閉塞は，重篤な症状をきたします．しばしば回転性めまい，悪心・嘔吐が前駆症状として現れ，意識障害がほぼ全例に認められます．

b) 脳出血

- 小脳出血は，全脳出血の約10％を占め，日中活動時に突然の激しい後頭部痛，回転性めまい，反復する嘔吐で発症します．
- 突然生じた小脳症状（歩行障害，構音障害，眼振，四肢・体幹の協調運動障害など）に加え，後頭部痛があれば小脳出血を，なければ小脳梗塞を第一に考えます（表2）．

c) くも膜下出血

- くも膜下腔に流入した血液によって脳が圧迫され，ごく短時間で頭蓋内圧が亢進し，頭痛，悪心・嘔吐，意識障害などの症状が出現します．

3 悪心・嘔吐の対応

- 急激な頭蓋内圧亢進により嘔吐することがあるため，誤嚥に注意します．悪心が軽快しない場合は，嘔吐に備えて体位を整え，誤嚥予防を行います．
- 嘔吐による誤嚥予防と，頭蓋内圧亢進を緩和するため，頭部挙上（30°前後）を行います．頭部の挙上は，頭蓋内静脈還流を促進し，頭蓋内圧亢進を緩和して頭痛を軽減させる効果が期待できます．
- 制吐剤を投与し，その効果を観察します．
- 静かな環境を提供し，患者さんの不安の軽減，苦痛の緩和をはかります．

表1 頭蓋内圧亢進の症状

頭痛	脳実質の偏位，水頭症によるテント上・テント下の構造物の圧迫・牽引・ねじれなどにより，痛みを感じる組織が刺激されることによるとされている
嘔吐	急激に噴水状の嘔吐が，他の消化器症状を伴わないで出現する時は，十分注意が必要である
意識障害	頭蓋内圧亢進に伴う意識障害は，テント切痕ヘルニアによりひき起こされる
うっ血乳頭	他覚的所見であり慢性的にみられることが多い

図1 頭蓋内圧亢進の悪循環

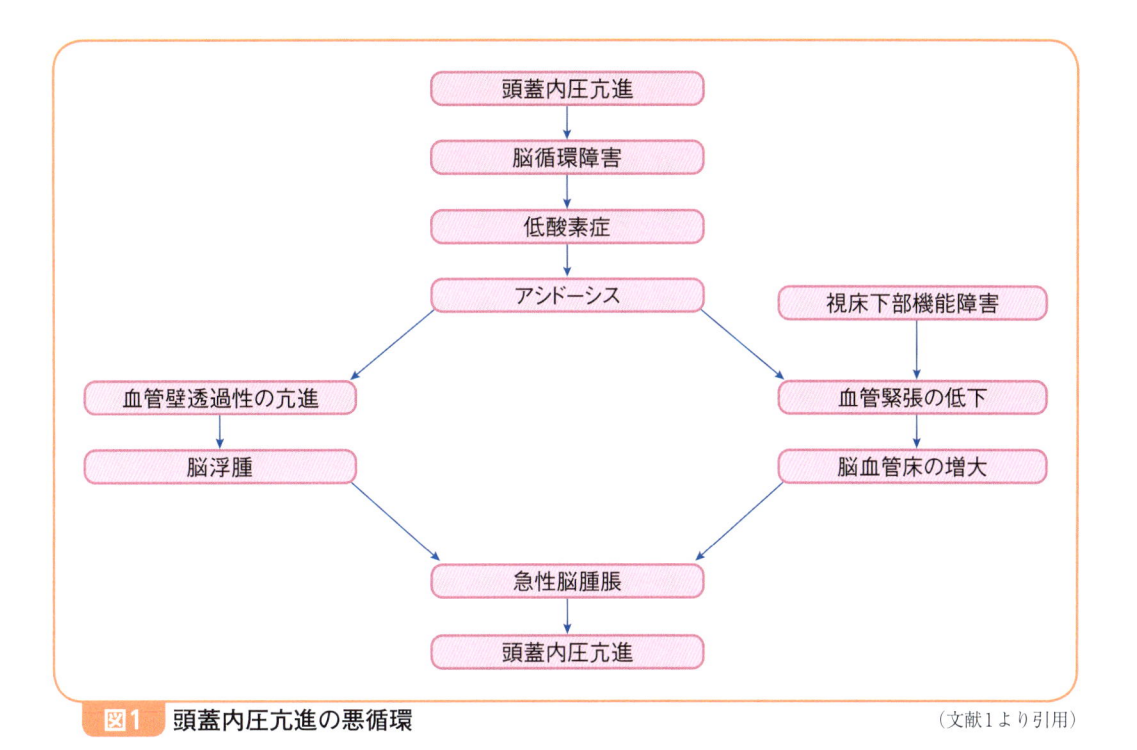

頭蓋内圧亢進 → 脳循環障害 → 低酸素症 → アシドーシス → 血管壁透過性の亢進 → 脳浮腫 → 急性脳腫脹 → 頭蓋内圧亢進

視床下部機能障害 → 血管緊張の低下 → 脳血管床の増大 → 急性脳腫脹

（文献1より引用）

表2 小脳症状

小脳の障害では，小脳失調（小脳性運動失調）と呼ばれる特徴的な症状がみられる
歩行障害，構音障害，眼振，四肢・体幹の協調運動障害などがみられる

小脳出血	四肢に麻痺がなく，病側に小脳症状がみられる 突然の激しい後頭部痛，反復する嘔吐（典型例），回転性めまい，起立・歩行困難が特徴 時間が経つと脳ヘルニアによる意識障害をきたすこともある
小脳梗塞	種々の小脳失調症状がみられる．しばしば頭痛がみられるという特徴がある 悪心・嘔吐，めまい，眼振，頭痛，構音障害 脳浮腫による意識障害，呼吸障害の出現に注意が必要である

（文献2を参照して作成）

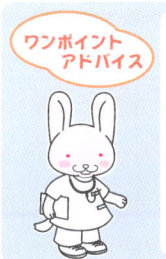

ワンポイントアドバイス
脳卒中の部位，程度によって出現する症状は様々です．逆を言えば，病態を理解していれば，症状を予測し観察することが可能です．症状が複数重なり合っていることが多いため，全身のアセスメントが必要です．

参考文献

1) 森 惟明 他："脳神経外科ナーストレーニング"メディカ出版, p232, 1995
2) 尾上尚志 他 監："病気がみえる vol.7 脳・神経"メディックメディア, 2011
3) 脳卒中合同ガイドライン委員会："脳卒中ガイドライン2009"協和企画, 2009
4) 松本典子：SCUにおける初期管理「頭痛・嘔吐」．"SCUルールブック"峰松一夫 監, 中外医学社, pp63-64, 2010
5) 竹末のり子：疾患別看護「脳出血」．"脳神経ナースのためのSCU・NCU看護力UPマニュアル"国立循環器病センター看護部, メディカ出版, pp46-55, 2009

4章 脳卒中急性期の身体所見とケア

Q37 不穏状態が強い患者さんには？

A 脳卒中では，脳血流量減少状態において，軽度の意識障害や精神の興奮状態が加わると不穏状態をきたしやすくなります．不穏状態では，激しい体動や興奮など，せん妄症状を伴い，点滴ルートの誤抜去やベッドからの転落などの事故の原因となり得るため，注意が必要です．

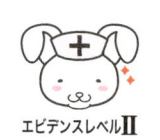

エビデンスレベルⅡ

回答者 松本由美

1 脳卒中に伴う不穏状態（せん妄）

a）せん妄とは
- せん妄とは，急性に発症する一過性，可逆性の精神症状で，軽度から中等度の意識レベルの低下を背景に，認知機能の障害や精神症状を呈します．
- 不穏や興奮を主体とし，症状としては，注意障害，日時・場所・人がわからないといった見当識障害，幻覚（特に幻視），妄想，精神運動活動の増加または減少，睡眠覚醒リズムの障害があります．
- せん妄の病因は多様であり，投薬中の薬物が原因となっている場合もあります．
- 高齢者の場合，認知症との鑑別が難しいのですが，認知症は緩やかに進行し症状は非可逆的に進行するのに対し，せん妄は急激に発症し一過性で可逆的な経過をたどります．

b）脳卒中に伴う不穏状態
- 脳卒中患者が，急に不穏状態となり大暴れをしはじめた場合，急速に意識障害が悪化する前触れの場合があります．
- 頭蓋内占拠病変がある場合，脳ヘルニアを起こしかけている場合があります．水頭症が進行している可能性もあるでしょう．
- 不穏状態の後に，短時間で意識レベルの低下や呼吸障害が起こる可能性があるので，他に神経症状の変化が起こっていないか，十分注意して観察を行います．

2 不穏状態（せん妄）の原因

- せん妄をひき起こす原因として，脳血管障害や脳に影響を及ぼす代謝系疾患，感染症や手術による侵襲，薬剤などの化学物質による直接的原因があります．
- また，高齢や脳神経疾患の既往，認知症などの脳の脆弱性が認められる場合は，せん妄を発症する準備因子を保有していることになります．
- さらに，入院という環境の変化や睡眠障害，ストレスなどが促進因子として影響していきます．
- せん妄発症のリスクアセスメントを行い，早期から予防的介入を行っていくことが重要です．

3 不穏状態（せん妄）となった患者さんへの対応

a）環境の調整と睡眠覚醒のリズムを整える
- 日中はリハビリテーションや家族との面会など，できる限り活動の機会をつくり，夜間に程良い疲れを感じて眠りにつけるようにします．
- 眼鏡，補聴器を使用している場合は，できるだけ使用し，TV鑑賞やラジオを聞くなど，視覚・聴覚からの刺激を与えます．
- 時計やカレンダーを目に見える場所に置き，見当識の維持に努めます

b）不安の軽減をはかる
- せん妄状態の患者さんは，意識レベルの低下のために，周囲の状況が正しく認識できず，不安や緊張が高まり，興奮状態となっている場合もあります．
- 簡潔明瞭な説明と情報提供を行い，支持的な対応を心がけ，不安と緊張の緩和に努めます．

c）危険防止
- 不穏状態は，激しい体動のために，点滴ルートの抜

去やベッドからの転落などの事故の原因となります．
- 必要に応じて，抑制をする場合もありますが，抑制によるストレスが不穏状態を増強する原因にもなりますので，家族の協力も得て患者さんの側についていられる時は抑制をはずす．その他にも，離床センサーマットを活用するなど，いろいろな方法も工夫します．
- 危険が大きい場合は，医師の指示のもと薬物での鎮静をはかります．

表1　せん妄の病因

直接的原因	● 限局性または広範囲の脳疾患 ● 二次的に脳機能に影響を及ぼす全身性疾患（感染症，代謝性疾患，電解質異常など） ● 薬物や化学物質の中毒 ● アルコールや睡眠薬からの離脱
準備因子	● 60歳以上の高齢 ● 多発性脳梗塞やアルツハイマー病などの脳器質疾患
促進因子	● 心理的ストレス ● 睡眠障害 ● 感覚遮断または感覚過剰

（文献2，p109より引用）

表2　せん妄のケア

環境の調整と睡眠覚醒のリズムを整える	● 落ち着ける，静かな環境を提供する ● 活動と休息のバランスを保つ ● 場所や時間がわかるような工夫をして見当識の維持に努める ● 眼鏡や補聴器を使用し，視覚や聴覚を刺激する ● 錯覚や幻覚を誘発するものを除去する
不安の軽減をはかる	● 顔を見ながら，ゆっくり，はっきりと話す ● 今何をしているのかを，わかりやすく説明する ● 支持的な対応をする
危険防止	● 看護師の目の届くところにいてもらって見守る ● ベッドの高さ，ベッド柵の位置を工夫し，ベッドの下に衝撃吸収マットを敷くなど，ベッドからの転落時にけがをしないようにする ● 点滴ルート，ドレーン類抜去のリスクが高い場合は，抑制帯の使用，薬物での鎮静を検討

（文献3を参照して作成）

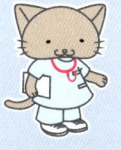

ワンポイントアドバイス

せん妄をひき起こす原因は様々ですが，脳卒中では，病状の進行に伴い不穏状態を起こす場合もあるので，神経症状変化に注意が必要です．
睡眠障害や過度のストレスは，せん妄を助長するため，適切な環境調整を行い，危険防止に努めましょう．

参考文献

1) 竹村　直：不穏・せん妄．"病態生理から考える脳神経疾患看護のポイント200"小笠原邦昭 監，メディカ出版，pp127-130，2011
2) 渡邉雅文，福原竜治，池田　学：せん妄を有する患者への治療の行い方．"精神看護スペシャリストに必要な理論と技法"宇佐美しおり，野末清香 編，日本看護協会出版会，pp110-112，2009
3) 坂田三允：第4章 高齢者の精神障害の理解と看護．"精神疾患・高齢者の精神障害の理解と看護"坂田三允 監，中央法規出版，pp227-231，2012
4) Lipowski ZJ："Delirium；Acute Confusional States" Oxford University Press，1990

4章 脳卒中急性期の身体所見とケア

Q38 瞳孔不同がみられます．どうしたらよいですか？

A 急激に生じる瞳孔不同は，脳ヘルニアを疑います．頭蓋内圧が亢進することで，動眼神経が圧迫されるために瞳孔が散大します（テント切痕ヘルニア）．進行すると延髄が圧迫されて呼吸が停止して死に至るため，早急な対応が必要です．

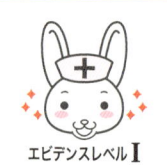

エビデンスレベルⅠ

回答者　稲村亜紀

- 瞳孔に異常を認めた場合は，局所症状だけにとらわれず，他の神経症状やバイタルサイン，全身状態，意識障害や麻痺などを観察し，CTやMRIなどの画像と併せて総合的な判断が必要となります．

1　瞳孔不同とは？

- 瞳孔の縮小は副交感神経刺激，拡大は交感神経刺激によって生じます．
- 瞳孔不同とは，左右どちらかの瞳孔が大きい，あるいはどちらかが小さいということです．一側の瞳孔が散瞳している時は，特に注意が必要です．動眼神経の表層に瞳孔括約筋を支配する副交感神経線維があるため，動眼神経の圧迫性障害により瞳孔括約筋が麻痺して，散瞳します．
　例）動脈瘤による動眼神経圧迫，脳占拠性病変による脳ヘルニア
- 脳ヘルニアの場合，瞳孔不同だけでなく，収縮期血圧の上昇，拡張期血圧の低下，脈圧の増大，徐脈からなるクッシング現象が起きます．脳病変と対側の片麻痺などを発症する可能性が高いです．次に起こる症状を知っておくことで，異常の早期発見，対処につながります．

2　瞳孔の見方

- 大きさ，左右差，形状，対光反射を観察します．
- 1mm以上の左右差を認める場合，瞳孔不同といいます．
- アトロピンなどの散瞳薬，外傷後の紅彩麻痺，アンフェタミン中毒などによっても散瞳が生じることがあります．
- 眼科疾患や動眼神経麻痺があると瞳孔の形状の異常や，対光反射がみられない場合があります．そのため，正確な瞳孔の観察が行いにくく，場合によっては瞳孔不同に見えることもあります．患者さんの観察を行う前に，事前に眼科疾患の有無や動眼神経麻痺の情報を把握してから観察しましょう．
- 暗闇の中で患者さんにいきなり光刺激を与えると，正確な反射が見られず瞳孔不同に見えてしまうことがあります．自然光のもとで観察します．
- 光を入れる方向は，正中から入れると光の反射により観察が難しくなるため，斜め方向から光を入れるようにします．
- 瞳孔径の測定方法（図1）：片手に瞳孔計を持ち，もう一方の手でペンライトを持って，光を眼の外側から中心に向けて当てます．瞳孔径は，光を当てて最も縮瞳した直径を測定します．
・正　常：直径2.5〜4mm
・散　瞳：直径5mm以上
・縮　瞳：直径2mm以下
- 対光反射の観察方法：対光反射は，ペンライトの光を目に入れた時の縮瞳する時間によって判定します．
・すばやく縮瞳する（＋）
・ゆっくり縮瞳する（±）
・縮瞳しない（−）

3　脳卒中症例での病態と対応（表1）

- 症状は，出血部位だけでなく，血腫の大きさにも依存します．血腫が小さければ，症状がほとんどみられないこともあります．

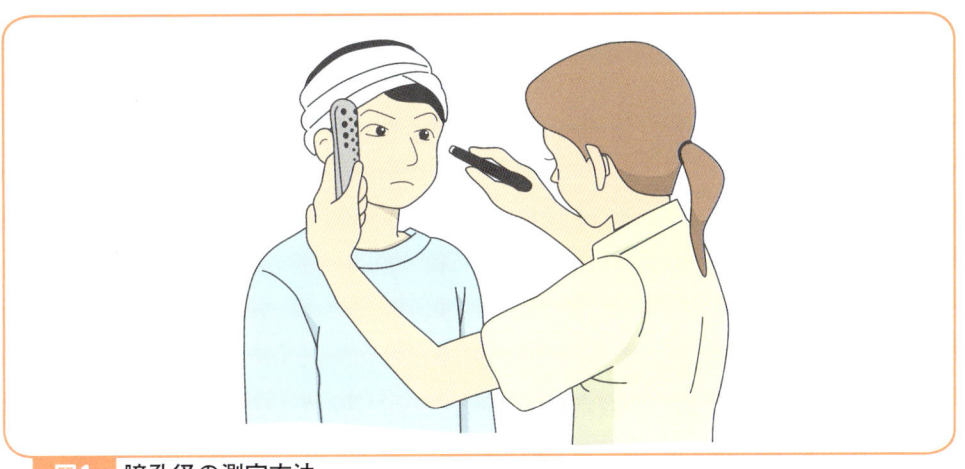

図1 瞳孔径の測定方法
片手に瞳孔計を持ち，他方の手にペンライトを持ち，光を眼の外側から中心に向けて当てる．

表1 脳卒中症例での病態と対応

病態	眼球・瞳孔の状態		運動障害・その他の症状	治療
テント切痕ヘルニアを起こし動眼神経麻痺	左右不同		昏睡	原因疾患に対する根治的治療・減圧術 など
内頸動脈の破裂などの症状による動眼神経麻痺	左右不同		病変部の開眼不能	原因疾患に対する根治的治療
被殻出血	病巣部の共同偏視		片麻痺（＋）・頭痛・意識障害・失語症・麻痺側の感覚障害	血腫量に応じて保存的治療または血腫除去術（開頭・内視鏡下）
視床出血	病巣部の反対への共同偏視・下方共同偏視・縮瞳		片麻痺（＋）・頭痛・意識障害	保存的治療・水頭症を併発した場合，脳室ドレナージ
橋出血	正中位・縮瞳		四肢麻痺（＋）	保存的治療
小脳出血	病巣部反対への共同偏視		四肢麻痺（－）・運動失調・嘔吐	血腫の最大径が3cm以上で進行性のもの，脳幹を圧迫し，水頭症を合併しているものは手術適応がある

（文献1を参照して作成）

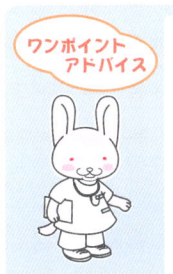

ワンポイントアドバイス
緊急時だからといって，常備灯などの懐中電灯は使用してはいけません．懐中電灯は光が拡散して弱く，正確に対光反射が判定できないことがあるため，必ずペンライト（スポットライト）を携帯しましょう．

参考文献
1）田村綾子：瞳孔．"必ず役立つ脳血管障害の看護技術Q&A方式（ブレインナーシング2006年春季増刊）"メディカ出版，p37，2006
2）小林雄一 他：瞳孔．"今さら聞けない脳神経外科看護の疑問Q＆A（ブレインナーシング2011年春季増刊）"メディカ出版，pp23-31，2011
3）今西恭子：異常に気付くための知識と観察．"3ステップでわかる脳神経疾患看護技術（ブレインナーシング2010年春季増刊）"メディカ出版，pp114-122，2010
4）山田和雄 他 編："脳神経外科ナーシングプラクティス"文光堂，p35，2002
5）井上友美：バイタルサイン・神経症状の見かた．ブレインナーシング 27(5)：14，2011

4章 脳卒中急性期の身体所見とケア

Q39 けいれん発作が起きました. ケアのポイントは？

A けいれんが持続すると，呼吸筋がけいれんを起こし呼吸抑制を招くことがあります．脳への酸素供給が減少し，二次的な脳障害を起こしてしまいます．何よりも先に，けいれんを止めることが重要です．

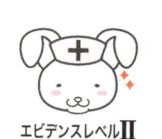

エビデンスレベルⅡ

回答者　戸井田真弓

1 考えるべき疾患と病態

- けいれんは，全身または一部の骨格筋が，発作的に不随意的収縮を起こすことです．脳の器質的病変が原因でないもの（薬剤性や電解質異常など）も含まれます．
- てんかんとは，慢性脳疾患で大脳皮質ニューロンの過剰興奮がもとで繰り返し起こるものです．必ずしもけいれんを伴うものではありません（表1）．

2 脳卒中に伴うけいれん

- 脳卒中後のけいれんは，稀ではありません．病巣が皮質を含んでいることや，大きな病巣であること，高齢であることなどが危険因子として示されています．
- 脳卒中に伴うけいれんには，発症時に伴うけいれんと，陳旧性脳梗塞や脳出血に伴う遅発性けいれんがあります．けいれん後に麻痺が出現している場合には，新たな脳卒中発症に伴うけいれんなのか，遅発性けいれんに伴う一時的な麻痺（トッド麻痺）なのか鑑別が必要です．
- また，脳卒中から14日以上経過してからけいれんが起こった例では繰り返す可能性が高く，将来，症候性てんかんになる可能性があります．

3 けいれんへの対応

- けいれんを発見したら，患者さんから離れず，緊急コールを押し応援を呼びます．
- 発見者は，その場からは離れてはいけません．患者さんの安全確保が必要です．

・転倒・転落の防止．嘔吐物による窒息の可能性がある場合，顔を横に向ける．必要に応じて吸引処置をします．

・そして，患者さんの状態観察を続けます．けいれんの起こり方や，どのような型のけいれんか，どれくらいの時間持続したけいれんなのかなどの観察が必要です（表2）．

- 医師に連絡する時は，患者名，部屋番号（場所），けいれんの種類，意識障害の有無や呼吸状態を報告します．
- 応援者は，救急カートを持っていきます．
- けいれん発作により酸素を消費するため，酸素投与をします．
- けいれんを止めるために静脈路を確保し，即効性のあるジアゼパムを緩徐に静脈内注射をします．効果がない場合は，最大20mgまでジアゼパムを反復投与します．
- 5分以上経過してもけいれんが治まらない場合は，重積発作を想定します．気管挿管し，全身麻酔薬のミタゾラム，プロポフォール，ペントバルビタールなどを投与します．
- 薬剤投与後は，けいれんが消失したのか，持続しているのかを観察しましょう．また，呼吸抑制が生じる可能性があるので，呼吸状態にも注意して観察をします．
- けいれんが消失しても，けいれん発作の再発や遅延性の呼吸抑制に注意が必要です．必要に応じてモニタ装着，状態観察がしやすい部屋への移動を検討しましょう．

- 予防的に持続性の抗てんかん薬のフェニトイン（アレビアチン®）を点滴静注します．フェニトイン（アレビアチン®）は，糖液と混合すると結晶が生じるため，単独ルートで投与します．糖液を含む静脈ラインから投与する場合は，投与前後に生理食塩水でフラッシュする必要があります．また，急速投与で心停止や血圧低下を招くことがあるため，注意が必要です．
- なぜ，けいれんが起きたのか原因を検索します．病変に変化がないか評価するためには，CTを施行します．抗てんかん薬を服用している患者さんの場合は，薬物の血中濃度を評価するため採血します．

表1　けいれん発作を起こす病態と疾患

脳発育障害	脳梁欠損症，無脳症
頭部外傷	脳挫傷，慢性硬膜下出血，急性硬膜下出血
脳腫瘍	神経膠腫，髄膜腫，転移性脳腫瘍
脳血管障害	脳梗塞，脳内出血，脳動脈瘤，脳動静脈奇形
感染	細菌性髄膜炎，脳腫瘍，脳炎
脱髄，変性疾患	多発性硬化症，アルツハイマー病，ピック病
代謝異常	水分，電解質，酸・塩基平衡異常 糖質代謝異常 肝性脳症 熱射病
無酸素症	窒息，呼吸障害，一酸化炭素中毒
中毒	内因性：尿毒症 外因性：アルコール中毒，薬物中毒
発熱	──
心身症	過換気症候群，ヒステリー

表2　けいれん時の観察項目

けいれん発作の種類・部位・波及の仕方と持続時間
けいれん中およびけいれん後の意識状態
呼吸状態（呼吸回数，パターン，チアノーゼの有無，SpO_2）
嘔気・嘔吐の有無
外傷・咬舌の有無
バイタルサイン
瞳孔所見（瞳孔の大きさ・左右差，対光反射，眼球偏位）
けいれん後の麻痺（トッド麻痺）の出現

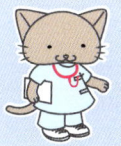

ワンポイントアドバイス
脳卒中患者は，けいれん発作を起こすことが予測されます．けいれん発作が起きた時に，迅速かつ的確な救急対応ができるように，準備やシミュレーションをしておきましょう！！

参考文献
1) 脳卒中合同ガイドライン委員会：Ⅰ．脳卒中一般の管理．"脳卒中治療ガイドライン2009"協和企画，p14，2009
2) 野田聖一：第Ⅲ章　救急病態と救急ケア 9 痙攣．"New図解救急ケア"芦川和高 監，学習研究社，pp154-156，2006
3) 松本典子：総論 5 脳卒中を疑う症状．"ナースのためのイラストで学ぶ脳卒中"木村和美 編著，金芳堂，p52，2010

5章 脳卒中急性期の検査

Q40 CT検査では, どんなことがわかりますか？

A 表面からは見ることのできない頭蓋内の様子を, 画像として見ることができる検査です. 特に, 出血病変を見るのに適しています.

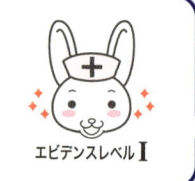

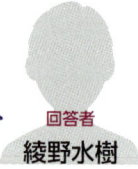

エビデンスレベル I

回答者 綾野水樹

1 CTとは

- CT (computed tomography：コンピューター断層撮影) は, X線を被写体の周囲に回転状に照射し, 透過したX線の量をコンピューターで処理することで断層像を作成する検査法です.
- X線吸収値はHounsfield単位 (HU) で表され, これをCT値といいます. 基準として, 空気を「-1,000HU」, 水を「0HU」とし, 他の物質は相対的に定められています.
- CT画像上の白い部分 (CT値が高い部分) がX線の吸収値の高い部分で「高吸収域」と呼ばれ, 黒い部分 (CT値が低い部分) がX線の吸収値の低い部分で「低吸収域」と呼ばれます. 代表的なCT値を図に示します (図1).

2 CTにおける異常所見

- CT値の違いによって組織を分けて描出できるため, CTは非常に高い空間分解能をもちます. 脳領域では, 髄液と脳実質のCT値が異なるため脳室や脳溝を描出することができ, また白質と灰白質のCT値が異なるため脳回や大脳基底核を同定することができます.
- 詳しい解剖に関しては成書に譲りますが, 代表的な正常構造物を図に示します (図2). 異常所見を特定するためには, 正常な状態の知識が必要になります.
- CTで高吸収域は頭蓋内出血を表しますが, 頭蓋内には生理的石灰化をきたす部位があり出血と間違えることがあります. 脳室内の脈絡叢や松果体, 大脳鎌, 淡蒼球などには石灰化が生じることがよく知られています.

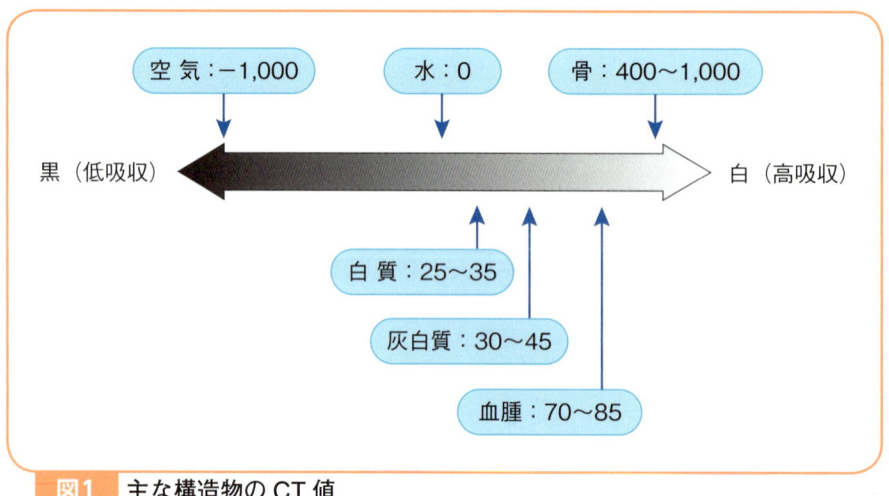

空気：-1,000　水：0　骨：400〜1,000

黒（低吸収）　←　→　白（高吸収）

白質：25〜35
灰白質：30〜45
血腫：70〜85

図1 主な構造物のCT値

- CT画像上に生じた乱れをアーチファクトと呼びます．中頭蓋窩や後頭蓋窩など骨に囲まれている部位ではCT値が低下するビームハードニング効果が生じ，金属製のクリップやコイル・義歯などがあると，そこを中心に散乱線が描出されたりします．患者さんの体動によるアーチファクトなどは，頻繁にみられます．
- 頭蓋内に病変のある場合，CTでは①CT値の異常，②圧排変形・偏位として確認できます．高吸収域に描出される病変の代表は急性期頭蓋内血腫で，低吸収域に描出される病変の代表は脳浮腫，亜急性期以降の脳梗塞です．血腫や腫瘍などの占拠性病変があると，脳室の圧排変形や正中構造の偏位（midline shift）を生じます．図には典型的な被殻出血による高吸収域（図3-A）と，脳梗塞による低吸収域（図3-B）を示します．

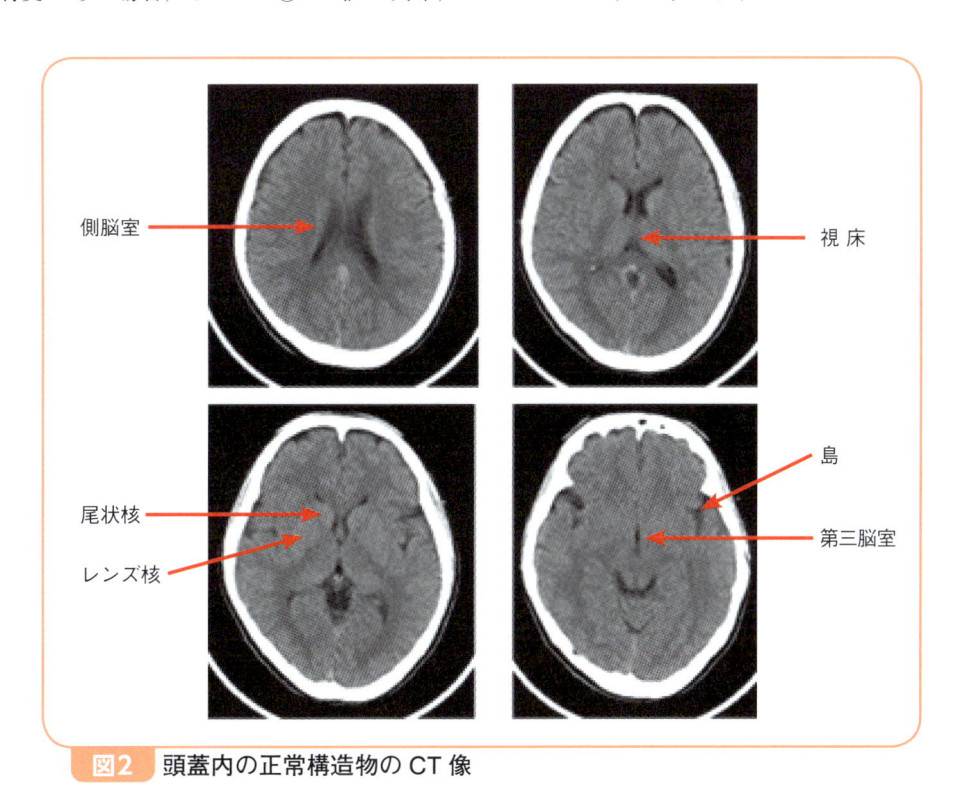

図2 頭蓋内の正常構造物のCT像

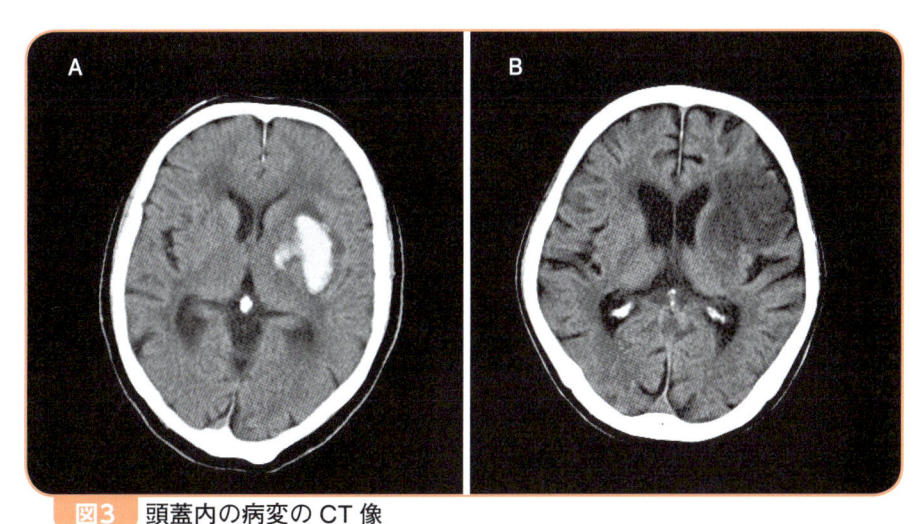

図3 頭蓋内の病変のCT像
A：被殻出血による高吸収域
B：脳梗塞による低吸収域

3　その他 注意事項

- CT画像は一定の厚みのある断層像であることから，その厚みのなかでの平均のCT値を見ていることに注意が必要です（部分容積効果，パーシャルボリューム効果）．骨などの正常構造物が断面に入ってくると，出血と似た吸収値で描出されることがあります．間違いを防ぐためには，上下の画像との連続性を確認することが重要です．
- CTは簡便で有用な検査ですが，放射線を用いて行う検査のため，被曝の問題や医療機器（ペースメーカーや植え込み式除細動器）への影響に十分配慮する必要があります．過剰な検査は避け，適切な放射線防御を行うことが求められます．担当医や放射線技師と，細かなコミュニケーションをもつようにしましょう．

ワンポイントアドバイス
CT画像に習熟するためには，何度もCT画像を見ることが大切です．以前と比較して変化を見ることも大事です．
頭部の正常構造は基本的に左右対称なので，左右で比較して見ると異常がわかりやすいです．

参考文献

1) 水野美邦 編："神経内科ハンドブック 鑑別診断と治療 第4版" 医学書院，2010
2) 細矢貴亮，佐々木真理 編："研修医必携 救急で役立つ頭部CT・MRI" 南江堂，2006

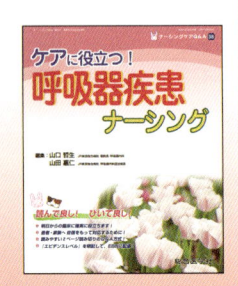

好評発売中

ナーシングケア Q&A　　No.40

全科に必要な 重症患者ケア Q&A
第2版

「全科に必要なクリティカルケアQ&A」改題

編集：岡元 和文
信州大学医学部 救急集中治療医学講座 教授

読んで良し！　ひいて良し！

- ICU，救命センター，各病棟の重症患者ケアに必須の知識が満載！
- 重症患者ケアの基本的看護技術から，臓器別ケアの実践まで！
- 読みやすい2ページ読み切りのQ&A方式！
- 『エビデンスレベル』を明記して，EBNに配慮！

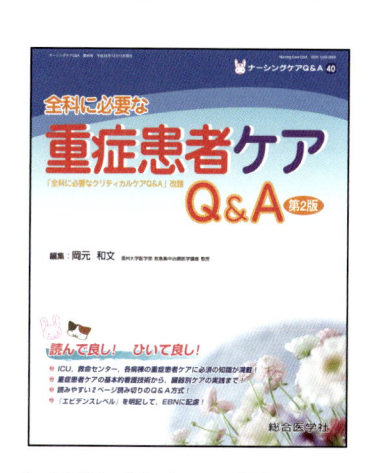

◆AB判／本文272頁
◆定価(本体3,800円＋税)
◆ISBN978-4-88378-440-0

主要目次

1. 重症治療室のケアと情報収集
2. 心肺蘇生（CPR）とケア
3. 重症治療室での基本的な画像とケア
4. 緊急時のアセスメントとケア
5. 基本的なモニタリングとケア
6. 重症度スコアリングとケア
7. カテーテル／チューブ挿入とケア
8. ドレーンとケア
9. 重症患者と身体ケア
10. 重症病態とケアのポイント
11. 脳神経管理のABC
12. 脳神経疾患とケア
13. 呼吸管理のABC
14. 呼吸器疾患とケア
15. 循環管理のABC
16. 循環器疾患とケア
17. 水分・代謝・栄養管理のABC
18. 感染とケア
19. 鎮痛・鎮静とケア
20. 熱傷・多臓器疾患とケア
21. リスクマネジメントと家族ケア
22. 生命倫理とナース・ケア

総合医学社
〒101-0061　東京都千代田区三崎町1-1-4
TEL 03(3219)2920　FAX 03(3219)0410　http://www.sogo-igaku.co.jp

5章 脳卒中急性期の検査

Q41 脳梗塞のearly CT signとは？

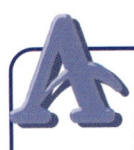

A 脳梗塞発症初期のCTで見られる異常所見のことです．rt-PA静注療法の適応を判断するうえでも重要です．

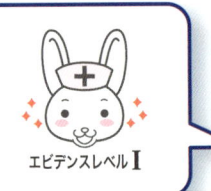

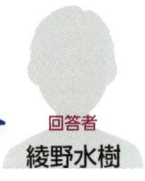

エビデンスレベルⅠ

回答者
綾野水樹

1 定義

●脳梗塞がCT上で低吸収域に見えるようになるのは，発症後6時間くらい経過してからです．それ以前でも，注意して見ると軽微な変化を確認できる場合があります．それらをearly CT signと呼びます．

●具体的な所見としては，①レンズ核陰影の不明瞭化，②島皮質（insular ribbon）の不明瞭化，③皮髄境界の不明瞭化，④脳溝の消失，が挙げられます（図1）．これらの所見は，細胞障害性浮腫を反映しているといわれています．

●また，中大脳動脈（MCA）の血栓を反映して血管が

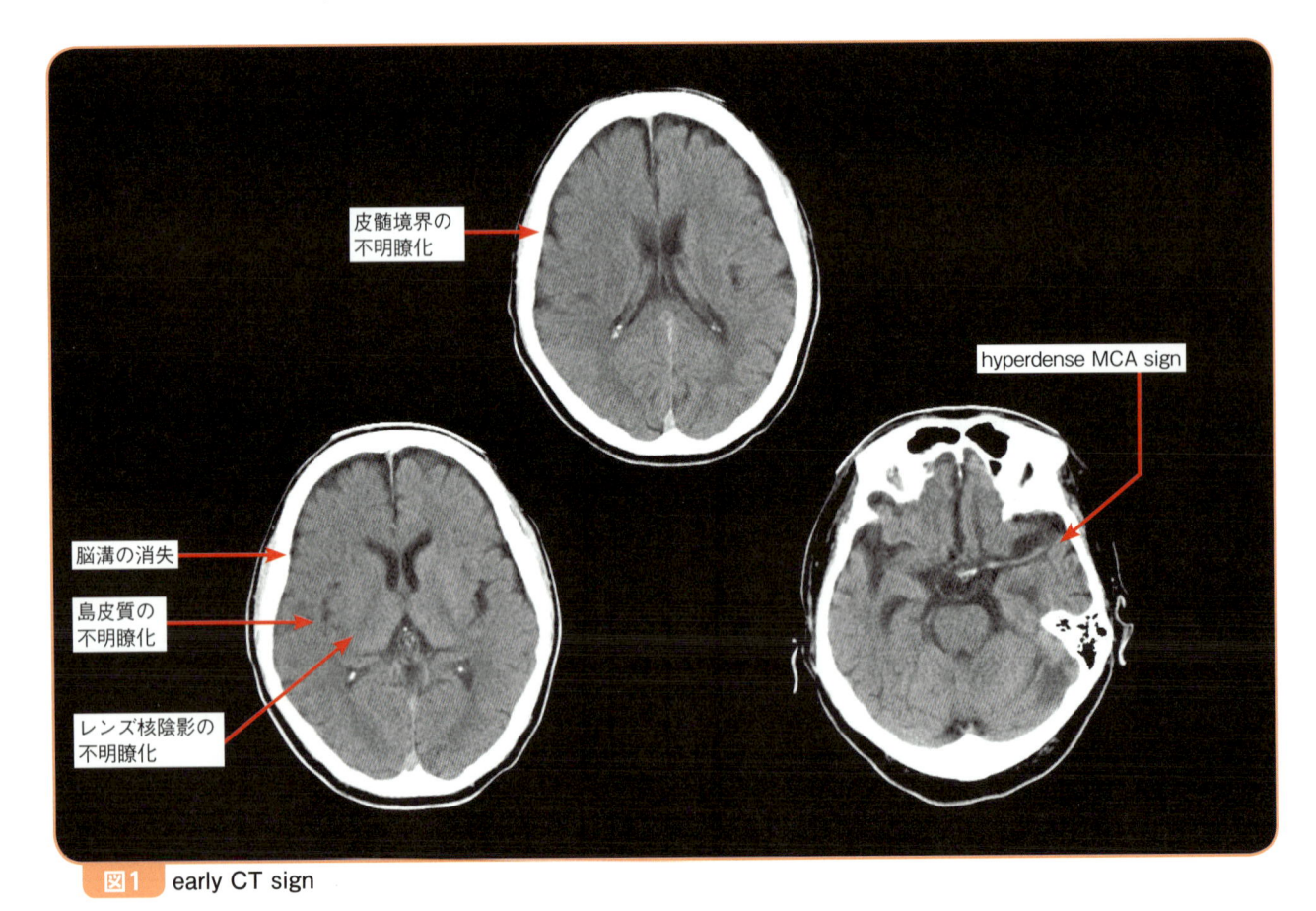

皮髄境界の不明瞭化

hyperdense MCA sign

脳溝の消失

島皮質の不明瞭化

レンズ核陰影の不明瞭化

図1 early CT sign

高吸収に描出されることがあり，「hyperdense MCA sign」や「MCA dot sign」と呼ばれています．これら血管の変化も early CT sign に含める場合もあります．

2 臨床的意義

- early CT sign を判読することで，CT のみでも発症早期の脳梗塞の範囲を想定することができます．
- 広範囲に early CT sign が見られる場合には，rt-PA 静注療法による症候性頭蓋内出血のリスクが高くなることが知られており，治療適応に大変重要な判断材料となります．
- early CT sign が MCA 領域の 1/3 以上に見られる場合には，rt-PA 静注療法は行わないほうが良いといわれており，これを「1/3 MCA ルール」といいます．
- MCA 領域を CT の 2 つの断面で 10 ヵ所に分類し，early CT sign 陽性の数を 10 点から減点して採点する Alberta Stroke Programme Early CT Score（ASPECTS）という評価方法があります．ASPECTS 7 点以下が，1/3 MCA 以上に相当するとされています（図2）．

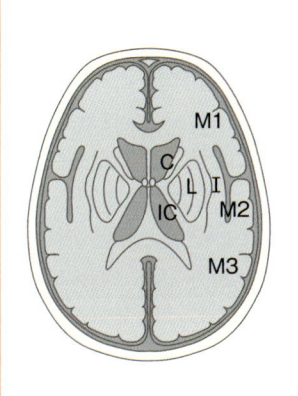

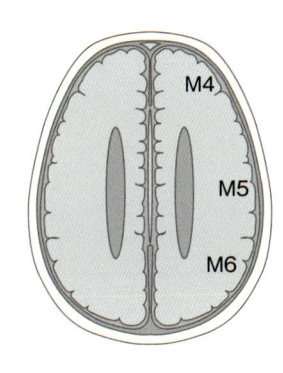

図2 ASPECTS

皮 質
I：島皮質
M1：中大脳動脈領域前半部の皮質
M2：島外側の皮質
M3：後半部の皮質
M4, 5, 6 は M1, 2, 3 の直上

皮質下
C：尾状核
L：レンズ核
IC：内包

（文献4を参照して作成）

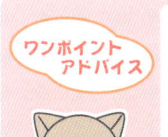

ワンポイントアドバイス
ASIST-Japan のホームページで early CT sign の判読トレーニングができます．
http://asist.umin.jp

参考文献

1) 水野美邦 編："神経内科ハンドブック 鑑別診断と治療 第4版" 医学書院，2010
2) 細矢貴亮，佐々木真理 編："研修医必携 救急で役立つ頭部CT・MRI" 南江堂，2006
3) 日本脳卒中学会 脳卒中医療向上・社会保険委員会 rt-PA（アルテプラーゼ）静注療法指針改訂部会：rt-PA（アルテプラーゼ）静注療法適正治療指針 第二版"2012 http://www.jsts.gr.jp/img/rt-PA02.pdf
4) Barber PA, Demchuk AM, Zhang J et al: Validity and reliability of a quantitative computed tomography score in predicting outcome of hyperacute stroke before thrombolytic therapy. ASPECTS Study Group. Alberta Stroke Programme Early CT Score. Lancet 355：1670-1674, 2000

5章 脳卒中急性期の検査

Q42 頭蓋内圧の変化は，CTで推測できますか？

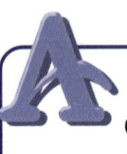

A CTで推測することは可能です．特に，切迫脳ヘルニアの所見が大切です．

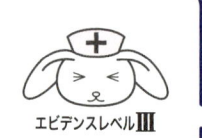

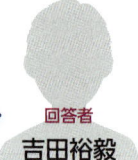

エビデンスレベルⅢ

回答者 吉田裕毅

- 頭蓋内圧（intracranial pressure：ICP）とは，頭蓋骨内部の圧力のことで，脳圧などと表現されることもあります．
- 頭蓋内圧は，通常は一定範囲内に保たれており，その正常範囲は60〜180mmH$_2$O（約4〜13mmHg）とされています．
- 頭蓋内は，脳実質，血管床，および髄液腔の3成分から成っている半閉鎖空間です．
- 頭蓋内に，頭部外傷や脳卒中による血腫や脳腫瘍などの占拠性病変が発生したり，種々の原因による脳浮腫が生じたりすると，頭蓋内圧が亢進します．
- 頭蓋内圧亢進は，その原因によって様々なCT像を呈しますが，脳溝や脳槽が圧排（圧迫されて変形）されて狭くなり，見えにくくなるのが重要な所見です．
- また，占拠性病変などにより正中偏位（mid line shift）が5〜10mm程度ある場合には，治療が必要な頭蓋内圧亢進があるものと考えられます[1, 2]．
- 図1〜5に，頭蓋内圧亢進を呈する代表的な疾患の画像所見を提示します．
- 図1は正常脳のCT像です．
- 図2，3の画像は，目立った占拠性病変もなく，一見しただけではどこが異常なのかを判断するのが難しいかもしれません．しかしよく見ると，図2，3では正常脳と比較して，脳溝と脳槽が狭くなり見えにくくなっています．図3では，加えて脳の皮質と髄質の境界が不明瞭となり，脳全体がむくんでいます．
- 図4，5のように明らかな占拠性病変がある場合は，画像から頭蓋内圧の亢進を推測することは比較的容易です．
- 図2〜5の画像では，どれも脳溝や髄液腔が狭小化していることがわかると思います．

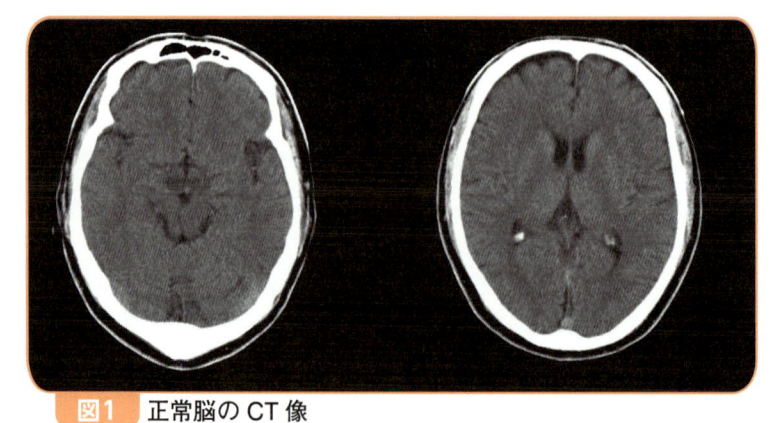

図1 正常脳のCT像
脳溝と髄液腔は，はっきりと見られ，皮髄境界は明瞭である．

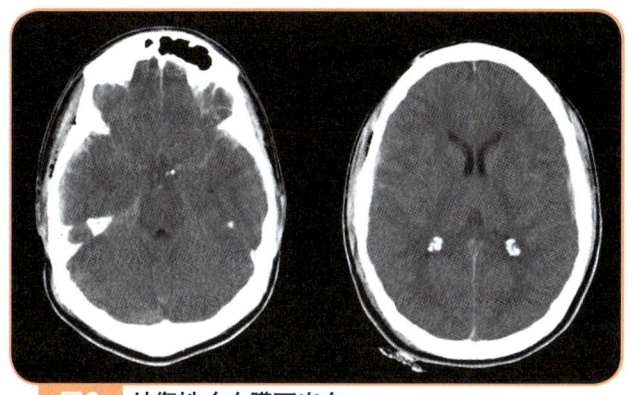

図2 外傷性くも膜下出血
脳溝と髄液腔が，正常脳と比較し狭小化している．

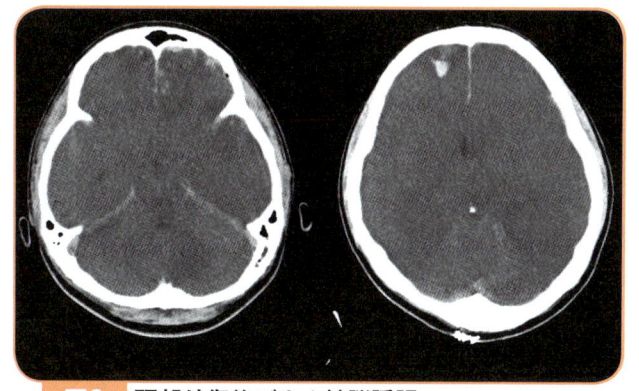

図3 頭部外傷後びまん性脳腫脹
右前頭葉に脳挫傷を認める．脳溝と髄液腔が狭小化し，皮髄境界も不明瞭となっている．

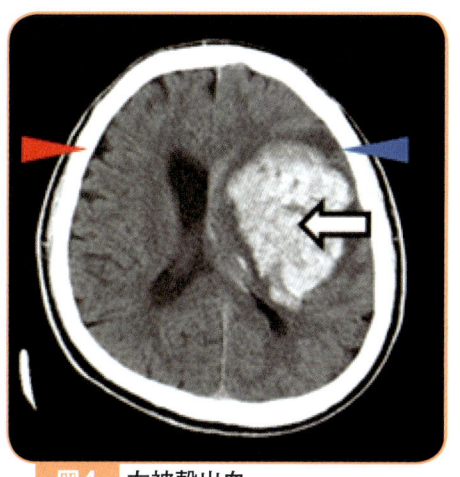

図4 左被殻出血
血腫によるmass effectで周囲の脳溝は対側と比べて狭小化している．
⇒ 血　腫　▶ 脳溝の狭小化　▶ 正常な脳溝

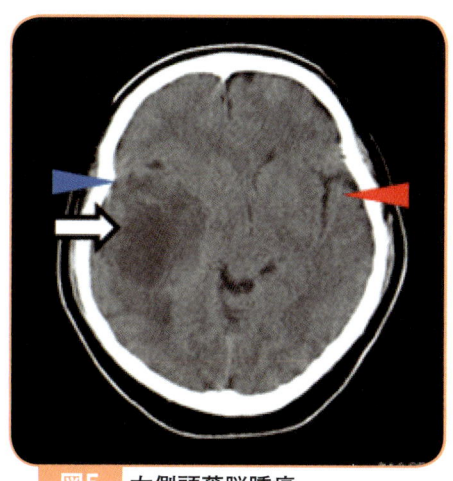

図5 右側頭葉脳腫瘍
腫瘍によるmass effectで，周囲の脳溝は対側と比べて狭小化している．軽度のmid line shiftも認められる．
⇒ 血　腫　▶ 脳溝の狭小化　▶ 正常な脳溝

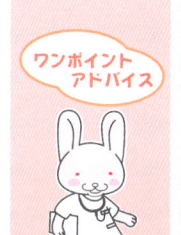

5 脳卒中急性期の検査

ワンポイントアドバイス
明らかな占拠性病変がある場合は，画像から頭蓋内圧の亢進を推測することは比較的容易です．しかし，新生児から小児では正常でも脳溝が狭小化して見えたり，逆に高齢者では脳萎縮のため脳溝が拡大して見えたりすることがあります．日頃からCT画像をたくさん見て正常画像に慣れておくと，異常所見がある場合に気付きやすくなります．頭蓋内圧亢進が疑わしい時は，画像所見と切迫脳ヘルニアの臨床症状と併せて評価するようにしましょう．

参考文献

1) 佐藤　章：頭蓋内圧亢進と脳浮腫．"EBMに基づく脳神経疾患の基本治療指針 改定第3版"田村　晃 他編，メジカルビュー社，pp606-612，2010
2) Inaba K, Teixeria PG, David JS et al：Computed tomographic brain density measurement as a predictor of elevated intracranial pressure in blunt head trauma. Am Surg 73：1023-1026, 2007

5章 脳卒中急性期の検査

Q43 MRI検査では、どんなことがわかりますか？

A MRI（磁気共鳴画像）とは、磁場のなかに置かれた生体に対して電磁波（ラジオ波）を照射し、それによって得られる信号（MR信号）から断層画像を得る技術です。ほとんどの疾患でCTと同様またはそれ以上の情報が得られ、中枢神経系の臨床に欠くことのできない検査法です。

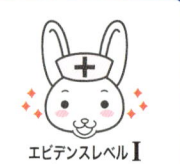

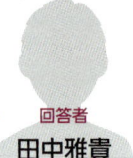

エビデンスレベル I

回答者 田中雅貴

1 MRIとは

- 強い磁場のなかにある生体組織に特定の電磁波をかけると、生体の状態に応じた電磁波が戻ってくるという現象を、核磁気共鳴現象（nuclear magnetic resonance：NMR）といいます。
- 磁気共鳴画像（magnetic resonance imaging：MRI）は、核磁気共鳴現象の原理により、体内に分布する水素原子核（プロトン）からNMR信号（電磁波）を得て、それを画像（断層像）にしたものです。
- 核磁気共鳴現象を扱う時の組織の物理学的特性として、縦緩和時間（T1値）と横緩和時間（T2値）があり、①T1値、②T2値、③水素原子の量（プロトン密度）、④流れ・拡散の4つが、信号の強さ（信号強度）を決める主な要因となります。

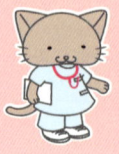

2 MRIの画像の特徴

- T1強調画像では、水が黒く（低信号域：low intensity）、脂肪が白く（高信号域：high intensity）見えます。一方、T2強調画像では、基本的に水も脂肪も白く見えます。
- 拡散強調画像（diffusion weighted image：DWI）は、水のブラウン運動を信号として捉えて画像化した方法です。他の撮像法では検出できない発症30分〜1時間後の超急性期の脳梗塞を白く写すため、脳梗塞の早期診断に大変有効です。
- FLAIR画像は、水を抑制したT2強調画像です。脳表や脳室壁など脳脊髄液に隣接した病変の検出や、くも膜下出血など脳脊髄液内の病変の検出、血管閉塞の検出に有効です。
- 造影剤を使った撮像法では、通常ガドリニウム製剤を使います。脳神経領域において、基本的には脳腫瘍や多くの炎症性疾患（脱髄疾患や感染症）をターゲットにする場合に使います。ガドリニウム製剤を投与（静脈内注射）し、組織に取り込まれると、T2強調画像では変化がありませんが、T1強調画像にて病変は白く写ります。したがって、造影MRIは基本的にはT1強調画像です。
- MRA（核磁気共鳴血管造影：magnetic resonance angiography）という撮像法もあり、造影剤を用いなくとも動脈のみを抽出した血管像を得ることができます。

ワンポイントアドバイス
MRI検査は、軟部組織の描出にすぐれ、比較的小さな病変でも描出が可能です。また、造影剤を使用することにより、より明瞭に病変の描出を行うことができます。
急性期脳梗塞の診断にも重要な検査であり、救急の現場でも活躍しています。

表1　MRIの画像の特徴

撮像法		T1強調画像	T2強調画像	FLAIR画像	拡散強調画像
特徴		脳回の萎縮・脳室の拡大など解剖構造を見るのに適する．	多くの病変を鋭敏に（高信号として）とらえる．	水の信号を抑制した（低信号にした）T2強調画像．脳室や脳溝周辺の病変を見るのに適する．	水分子の拡散を反映した画像．拡散低下部分が高信号となる．脳梗塞の早期診断に有効．
正常組織	高信号（白）	脂肪	水・脂肪	脂肪	―
	低信号（黒）	水	空気	水	水・脂肪
病変	高信号（白）	出血（亜急性期）	ほとんどの病変	ほとんどの病変	脳梗塞（急性期）
	低信号（黒）	出血（慢性期） ほとんどの病変	出血（慢性期） 線維化 石灰化	出血（慢性期） 線維化 石灰化	―

表2　CT・MRIの比較

		CT	MRI
使用電磁波		X線	ラジオ波（磁場のなかで用いる）
放射線被曝		ある	ない
撮影時間		迅速（数秒～数分）	時間がかかる（数分～数十分）
骨によるアーチファクト		ある	ない（後頭蓋窩や脊柱管内の診断に有用）
造影	造影剤	ヨード造影剤	ガドリニウム造影剤
	血管の描出	造影剤が必要（3D-CTA）	造影剤を使わなくても可能（MRA）
診断能力（主な適応）	急性期出血	判別しやすい（脳内出血，くも膜下出血など）	ときに判別しにくい
	骨病変/石灰化	判別しやすい（外傷，脳腫瘍の石灰化など）	判別しにくい
	軟部組織病変	ときに判別しにくい	判別しやすい（椎間板ヘルニアなど）
	小さい病変	判別しにくい	判別しやすい（脳腫瘍，小梗塞，脱髄巣など）

参考文献

1）青木茂樹，井田正博，大場　洋 他："新版 よくわかる脳MRI"学研メディカル秀潤社，2004
2）水野美邦："神経内科ハンドブック 第4版―鑑別診療と治療"医学書院，2010

よくわかる 脳の障害とケア

解剖・病態・画像と症状がつながる！

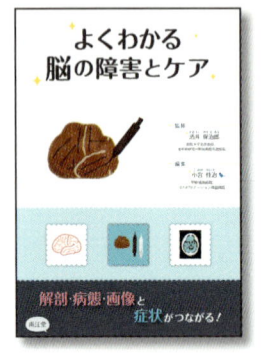

監修 酒井保治郎（群馬大学名誉教授／老年病研究所付属病院名誉院長）
編集 小宮 桂治（甲府城南病院副部長）

B5判・208頁　2013.3.　ISBN978-4-524-21538-6
定価（本体2,500円＋税）

多種多様な症状をみせる脳機能障害．その症状を予測しケアに役立てる方法を，「脳の解剖」「脳の病態」「脳の画像」「脳の神経心理症状」の観点から解説．本書を手に取り，これらの結びつきを知れば，脳の障害へのケアは劇的に変わる．25年間，さまざまな脳機能障害と向き合ってきた著者が贈る脳機能障害の入門書にして最良の実践書．

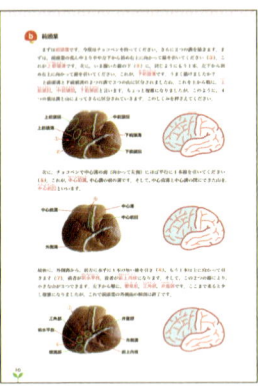

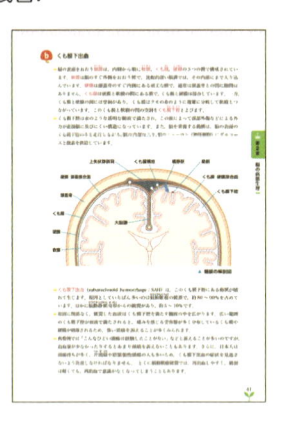

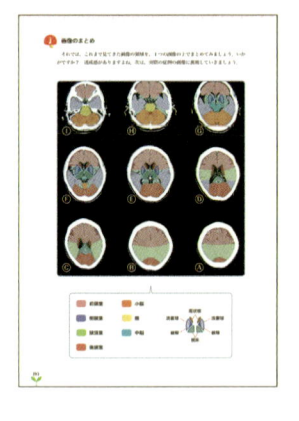

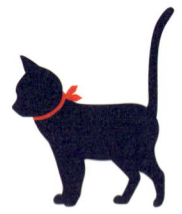

目次

序章 "脳の障害へのケア"という目的地への旅

第1章　脳の解剖　まずは脳地図の理解から
1 クリームパン2つで大脳を理解しよう
2 まずは外側から見てみよう
3 次は内側をのぞいてみよう
4 脳の内部は卵とクッキーとチュロスと手とタマネギの複合体
5 脳の中には隙間がある
6 脳を栄養する血管

第2章　脳の病態生理　脳の中で「何がどのように」起こっているのか
1 何が起きているか① 血管が破れる
2 何が起きているか② 血管が詰まる
3 何が起きているか③ 脳に傷がつく
4 何が起きているか④ 脳におできができる
5 何が起きているか⑤ 脳が変性する
6 何が起きているか⑥ 脳に水がたまる

第3章　脳の画像　外から見えない障害部位を画像で確認
1 なぜ脳の画像を見るのか？
2 まず脳の画像のしくみを知ろう
3 脳の画像を見るコツをつかもう
4 画像から脳の領域を見極めよう
5 脳の症例画像に挑戦してみよう

第4章　脳の神経症状と神経心理症状　障害部位と病態から症状を予測
A 前頭葉病巣の症状とケア
　1 前頭葉病巣の症状の特徴
　2 前頭葉病巣で起こる具体的な症状とケア
B 側頭葉病巣の症状とケア
　1 側頭葉病巣の症状の特徴
　2 側頭葉病巣で起こる具体的な症状とケア
C 頭頂葉病巣の症状とケア
　1 頭頂葉病巣の症状の特徴
　2 頭頂葉病巣で起こる具体的な症状とケア
D 後頭葉病巣の症状とケア
　1 後頭葉病巣の症状の特徴
　2 後頭葉病巣で起こる具体的な症状とケア
E 視床を中心とした病巣の症状とケア
　1 視床を中心とした病巣の症状の特徴
　2 視床を中心とした病巣で起こる具体的な症状とケア
F 被殻を中心とした病巣の症状とケア
　1 被殻を中心とした病巣の症状の特徴
　2 被殻を中心とした病巣で起こる具体的な症状とケア
G 小脳病巣の症状とケア
　1 小脳病巣の症状の特徴
　2 小脳病巣で起こる具体的な症状とケア
H 脳幹病巣の症状とケア
　1 脳幹病巣の症状の特徴
　2 脳幹病巣で起こる具体的な症状とケア
I 脳機能担当ナースがかかわると看護計画はこう変わる

南江堂　〒113-8410　東京都文京区本郷三丁目42-6　（営業）TEL 03-3811-7239　FAX 03-3811-7230　www.nankodo.co.jp

5章 脳卒中急性期の検査

Q44 急患をMRI検査する時には、何に注意する必要がありますか？

A MRIは、強力な磁場を扱う機器です。患者さんの体内金属の確認や、MRI室でも使用可能な器具の準備などが必要です。また医師・看護師・検査技師など医療スタッフによる入室時の注意が重要です。

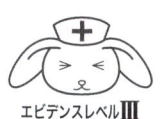

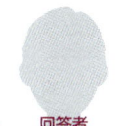

エビデンスレベルⅢ

回答者　田中雅貴

- MRIは、強力な磁場を扱う機器であるため、検査の際には、以下のような注意が必要となります。
- 検査中のみならず、検査を行っていない時でも、MRI室には強力な磁場が発生しています。MRI室へ入る前に、以下の内容を十分に注意しましょう。

1 MRI検査を行う際に注意すべき点

- MRI検査を行う場合、体内電子機器の破損や誤作動などの事故、脳動脈瘤の再出血や失明などの重篤な障害を招く危険性があるため、以下の場合にはMRI検査は行えません。
  - 禁忌：心臓ペースメーカーや人工内耳などの体内電子機器、脳動脈瘤クリップ（磁性）、眼窩内磁性異物（金属など）を装着している場合。
  - その他、注意すべき事項：妊娠前半期、人工関節、閉所恐怖症などがある場合、また、眉墨・アイシャドウ、カラーコンタクト、入れ墨、磁性金属・磁気カードの持ち込みにも注意が必要です。
- 各種の電子機器は、使用不可能になります。そのため、心臓ペースメーカーやICD、人工内耳など装着している場合は、MR撮影装置には近づけません。
- 脳動脈瘤クリップは、現在日本国内で使用されているものは非磁性ですので、MRIを撮影することは問題ありません。磁性のクリップを使用していた時期もあり、磁性か非磁性かの確認が必要です。
- MRI室には、MRI室でも使用できる非磁性ボンベや車いす、点滴台などがありますので、それ以外は持ち込まないようにしてください。
- 近年、体内に金属装置を埋め込む患者さんが増えるにつれ、詳細な安全知識が必要です。誤って、MRI室に入室させてしまった場合、重大な事故につながりかねません。判断が難しい場合には、放射線科や機器メーカーに問合せを行い、必ず安全を事前に確認してください。
- CTなどと比較し、MRIは撮像に時間がかかります（数十分）。さらに、MRIは体動に弱い検査ですので、長時間の安静が必要となります。長時間の安静を保てない患者さんは、MRI検査を行うことが困難となります。
- また、閉鎖空間であるため、閉所恐怖症の患者さんは検査が困難となる場合があります。閉所恐怖症の患者さんには、事前に十分な説明が必要となります。

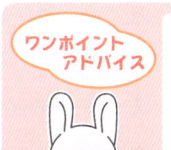

ワンポイントアドバイス
MRI検査は、安全に行えば非常にすぐれた検査です。しかし、検査を行うにあたり、注意すべき点があり、一歩間違えれば重大な事故にもつながりかねません。
安全に検査を行うために、医療スタッフによる検査前の注意が重要となります。

参考文献
1) 青木茂樹, 井田正博, 大場 洋 他："新版よくわかる脳MRI" 学研メディカル秀潤社, 2004
2) 前原忠行, 土屋一洋：ちょっとハイレベルな頭部疾患のMRI診断. 学研メディカル秀潤社, 2008

5章 脳卒中急性期の検査

Q45 MRAとは何ですか？

A MRIの撮影方法のひとつで，血管に焦点をあてた検査です．「流れている血液」を画像化することで，血管の形態を評価することができます．脳動脈瘤や脳血管の狭窄・閉塞病変などの検査に利用されます．

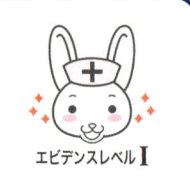

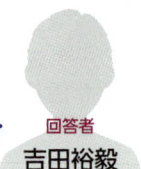

エビデンスレベルⅠ

回答者 吉田裕毅

- MRA（magnetic resonance angiography：磁気共鳴血管撮影）は，MRI（magnetic resonance imaging：磁気共鳴画像）の撮影方法のひとつで，血管を描出するのに用いられます．
- 以前は，血管を評価する検査は血管撮影しかありませんでしたが，現在は，後述するCTA（CT angiography）やMRAでも血管の評価が可能となってきました．とりわけMRAは体内の血流を無侵襲で評価することが可能なので，臨床でも広く用いられています．
- MRAの撮影法には，いくつかの方法があります．
- 撮像スライス面への血液の流入効果を利用したTOF（time of flight）法と，水素原子核（プロトン）が傾斜磁場中を移動する際の位相シフトを利用したPC（phase contrast）法があります．これらは，頸部や頭蓋内動脈の撮影によく用いられます．
- MRAには，造影剤を使用する造影MRAと，造影剤を使用せずに行う非造影MRAがあります．臨床では両方式が使用されていますが，頭頸部領域では非造影MRAが使用されることが多いです．
- MRIの原理についての説明はかなり専門的な知識が必要になるので，ここではごく簡単に記載します．
- 造影MRAは，Gd-DTPA（ガドリニウムキレート剤）などのMRI造影剤を使用して血管を描出する方法で，血流の方向や流速に依存しません．
- 血管内の造影された血液と周囲組織とのコントラストを利用して撮影します．
- 臨床では，躯幹部や四肢の血管の評価等に用いられます．
- MRAと似たような画像が得られる検査として，CTAが挙げられます．
- MRAの診断率は，5mm以上の動脈瘤の検出率は90％程度と良好ですが，5mm未満では56％と低下し，それに対してCTAの5mm未満の動脈瘤の診断率は約95％と高率であったという報告もされています．
- また，CTAはMRAでは描出が困難な血管壁の石灰化病変も明瞭に描出が可能です．

ワンポイントアドバイス
MRAは，造影剤を使用せずに脳血管の評価が可能であるため，スクリーニングに利用されることが多いです．
MRAで十分な血管の評価が困難な場合には，血管撮影やCTAなどを組合せて，患者さんにとって最も有益な検査を行います．

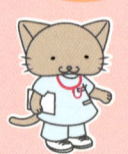

- しかし，CTAは放射線被曝が避けられず，またヨード造影剤による副作用の危険性を伴うという欠点があります．
- そのため，脳ドックでのスクリーニングや，外来での脳動脈瘤の有無の診断，既知の脳血管疾患のフォローなどでは侵襲のないMRAが広く用いられ，MRAで異常所見がみられた患者さんに対する精密検査や，MRI検査のできない患者さんに対するMRAの代替検査としてCTAが行われるというのが一般的な臨床の流れです．

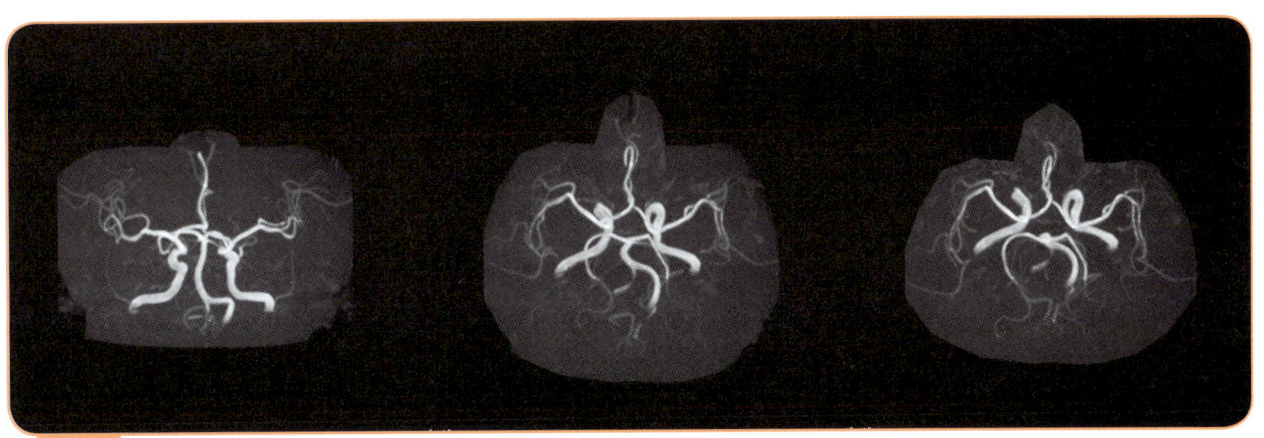

図1 正常MRA

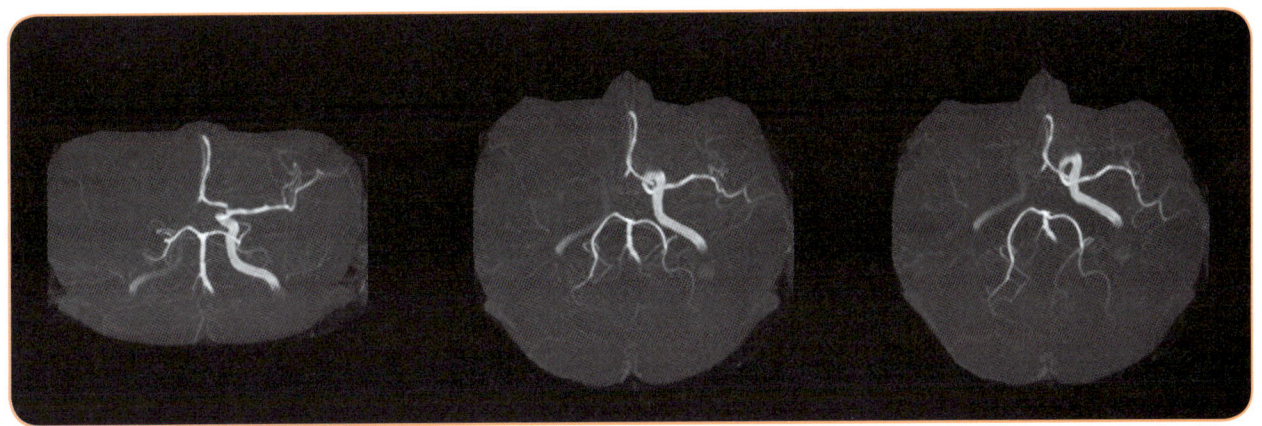

図2 右中大脳動脈閉塞症患者のMRA
右中大脳動脈の血流がなくなり，描出されなくなっている．

参考文献

1) 土屋一洋："決定版 頭部画像診断パーフェクト 310疾患で鉄壁の「診断力」を身につける！" 羊土社，2011
2) 土橋俊男：2-3MRA撮像技術．放射線医療技術学叢書(18)：日本放射線技術学会 編．pp36-151, 2000

5章 脳卒中急性期の検査

Q46 脳血管造影検査が緊急で必要となるのは,どのような患者さんでしょうか?

A くも膜下出血などの出血性脳卒中患者の血管病変の評価や,急性期脳梗塞患者の病型診断や狭窄・閉塞病変,血流動態の評価,血管内治療の必要性を検討する際に行います.

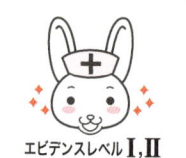

エビデンスレベルI, II

回答者 畑中 良

- 血管撮影からは,動脈の形態(狭窄,閉塞,拡張,走行など),静脈還流の状態に加え,毛細管相,側副血行路,異常造影の有無など,多岐にわたる情報が得られます.
- 今日では,CT,MRI/A,3DCTA,SPECT,PETなど,他の検査により脳血流や脳構造に関する多くの情報が得られるようになっていますが,脳血管撮影でしか得られない情報があるためその有用性は依然として非常に高いです.
- また,血管内治療の普及もあり,治療を前提とした術前評価としての意義も高くなっています.
- 具体的には,脳動脈瘤に対してのコイル塞栓術(図1)やくも膜下出血後血管攣縮に対する経皮的血管形成術(percutaneous transluminal angioplasty:PTA.狭窄した血管内にバルーンといわれる風船をふくらます手技),局所塩酸パパベリン(血管を広げる作用がある薬)動注療法,脳主幹動脈閉塞症・狭窄症に対する急性期局所線溶療法,ステント留置術などが挙げられます.
- 以下に,出血性脳卒中と虚血性脳卒中に分けて詳細を記します.

1 出血性脳卒中

- くも膜下出血では,出血原因となる破裂動脈瘤の存在の確認や,動脈瘤以外の原因の検索のために必要となる検査です.
- 施設によっては3DCTA・MRAなど他の検査によって代用する場合もあります.

- 脳血管造影の結果をもとに,破裂動脈瘤に対する治療方針(外科手術や血管内治療)を速やかに決定します.
- また,くも膜下出血では,脳血管攣縮時に,狭窄動脈の確認,その側副血行路,血流情報を脳血管造影で確認し,血管内治療を行うことがあります.
- 脳動静脈奇形など,その他の出血性脳卒中においても,出血原因の精査のために緊急に必要な検査となります.

2 虚血性脳卒中

- わが国では,急性期脳梗塞治療の選択肢のひとつとして,血管内治療が増えつつあります.
- 局所線溶療法(脳の動脈に詰まった血栓に対して直接血栓溶解薬を流す治療)やPTAに加えて,2010年に認可されたMERCIリトリーバー®(らせん状の細い金属で血栓を引っかけて回収する機械的血栓回収器具)(図2)や,2011年に承認されたPenumbra(ペナンブラ®…血栓を掃除機のように吸引する器具)といったものが使用されつつあります.
- これらの治療を見越して,血管造影検査を行うことが多くなってきています.
- これら脳血管内治療の適応については別項に譲りますが,急性期において詰まってしまった血管の支配領域に,まだ助けられる部位が残っている時に治療適応となります.
- そのため,発症からの時間経過によって血管造影の検査は緊急で必須となってきます.

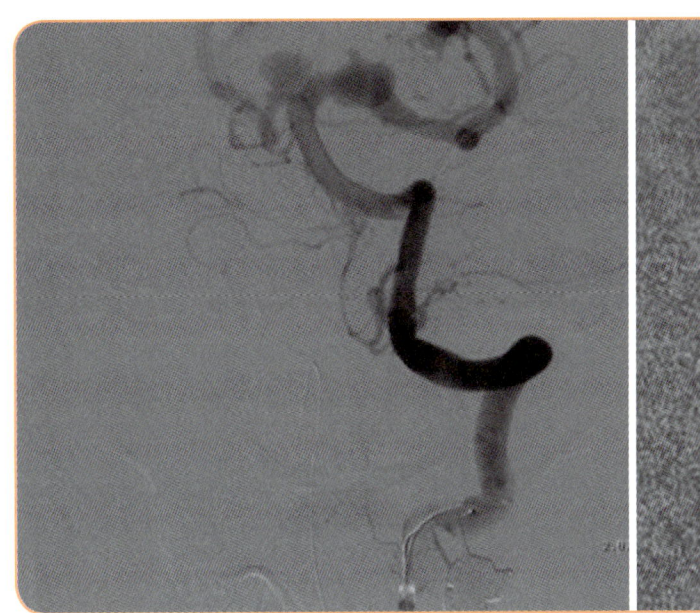

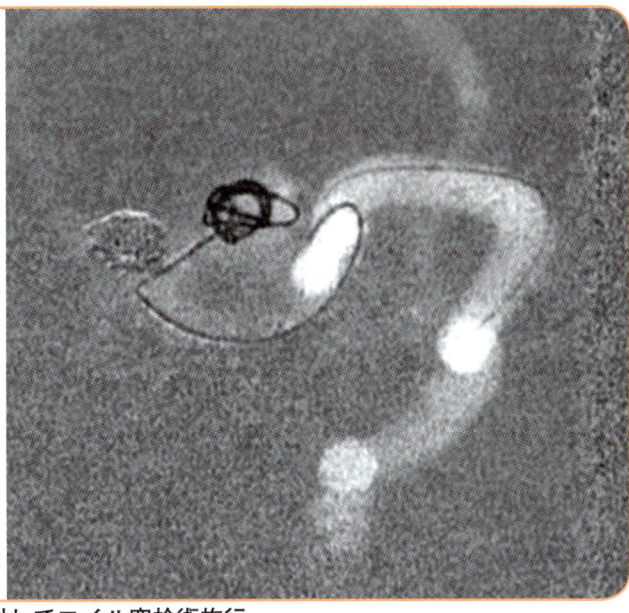

図1 脳底動脈頂部の動脈瘤，後大脳動脈瘤破裂に対してコイル塞栓術施行

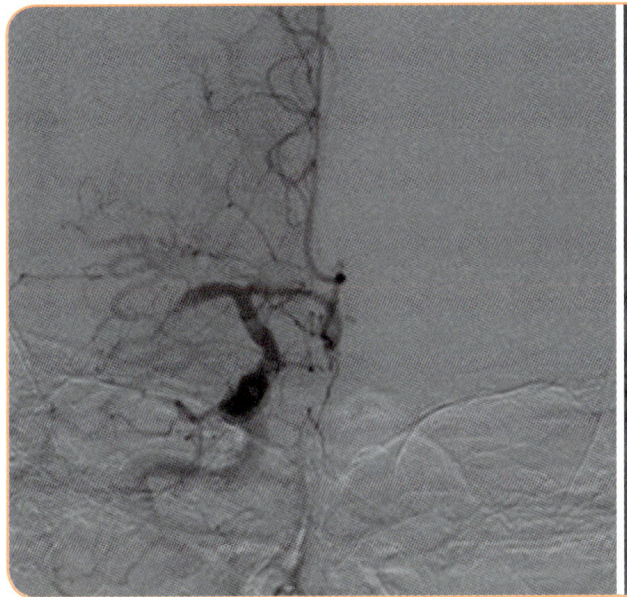

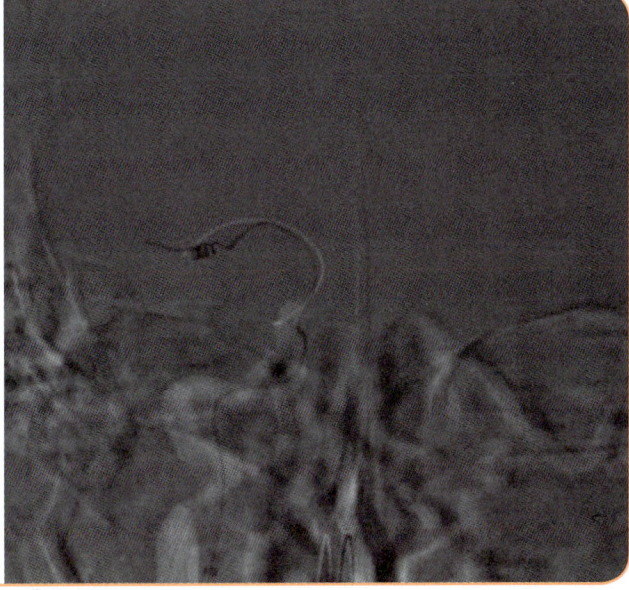

図2 右中大脳動脈閉塞に対して MERCI リトリーバー® 施行

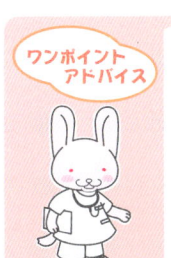

ワンポイントアドバイス
外科手術・血管内治療を問わず，緊急の治療が必要な時には，緊急の脳血管造影検査が必須となります．脳血管造影検査を行う前提で，患者さんのケアや段取りを立てるようにしましょう．

参考文献

1) 山村明範：36．血管内手術．"脳神経外科臨床マニュアル 改訂3版"端 和夫 編．シュプリンガー・フェアラーク東京，pp647-673，2001
2) 脳卒中合同ガイドライン委員会："脳卒中治療ガイドライン2009"協和企画，2009

5章 脳卒中急性期の検査

Q47 脳血管造影検査での患者観察の注意点は？

A 検査中は，カテーテル操作に伴う血管損傷などがないか注意します．造影剤や局所麻酔薬へのアレルギー反応がないか確認します．検査前後で神経学的観察に変化がないか確認し，シース（カテーテルを通すために留置する管）の穿刺部の止血を確認します．

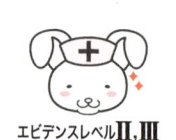

エビデンスレベルⅡ,Ⅲ

回答者 畑中 良

- 患者さんがどのような状態（覚醒状態か意識障害か，局所麻酔下での施行か，全身麻酔下での施行か，など）で脳血管造影検査に臨むのか，十分に把握することが大切です（図1）．
- そして，何の目的で検査を行うのか，理解する必要があります．その後，血管内治療を行う可能性があるのか，また，それは緊急で必要なのかどうかなど，情報を共有します．

1 基本的な注意点

- くも膜下出血の原因精査を目的とした脳血管造影検査では，再破裂に注意します．破裂を誘発するような刺激や，バイタル変動にも注意します．
- 再破裂すると，血圧が上昇し，脈拍が亢進するなどのバイタル変化が起こります．
- 降圧薬や鎮静薬，鎮痛薬などの使用も，迅速に開始できる必要があります（表1）．
- 虚血性脳卒中の脳血管造影検査では，動脈硬化が強い患者さんが多いので，新たな脳梗塞の発症がないか観察が必要です．
- 特に，若年者のもやもや病の脳血管造影検査を行う際は，啼泣に伴い脳虚血発作が生じることもあり，十分な鎮静が必要です．

2 合併症

- 合併症に関しても，知識と経験が必要です．
- まず注意が必要になるのは，造影剤や局所麻酔薬，鎮痛・鎮静薬などに対する薬剤アレルギー症状です．
- 脳血管撮影検査の約2～3％の人に皮膚の発赤，かゆ

み，頭痛，吐き気，動悸などが出現することが知られています．
- 多くの場合，自然に軽快しますが，点滴による治療が必要となることもあります．
- 呼吸困難，血圧低下，意識障害，ショックなどのアナフィラキシー症状を呈する可能性もあり，検査中から検査後の観察は大切です．
- 造影による脳塞栓など，脳卒中発症の可能性があります．
- 検査前後で，神経学的な所見を比較する必要があります．
- 迅速に症状の出現を把握するためには，脳の機能局在に関して，基本的な知識が要求されます．
- 血管損傷や皮下血腫などシースの穿刺部に，血管損傷による動脈解離や仮性動脈瘤，後腹膜出血を生じることがあります．
- 検査終了後，これらの合併症を早期に発見し，重篤化させないような観察が必要です．
- 穿刺部からの出血で，出血性ショックを呈することもあります．
- 定期的なバイタルサインのチェックを行いましょう．

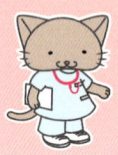

ワンポイントアドバイス 検査の進行に注意しながら，患者さんの状態も観察していくことが大切です．

```
脳血管撮影検査                                2013年　月　日

ID                          重要申し送り事項
患者氏名            歳
病名
穿刺部位
Cre値                       DSA歴・3DCT・その他検査結果
感染症　□HBV　□HCV　□ワ氏
　　　　□HIV　□他
抗血小板薬・抗凝固薬等の内服の有無
　□バイアスピリン　□プラビックス  出棟時VS      その他病棟申し送り事項
　□バファリン　　　□プレタール      KT（　）
　□パナルジン　　　□その他（　）    BP（　）
　□ワーファリン　┬□内服継続         HR（　）
　　　　　　　　　└□　月　日から休薬
　□内服なし

　リスクファクター   アレルギーの有無   シース  □4Fr □5Fr □6Fr
　□高血圧           □無                        □その他
　□糖尿病           □有
　□高脂血症          ├□食物                    □7cm □10cm □17cm □25cm
　□喫煙
　□家族歴            └□薬剤         診断カテ   □ITO-1L　□シモンズ
                                                □JB1　□OK-2M　□HHA
                    主治医指示                  □JB2─□メディキット
                    □無                              └□カテックス
                    □有
                                                □80cm □100cm □120cm □125cm

　その他病歴                          GW       □RF0.035  □RF0.032
                                              □メディキット 0.035
                                              □RF0.035 スティッフタイプ
　休薬指示の有無                                □150cm □180cm □300cm
　□無                                          □その他
　□有（　　　）
                                    造影剤量                          mL

                                    術中状態
```

図1 チェックシート

表1 用意しておく薬剤

	薬剤名	定数	薬剤名	定数	薬剤名	定数	薬剤名	定数	薬剤名	定数
薬剤カート	ソルコーテフ100mg	5	エフェドリン40mg	1	フランドルテープ	1	ドルミカム	3	オノアクト	3
	塩酸パパベリン	1	プロタノールL（0.2mg）	3	ノルアドレナリン1mg	3	プラビックス/バイアスピリンセット	5	ロピオン	3
	ハイドロコートン100mg	5	ワソラン	3	アレビアチン25mg	1	カルチコール	2	アネキセート	3
	ウロキナーゼ6万単位	8	リドカインシリンジ	3	ラボナール0.3g	3	5%ブドウ糖20mL	3	ブリディオン	5
	プリンペラン	3	0.05%アトロピン	5	セルシン	5	リピオドール	5	塩酸ナロキソン	2
	エホチール10mg	5	0.1%アドレナリン	3	レペタン	2	ケーツーN	2	ネオシネジン	2
	ペルジピン2mg	5	シベノール70mg	1	セレネース	3	イノバンシリンジ	1	ドロレプタン	1
	ペルジピン10mg	5	マグネゾール	1	アタラックスP25mg	5	ドプボンシリンジ	1	ガスター	3
	リンデロン軟膏	1	シンビット	1	ソセゴン15mg	5	KCL	1	4%キシロカイン	1
	ミオコールスプレー	1	エリル30mg	3	ラシックス	2	フェノバール	3		
別棚	キシロカイン1%ポリアンプ（5mL）	20	ニトロールシリンジ	20	マンニゲン	1	ラクテック500mL	5	生理食塩液1000mL	3
	キシロカイン1%ポリアンプ（10mL）	20	プロタミン	5	セファメジンα1g	2	生理食塩液50mL	20	低分子デキストラン250mL	1
	キシロカインゼリー	3	ノボ・ヘパリン	30	アミグランド	3	生理食塩液100mL 食塩水	20	KN1号200mL	1
	蒸留水20mL	3	ヘパフラッシュ	5	エダラボン	1	生理食塩液500mL	5	サリンヘス	3
	生食20mL	20	メイロン	1	グリセノン	1	生理食塩液250mL（CT室）	20		
冷蔵庫	ディプリバン20mL	5	ディプリバン50mL	1	シグマート（2mg）	10	シグマート（12mg）	8	5%ブドウ糖250mL	3
その他	生食500mL 細口開栓	20	ハイポアルコール	1	イソジン	5	ヒビスクラブ	1		

5章 脳卒中急性期の検査

Q48 脳血流SPECT検査では，どんなことがわかりますか？

A single photon emission computed tomography (SPECT) は，放射線同位元素（ラジオアイソトープ，radioisotope：RI）で標識した薬品を体内に投与して循環させることにより，脳機能・循環・代謝を画像化する検査です．

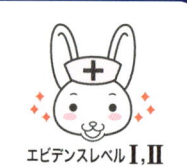

エビデンスレベル I, II

回答者 畑中　良

1 検査時期

a) 急性期の SPECT

- 脳梗塞発症直後でも脳血流を評価できます．
- 急性期では，penumbra（ペナンブラ）と呼ばれる，脳虚血により脳機能が低下している領域が，脳虚血中心部を取り囲むように存在しています．
- ペナンブラは，血流の再開により脳機能の回復が見込まれます．
- ペナンブラの有無を的確に診断することで，「まだ救える領域があるか？」を評価できます．
- ペナンブラがある程度残存している場合は，急性期血行再建術の適応があります．

b) 亜急性期〜慢性期の SPECT

- 閉塞血管の再開通や，脳梗塞部位の毛細血管透過性の亢進により，脳虚血部位に一致して高集積をみることもあります．
- これは，脳組織障害により代謝は低下しているのに対し，相対的または絶対的に脳血流が増加しているためです．
- しかし，一般的には急性期と同様に，脳虚血中心部とその周辺部のペナンブラという構造を呈します．

2 使用する核種の違い

- **IMP**：比較的長期間，脳に停滞し，脳内分布が大きく変化しないという利点があります．
- **HM-PAO**：投与後1〜2分で脳に集積します．IMPよりも空間分解能に優れた画像が得られます．^{99m}Tcという半減期の短い放射性同位体を使用するため，反復投与による負荷検査が可能です．急性脳梗塞における虚血領域の判定，ダイアモックス®負荷による脳循環予備能の評価，血行再建術の過灌流の評価などに用いられます．
- **ECD**：脳以外の組織からは，速やかに放射能が消失するため，HM-PAOよりもコントラストが良い画像が得られます．投与直後の脳血流分布が長時間保たれる性質があります．

3 ダイアモックス®負荷試験

- 炭酸脱水素酵素阻害薬であるアセタゾラミド（ダイアモックス®）は，選択的かつ強力な脳血管拡張作用があり，正常脳組織では局所脳血流量が50〜80%程度増加します．
- 脳主幹動脈に慢性的な狭窄または閉塞が存在していると，その末梢では血管を拡張させて血流量が低下しないように調整しています．この代償作用による余力（脳循環予備能）がどれくらい残っているかは，安静時のSPECTだけではわかりません．
- ダイアモックス®を投与した状態でもSPECTを施行して，安静時と比較することで，脳循環予備能を評価します．「安静時と比較して50%上昇」などと表現します．脳循環予備能の低下は，血行力学的に厳しい状況にあることを示し，血行再建術の適応の判断材料となっています（図1, 2）．

＊　　＊　　＊

- 以上，脳梗塞に対するSPECTを中心に記しましたが，その他にも，SPECTは高血圧性脳出血後の血流評価や，くも膜下出血後の脳血管攣縮の発現・寛解

の評価，脳動静脈奇形でのナイダス周囲の脳血流の評価と摘出術後の normal perfusion pressure breakthrough による過灌流の診断，てんかんの局在診断などにも利用されています．

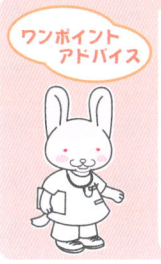

> **ワンポイントアドバイス**
> SPECT は，脳の検査の中でも，理解へのハードルが高い検査です．しかし，SPECT の結果で手術適応を決定したり，手術のリスクを評価したりするため，一定の知識が必要な領域です．一例ごと，結果を確認して，経験を積みましょう．

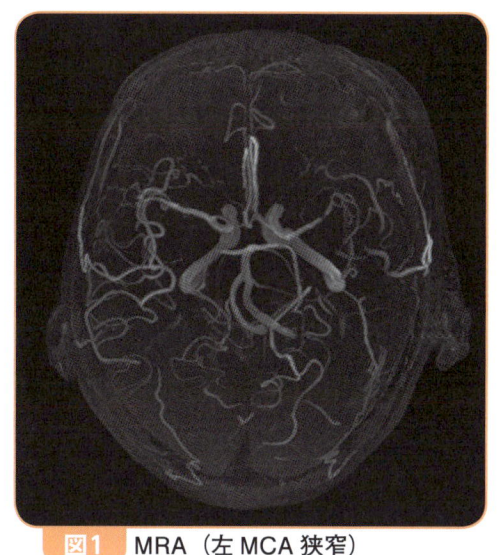

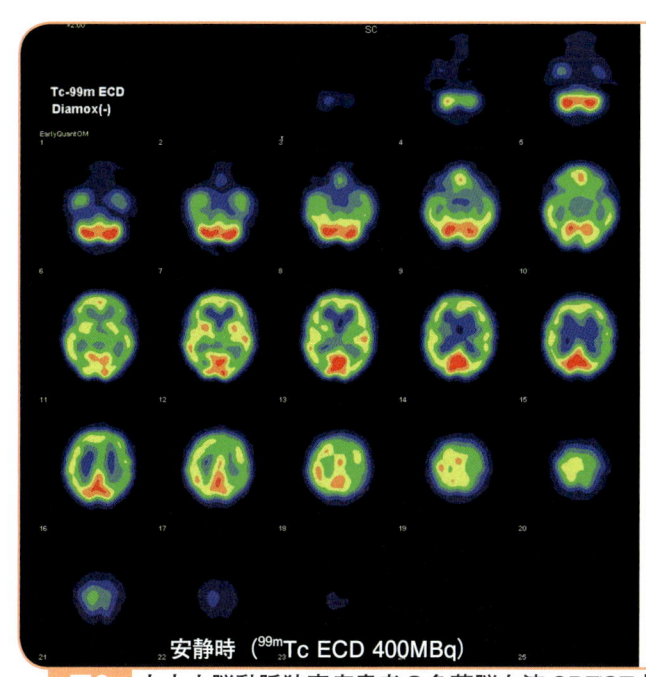

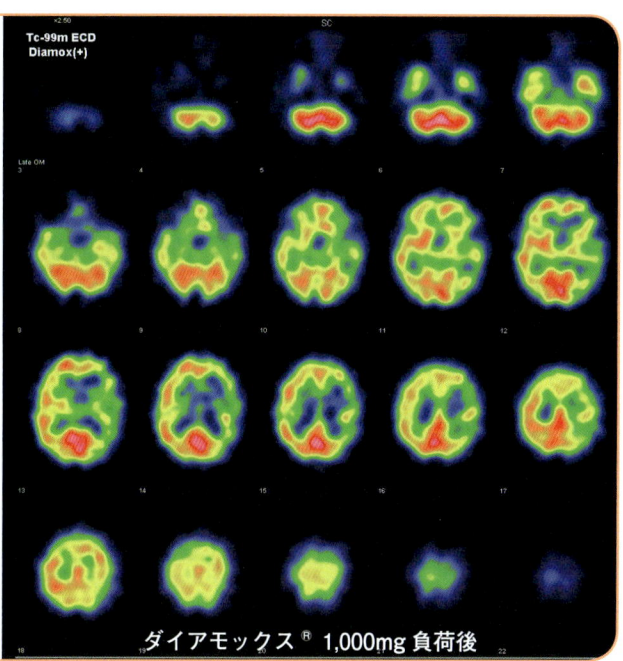

図1 MRA（左 MCA 狭窄）

図2 左中大脳動脈狭窄症患者の負荷脳血流 SPECT 検査

安静時（^{99m}Tc ECD 400MBq）　　ダイアモックス® 1,000mg 負荷後

参考文献

1）溝井和夫：核医学検査．"標準脳神経外科 第11版" 山浦 晶 他．医学書院，pp96-114，2008
2）刈部 博：4. SPECT．"脳神経外科臨床マニュアル 改訂3版" 端 和夫 他．シュプリンガー・フェアラーク東京，pp161-171，2001
3）畑 隆志：脳循環測定の意義．脳血管障害 神経1．最新医学別冊 "新しい診断と治療のABC 10" 福内靖男 編．最新医学社，p92，2003

5章　脳卒中急性期の検査

Q49 超音波検査の目的と検査方法は？

A 超音波検査は，臓器や血管などを低侵襲に検査できます．脳卒中の分野では，心臓や頸動脈，また下肢の静脈などを調べることが，病型診断のために重要となります．さらに，頭蓋骨を通して頭蓋内血管の血流速度などを測定したりすることで，狭窄や閉塞の状態を確認しています．

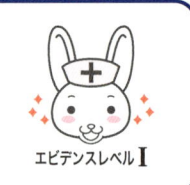

エビデンスレベルⅠ

回答者　岡村耕一

- 超音波検査は，リアルタイムで無侵襲に動脈壁の状態や血行動態を反復して観察することのできる検査です．

1　超音波検査の原理

- 超音波検査は，プローブ（探触子）から音波を発生させることにより，体内の構造物を把握する検査です．
- 超音波は，直進性に優れ，組織の異なった所で反射するため，プローブに戻ってくるまでの音波の時間を計算して画像を描出します．
- 戻ってきた音波を，その反射点での輝度（brightness）として，2次元画像で表わしたものがBモード画像（図1）といわれ，医療現場でよく用いられます．
- ドップラー効果を利用して，物体がプローブに近づいているか遠ざかっているかを表したものがドップラー画像です．
- Bモード画像上に，指定した領域での流体（血液）を色で表現したものは，カラードップラー画像といわれ，血液などの流れを確認できるため，医療現場ではよく用いられます．

2　病態による超音波検査の種別

- 脳卒中診療では，主に血管を対象として超音波検査を行います．その種類を表1に記します．
- 最も頻用されるのは頸動脈超音波検査で，脳卒中診療において特に重要な検査です．
- 頸動脈超音波は，動脈硬化のスクリーニングに用いられます．内中膜複合体（intima-media thickness：IMT）といって，血管内膜と中膜の厚みで動脈硬化の程度を評価します．
- IMTが1mmを超えると動脈硬化ありとして，プラークと呼ばれるようになります．その厚みが増してくると血管の狭窄をきたします．
- プラークの輝度によって，プラークの性状を評価することができます．
- 低輝度であれば不安定なプラーク内の出血や脂質成分が予想され，等輝度であれば安定した線維性組織が，高輝度であれば石灰化組織の存在が予想されます．
- 潰瘍病変や高度狭窄が認められれば，血行再建のために内膜剥離術や血管内治療の対象となることもあります．
- 心房細動などの不整脈が原因で発症した脳梗塞は，心原性脳塞栓症と呼ばれ，心臓を超音波で検査して弁膜症や心房中隔瘤，心室壁運動の状態，さらには心房内血栓の有無などの確認が行われます．
- 心臓を超音波で検査する方法は，経胸壁法と経食道法の二通りがあり，経胸壁法は体表からプローブをあてる方法ですが，経食道法はプローブを食道の中に挿入して行う方法です．
- 経食道法は，咽頭に麻酔をするため侵襲を伴います．しかし，経胸壁法よりも大動脈壁の状態や心房内血栓の存在，卵円孔開存などの右左シャント疾患の有無を確認することができます．
- 頭蓋骨を通して頭蓋内血管を検査する方法では，くも膜下出血の脳血管攣縮の評価などを行っています．
- 最近では，血管内治療中に血管内腔から行う超音波検査や，カテーテル操作をアシストする超音波検査などを駆使し，脳卒中診療に役立てています．

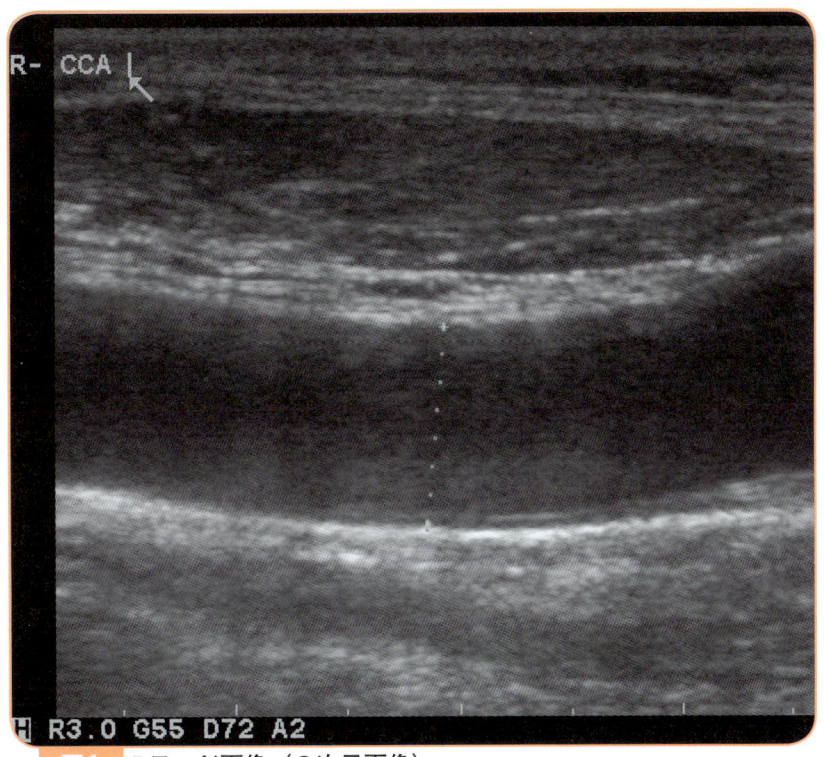

図1 Bモード画像（2次元画像）

表1 超音波検査の種類とその目的・適応疾患

超音波検査法	目的	適応疾患
頸動脈超音波	動脈硬化のスクリーニングや，頸動脈の狭窄程度やプラークの性状を調べる．	アテローム性脳梗塞，頸動脈狭窄症，大動脈解離
経頭蓋超音波	脳血流を測定し，脳血管攣縮や狭窄程度の推測，さらに過灌流症候群の評価など．	脳塞栓症，くも膜下出血，血行再建周術期
経胸壁心臓超音波	心臓弁膜症や心室壁運動の低下の有無，心房中隔瘤や心房内血栓の確認．	心原性脳塞栓症，病型不明脳梗塞
経食道心臓超音波	マイクロバブルテストを併用した卵円孔開存の評価や，大動脈壁の複合粥腫病変の確認．	大動脈原性脳塞栓症，原因不明脳梗塞，若年者脳梗塞，心原性脳塞栓症など
下肢静脈超音波	奇異性塞栓の原因となる静脈血栓の調査．	奇異性脳塞栓症，深部静脈血栓症
血管内超音波	カテーテル血管内治療最中での血管壁の確認．	頸動脈ステント留置術における術中術直後
眼動脈超音波	頸動脈病変による眼虚血の確認．	眼虚血症候群，内頸動脈閉塞症

ワンポイントアドバイス
行われている超音波検査の目的や対象としている疾患を理解することは，患者さんの病態の理解につながります．

参考文献

1）長束一行：頸部頸動脈狭窄の超音波診断．"脳神経超音波マニュアル（Manual of Neurosonology）"日本脳神経超音波学会 編，報光社，pp106-113, 2006

5章 脳卒中急性期の検査

Q50 心電図検査は，何のために必要でしょうか？

A 虚血性脳卒中では，心房細動を中心に，不整脈の確認が診断と治療に大切です．出血性脳卒中では，特にくも膜下出血において特徴的な心電図変化を認めます．救急来院時の12誘導心電図や持続的心電図モニタリングは必須です．

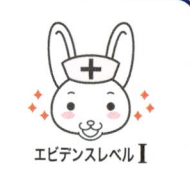

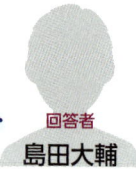

エビデンスレベルⅠ

回答者 島田大輔

1 虚血性脳卒中と心房細動

- 心房細動は，高齢者でよくみられる不整脈のひとつです．80歳以上になると，約1割の人が心房細動を有するといわれています．
- 心房細動は，心房が不規則に拍動する不整脈です．心房全体が小刻みに震えて，心房における正しい収縮と弛緩ができなくなります．これにより，心房内で血栓が形成されることが塞栓症の原因です（心原性脳塞栓症）．
- 心電図では，①R－R間隔が不整であること，②P波がないことを確認します（図1）．

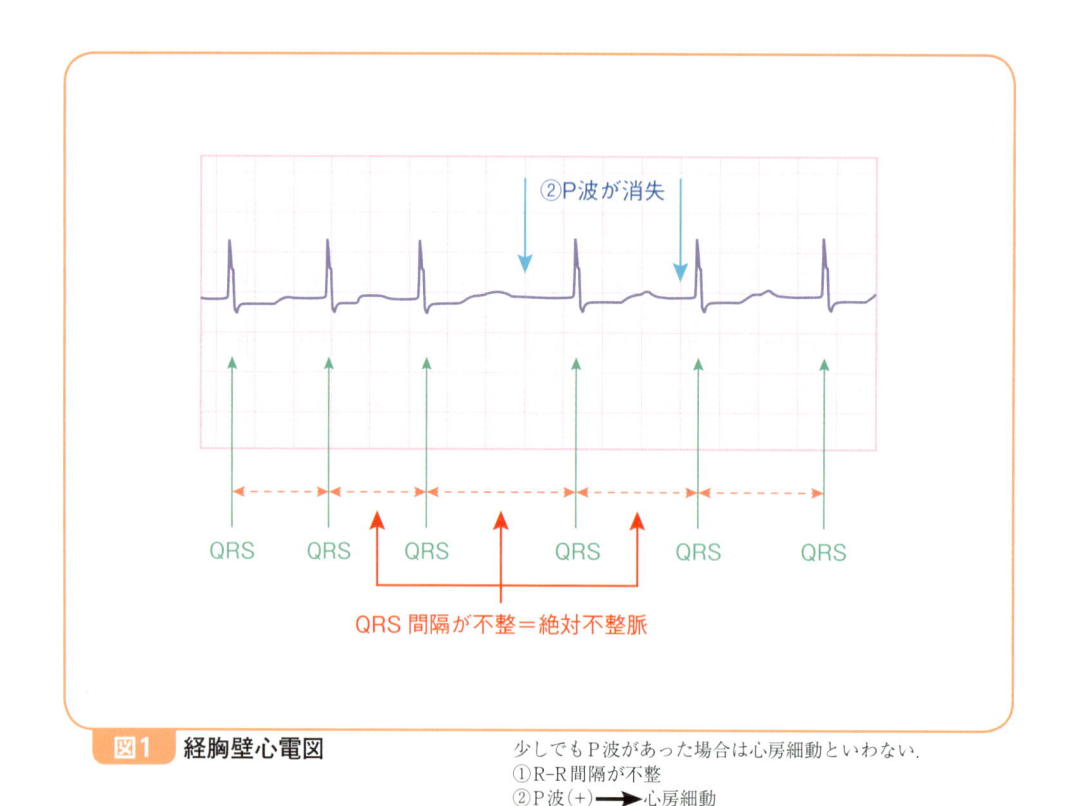

図1 経胸壁心電図

②P波が消失
QRS QRS QRS QRS QRS QRS
QRS間隔が不整＝絶対不整脈

少しでもP波があった場合は心房細動といわない．
①R-R間隔が不整
②P波（+）→心房細動
　P波（-）→心房性期外収縮

- 非弁膜性心房細動（NVAF）の患者さんは，脳梗塞発症率が平均5%/年と高率で，脳梗塞のリスクは心房細動がない人と比べて約5倍になります[1]．わが国の脳梗塞急性期の実態に関する研究（J-MUSIC）によれば，発症後7日以内に入院した脳梗塞患者の20.8%に心房細動を合併した，と報告されています．また，心房細動を有する患者さんが脳梗塞を起こすと重症化し，1年後の死亡率は50%近いと報告されています．なお，持続性心房細動，発作性心房細動における脳梗塞の発症率の比較では，いずれも同等の脳梗塞発症率であることが確認されました（図2：ACTIVE W試験）[2]．
- 心房細動の治療は，抗凝固療法を行います．詳しくは他項を参照してください．

2 出血性脳卒中（特にくも膜下出血）と心電図変化

- くも膜下出血に合併して観察される心電図変化は，2〜10%程度に認めます．
- 交感神経系の過度の緊張により，心肺合併症（致死的心室性不整脈，神経原性肺水腫）を認めることはよく知られております．また，心電図ではST上昇（図3左）または下降，RSあるいはQT間隔の延長，巨大陰性T波（図3右）をひき起こすことがあります（たこつぼ心筋症）．
- たこつぼ心筋症（図4）は，心筋梗塞と類似する症状を呈します．しかし，冠動脈の支配領域と一致しない超音波所見を認め，冠動脈自体に器質的な異常を認めないのが特徴です．原因として，強いストレスによる交感神経系の過度の緊張により，カテコラミン放出が過剰となり，心臓が障害する説が有力です．災害（東日本大震災等）などの外的ストレスでも起こります．88%は閉経後の女性に起こります．多くの場合は2週間程度で軽快し，可逆的な障害と考えられています．
- 人工呼吸器による呼吸管理や利尿薬，降圧薬など心保護や心不全対策が必要な重症例もあります．くも膜下出血の治療を行いつつ，たこつぼ型心筋症の治療も行います．

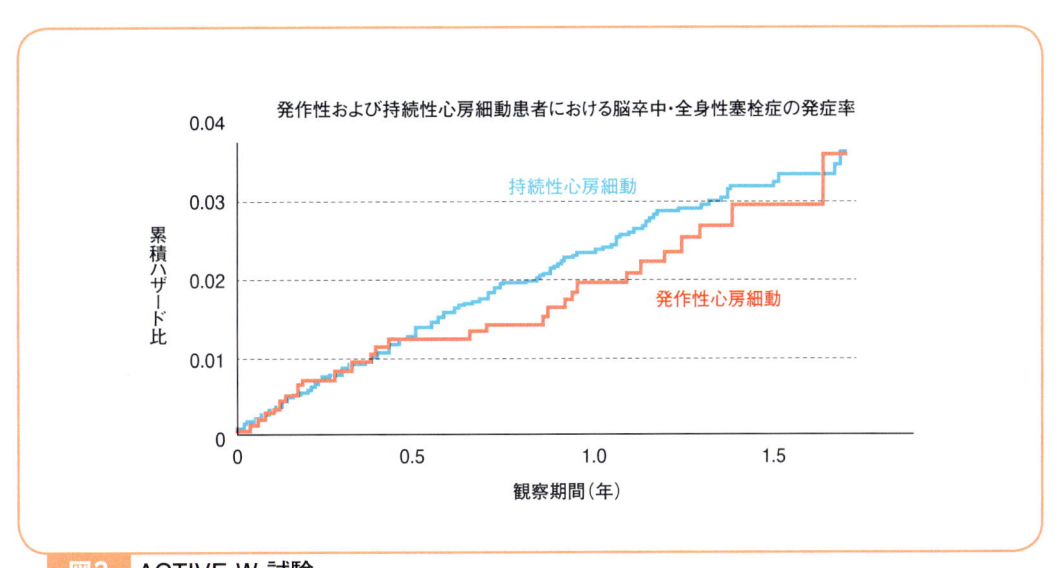

図2 ACTIVE W 試験

心房細動は持続性でも発作性でも予防が不可欠である．
ACTIVE W Study-Sub analysis
対象：脳卒中リスクを1つ以上有する心房細動患者6,706症例
方法：1.3年(中央値)間の追跡期間において，持続性心房細動と発作性心房細動患者の脳卒中・全身性塞栓症の発症率を検討
（文献2を参照して作成）

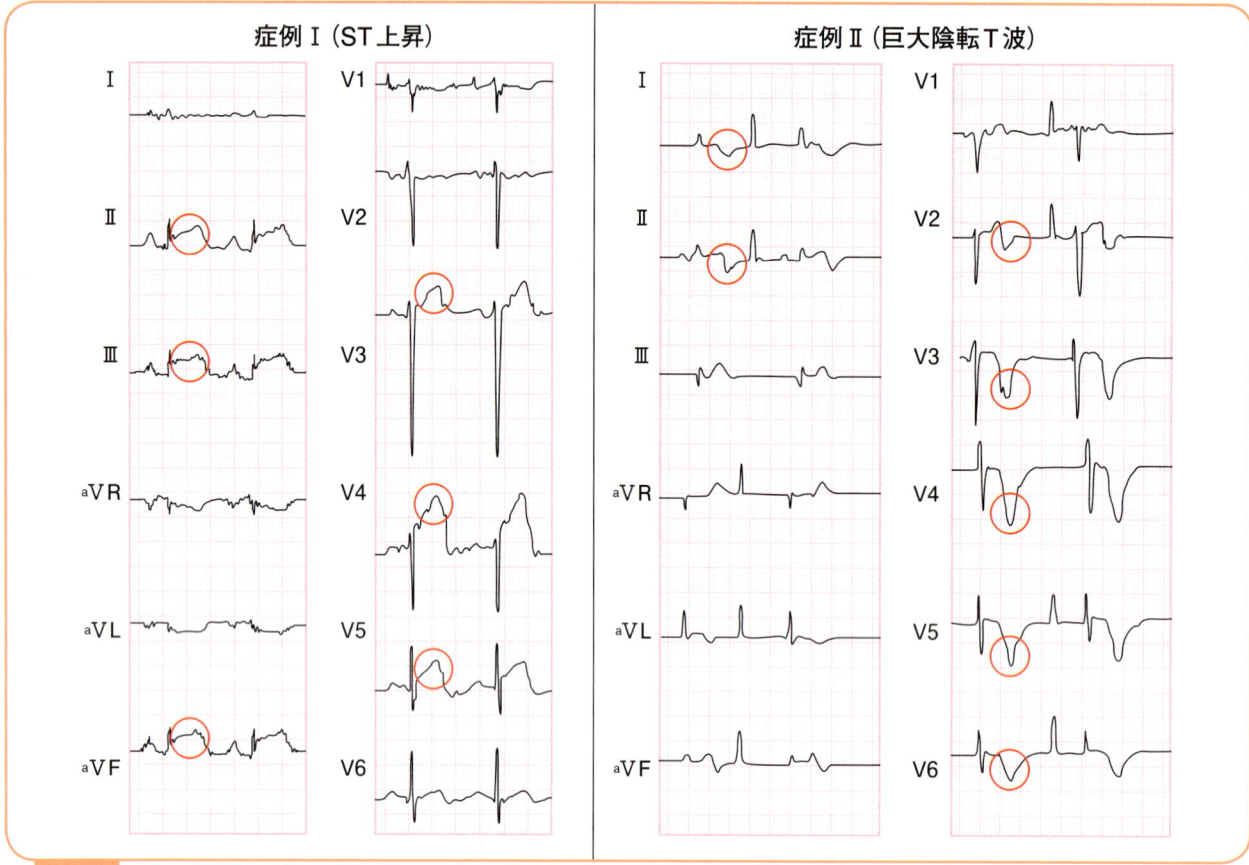

図3 たこつぼ心筋症の心電図
①冠動脈の支配領域と一致しない．②冠動脈自体に器質的な異常を認めない．

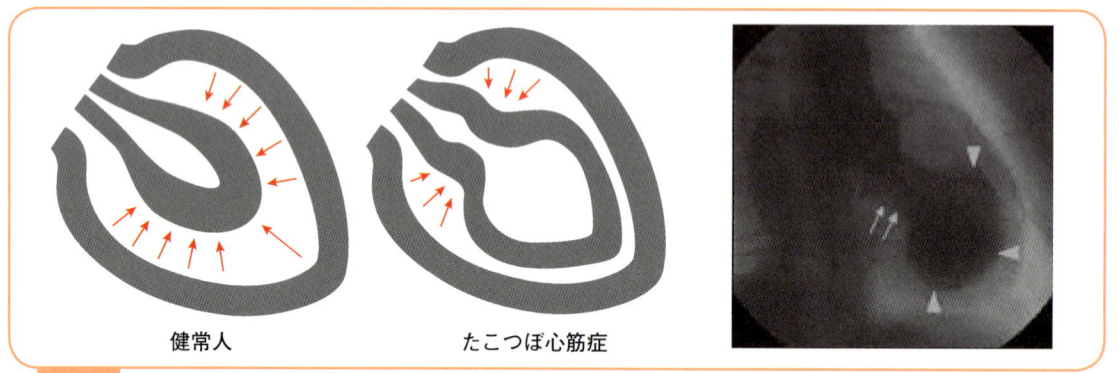

図4 たこつぼ心筋症の模式図と左室造影
心臓の動きを表している．黒い線が心臓の筋肉．たこつぼ心筋症では，心臓の先が全く動かない．

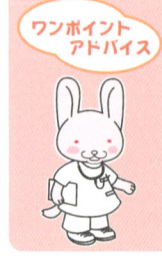

> **ワンポイントアドバイス**
> くも膜下出血におけるたこつぼ型心筋症は，過度の交感神経刺激などにより，左心室心尖部領域の低収縮と心基部の過剰収縮を呈する病態です．超音波検査や血管撮影にて心室収縮の形が，たこつぼに似ていることからそのように呼ばれています．

参考文献

1) Wolf PA, Abbott RD, Kannel WB：Atrial fibrillation as an independent risk factor for stroke：the Framingham Study. Stroke 22：983-988, 1991
2) Hohnloser SH, Pajitnev D, Pogue J et al：Incidence of stroke in paroxysmal versus sustained atrial fibrillation in patients taking oral anticoagulation or combined antiplatelet therapy：an ACTIVE W Substudy. J Am Coll Cardiol 50(22)：2156-2161, 2007

5章 脳卒中急性期の検査

Q51 血液検査では，どのような項目が大切でしょうか？

A 超急性期，特にrt-PA静注療法を行う際には，確認する血液検査項目が決まっています．rt-PA静注療法の禁忌項目，慎重投与項目を判定するのに必須です．緊急外科的治療の可能性もありますので，血液型・感染症の確認も必要です．脂質異常症や糖尿病など，脳卒中の危険因子の評価をする血液検査項目もあります．

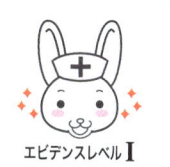

エビデンスレベルⅠ

回答者 島田大輔

1 急性期の血液検査

- 救急では，しばしば脳卒中と似たような状態を呈する疾患があります．けいれんやてんかん発作，中毒性疾患，低血糖や感染症，薬物中毒などが挙げられます．これらの疾患の鑑別も念頭において血液検査を行う必要があります．
- 表1に，実施すべき必要最低限の臨床検査を示します．血液凝固検査は，出血性合併症を防ぐうえで重要項目です．
- rt-PA静注療法施行の際，血液検査で禁忌項目として，①血糖異常（＜50mg/dL，または＞400mg/dL），②血小板100,000/mm³以下，③ワルファリン内服中の場合，PT-INR＞1.7，ヘパリン投与中の場合，APTTの延長（前値の1.5倍以上または正常範囲を超える），④重篤な肝障害，⑤急性膵炎がある，などがあります．また慎重投与項目として，⑥重篤な腎障害，⑦コントロール不良の糖尿病がある，などが挙げられます．これら①～⑦の項目を確認する必要があります．

2 慢性期の血液検査

- 耐糖能異常における脳梗塞発症の相対危険度は，男性1.6倍，女性3.0倍と女性で有意に高い（Ⅱb）ことが報告されています（久山町研究）．一方，糖尿病では脳梗塞の再発率も高く，脳卒中既往のハイリスク群では，HbA1cを指標とした血糖コントロールが比較的良好な群で，脳梗塞再発率が低いことも明らかにされました（Ⅰb）．
- 脂質異常症は，脳梗塞発症の危険因子であり，総コレステロール値240mg/dL以上で脳卒中の死亡，および総コレステロール値310mg/dL以上で脳梗塞の発症リスクが高くなることが報告されています（Ⅱb）．
- ヘマトクリット高値は，脳梗塞の危険因子であるとする報告が多くみられます．欧米の研究では，ヘマトクリット値51％未満に比べて，51％以上のものからの脳梗塞発症頻度は2.5倍といわれています（Ⅱb）．わが国の研究では，ヘマトクリット値46％以上で脳梗塞の出現頻度が増加するといわれています（Ⅱb）．

3 若年性脳梗塞

- 45歳頃までに発症した場合を若年性脳梗塞といい，20～30代さらには10代でも発症するという例もあります．高齢者に多い脳梗塞の主な原因としては，動脈硬化や心房細動によるものが多いのに対し，若年性脳梗塞では，抗リン脂質抗体症候群，血管炎といった自己免疫疾患や，奇異性脳塞栓症・もやもや病といった特異な塞栓，先天的凝固異常による一般的に稀なものが多いです．
- 抗リン脂質抗体とは，細胞膜を構成成分のひとつであるリン脂質，またはその抗体のことをいいます．この抗体がある人は，血栓症や妊娠をしても流産や死産を繰り返し（慣習性流産），血小板が減少しやすく，抗リン脂質抗体症候群といわれます．
- 20歳代の女性に多く，全身性エリテマトーデスなどの膠原病と併発していることが多いです．抗リン脂

質抗体症候群の診断に必要なIgG抗カルジオリピン抗体の陽性率は，若年性脳梗塞患者の8.2～9.7％と高く，脳梗塞後に診断がつくことも稀ではありません．

表1　脳卒中の急性期に実施すべき血液検査

必須項目
- a. 血糖値：低血糖，高血糖の診断
- b. 血清電解質，腎機能検査，肝機能検査，（アンモニア：代謝性脳症の診断）
- c. 血　算：特に血小板数の確認が重要

場合により必要となる項目
- d. PT-INR：ワルファリン内服中の場合，1.7以下であることを確認
- e. APTT：発症前48時間以内のヘパリン投与の場合，正常域内あるいは前値の1.5倍以内であることを確認
- f. 薬物スクリーニング（血中アルコール濃度を含む）：疑われる場合は考慮する
- g. 動脈血ガス分析：低酸素血症が疑われる場合は考慮する
- h. 妊娠反応

（文献1より引用）

ワンポイントアドバイス

低血糖発作にて脳卒中様の症状を認めることがあります．急性期に血糖を測定するようにしましょう．
rt-PA静注療法では，発症から治療までに4.5時間以内という制限があり，日頃より検査項目を確認しておくことが大事です．

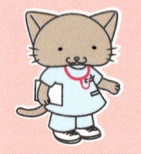

参考文献

1) 日本脳卒中学会 他："rt-PA（アルテプラーゼ）静注療法適正治療指針 第二版"日本脳卒中学会，2012
2) 内山真一郎：脳血管障害と抗血栓療法．血栓止血誌 19(1)：3-7，2008
3) Minds（マインズ）ガイドラインセンター：厚生労働省委託事業：EBM（根拠に基づく医療）普及推進事業 http://minds.jcqhc.or.jp/n/
4) 脳卒中合同ガイドライン委員会："脳卒中治療ガイドライン2009"協和企画，2009

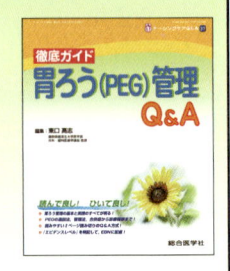

5章 脳卒中急性期の検査

Q52 体重測定は，何のために行いますか？

A 内臓肥満を背景としたメタボリックシンドロームは脳梗塞の危険因子であり，脂質異常，高血圧，糖尿病などのリスクが重なった危険な病態です．また，同時に動脈硬化も進展させ，脳心血管疾患，腎症などのリスクをさらに増大させますので，適切な体重管理は不可欠です．

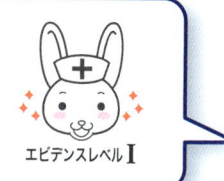

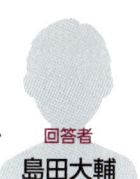

エビデンスレベルⅠ

回答者　島田大輔

1　メタボリックシンドロームとメタボリックドミノ

- メタボリックドミノ（図1）は，文字どおりドミノがすべて立った状態から最初の牌が倒れると，それに近い牌から次々と，末広がりに倒れていく可能性を示したものです．最初の牌は，生活習慣の乱れであり，それに続いて肥満，インスリン抵抗性が起こり，後に高血圧，食後高血糖，脂質異常症などの生活習慣病が重なっていく共通の因子になっています．このように生活習慣病が合併したmultiple risk factor症候群の病態は，脳心血管イベントのリスクが高いことが知られています．特に，女性はBMIが脳卒中の独立した危険因子であり，BMI≧30の女性は標準体重の女性に比べて，脳梗塞，脳出血のリスクが約2.5倍です（図2）．

- 糖尿病の3大合併症である腎症，網膜症，神経症は，食後高血糖を呈して数年から十数年で起きるといわれますが，これらの細小血管障害と，脳心血管などの大血管障害では発症時期も異なります．

- 肥満からインスリン抵抗性が起こり，食後高血糖やインスリン分泌不全が加わると，糖尿病へ進展しま

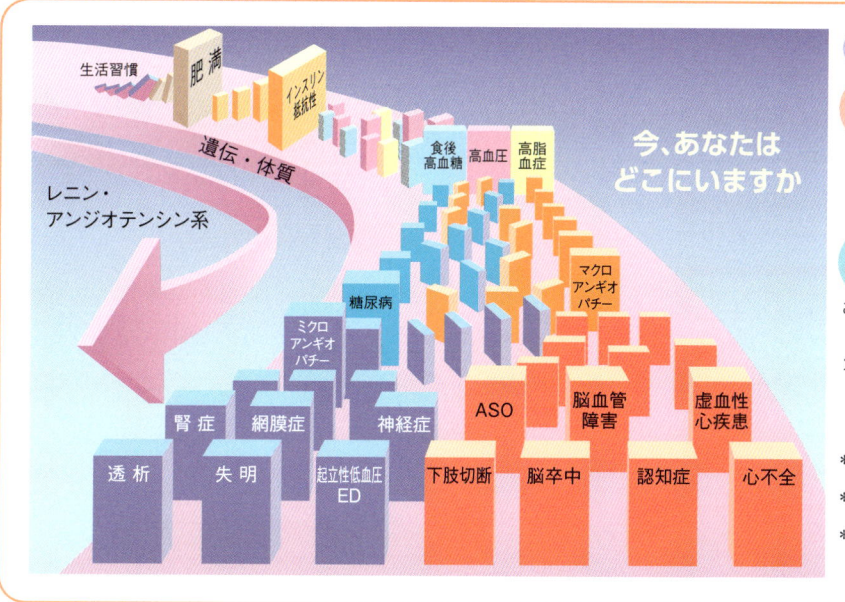

図1 メタボリックドミノ

（文献1を参照して作成）

メタボリックシンドロームの診断基準

必須項目	内臓脂肪蓄積 ウエスト周囲径　男性≧85cm 　　　　　　　　女性≧90cm （内臓脂肪面積　男女とも≧100cm²に相当）

＋

選択項目 これらの項目のうちの2つ以上	高トリグリセライド血症　≧150mg/dL かつ/または 低HDLコレステロール血症　＜40mg/dL
	収縮期(最大)血圧　≧130mmHg かつ/または 拡張期(最小)血圧　≧85mmHg
	空腹時高血糖　≧110mg/dL

＊CTスキャンなどで内臓脂肪量測定を行うことが望ましい．
＊ウエスト周囲径は立ったまま，軽く息を吐いた状態でへそまわりを測定する．
＊高トリグリセライド血症，低HDLコレステロール血症，高血圧，糖尿病に対する薬剤治療を受けている場合は，それぞれの項目に含める．

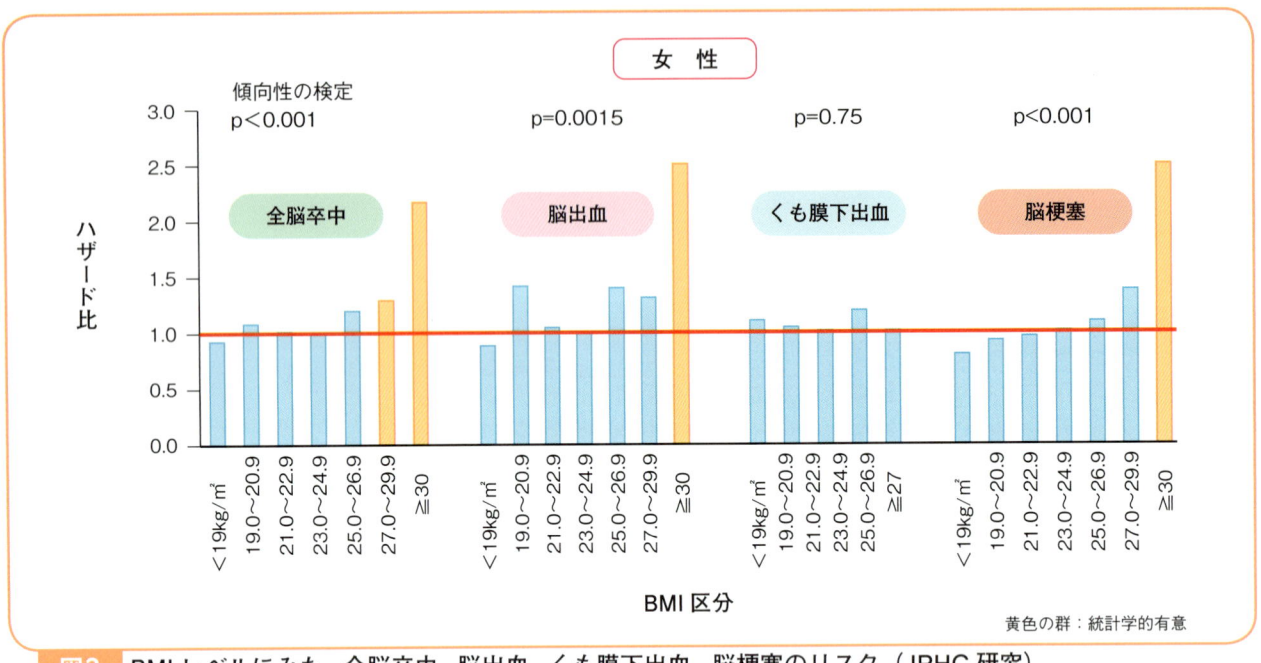

図2 BMIレベルにみた，全脳卒中，脳出血，くも膜下出血，脳梗塞のリスク（JPHC研究）

す．インスリン抵抗性から高インスリン血症に陥ると，尿細管ではNa$^+$の再吸収が亢進し，血圧が食塩感受性になり，高血圧に進展していきます（図3）．
- 健康な人では，正常な小型脂肪細胞から善玉アディポサイトカイン（ホルモン様の生理活性物質）のアディポネクチンが分泌され，脂肪細胞の機能を維持します．しかしメタボリックシンドロームすなわち，腹部肥満に伴う内臓脂肪蓄積などで肥大化した脂肪細胞からは炎症・昇圧・凝固系などの悪玉アディポサイトカインが放出され，インスリンの働きが低下し，アディポネクチンの産生も低下し，内皮機能障害による高血圧や高中性脂肪血症へ進展します．

2 減量効果と予防

a）高血圧
- 肥満における高血圧の頻度は，非肥満と比べると男性は5.9倍，女性では15倍高いです．
- 体重5kgの増減が，血圧5mmHg程度の減少につながります．この5mmHgの減少は，脳卒中や心筋梗塞の20％程度の低下に関連します．

b）脂質代謝異常症
- 高コレステロール血症体質の人では，1kgの体重増加によって総コレステロール値が20～40mg/dL上昇し，逆に体重減少が総コレステロール値や悪玉コ

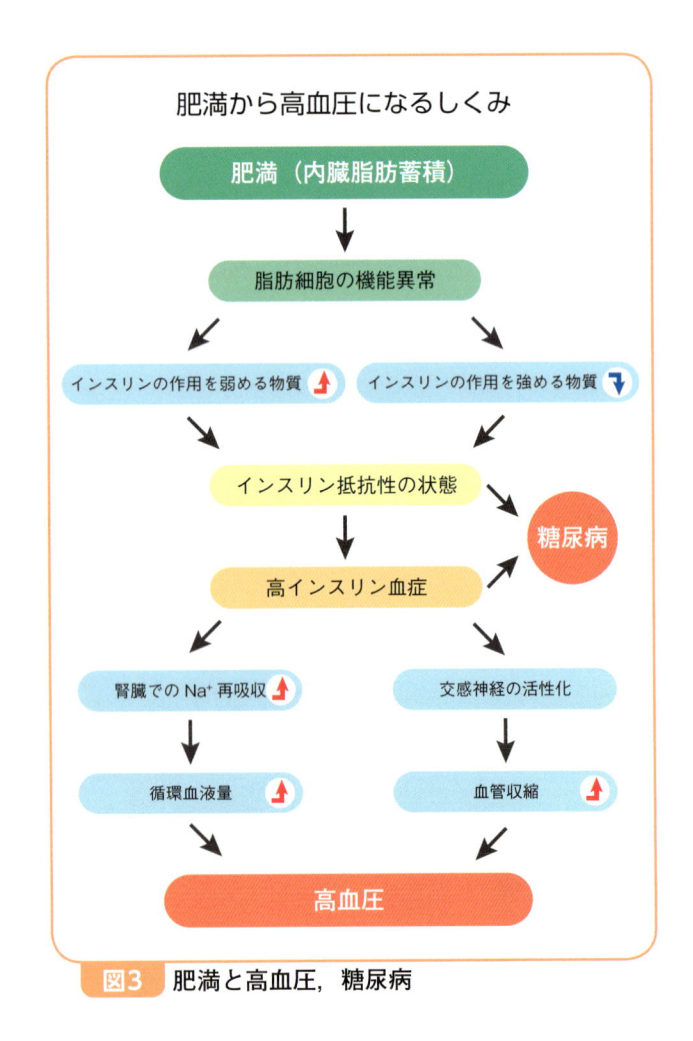

図3 肥満と高血圧，糖尿病

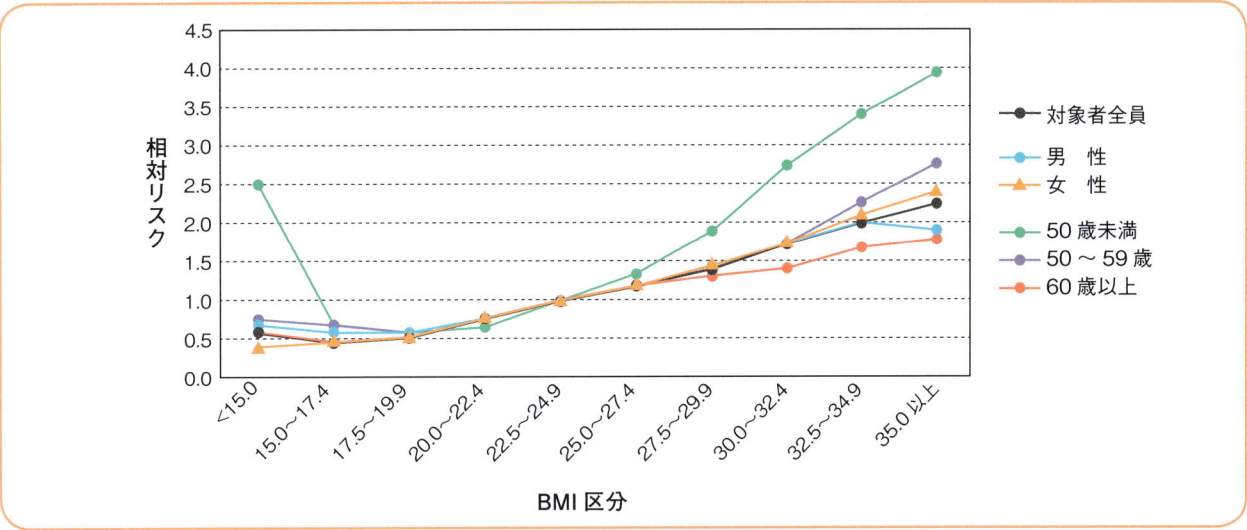

図4 BMIと糖尿病リスク

レステロール（LDL）を低下させます．

c) 糖尿病

- 90万人以上のアジア人（うち42万人は日本人）を対象にした国際プール分析で大規模なコホート研究（図4）から，痩せ型（BMI 20.0～22.4）より肥満（BMI 35.0以上）のほうが糖尿病リスクは2.5～3倍高いことがわかりました．
- 年齢別の階層でみると，年齢の若い階層ほどBMI-糖尿病リスク関係が強くなっており，50歳未満の階層における斜度の高さは際立っています．さらに日本の糖尿病患者の若年化が進行してきており，20代から予防が必要といわれています．

d) 心房細動

- 肥満により前負荷が増加し，心筋の仕事量が増加するため心室肥大がもたらされ，自律神経変化なども影響し，心臓突然死の原因となる心室性不整脈が増加します．また左室拡張障害により左房が拡大するため心房細動が増加します．
- 疫学調査によれば，BMIは独立して心房細動発症のリスクであり，BMIが1kg/m^{2}増加するごとに心房細動の発症が3～8％増加するといわれています．
- 現在，肥満は急激に増加してきており，不整脈発症予防のためにも肥満対策が必要であるとの報告もあります．

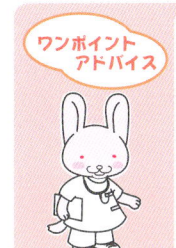

> **ワンポイントアドバイス**
> 倒れ始めたメタボリックドミノ（図1）は，下流ほど止めにくくなるため，できるだけ上流で阻止することが非常に大事です．

参考文献

1) メタボリックシンドローム診断基準検討委員会：メタボリックシンドロームの定義と診断基準．日本内科学会雑誌 94(4)：188-203, 2005
2) 吉峰俊樹 編："科学的根拠に基づくくも膜下出血診療ガイドライン 第2版"にゅーろん社，脳卒中の外科 36(増刊号), 2008
3) 神谷裕美，因田恭也，室原豊明：肥満と不整脈：肥満は不整脈のリスクファクターとなるのか？Life Style Medicine 4(4)：308-314, 2010
4) Saito I, Iso H, Kokubo Y et al：Body mass index, weight change and risk of stroke and stroke subtypes：the Japan Public Health Center-based prospective(JPHC)study. Int J Obes 35(2)：283-291, 2011
5) 永田耕司：肥満及び体重増加が血圧，コレステロール値，血糖値などの血液データに及ぼす影響について．活水論文集．健康生活学部・生活学科編 48：73-85, 2005
6) 齊藤郁夫：肥満と高血圧．慶應保険研究 16(1)：6-10, 1998
7) 門脇 孝，山内敏正，窪田直人：アディポネクチンと糖尿病・心血管病の分子メカニズム．第128回日本医学会シンポジウム記録集"糖尿病と動脈硬化"pp34-45, 2004
8) Boffetta P McLerran D, Chen Y et al：Body mass index and diabetes in Asia：a cross-sectional pooled analysis of 900,000 individuals in the Asia cohort consortium. PLoS One 6(6)：e19930, 2011

6章 主な脳卒中急性期の治療——薬物療法の目的と適応

Q53 降圧薬について教えてください

A 降圧薬は，様々な作用機序により血圧を降下させる薬剤です．しかし，脳出血・脳梗塞など病型や合併症の有無により，多くの種類を効率的に使い分ける必要があります．同時に，合併症による電解質異常など，投与の際には多くの注意が必要になります．

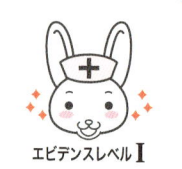

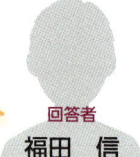

エビデンスレベルI

回答者
福田　信

1 降圧の目標値

- 脳血管障害全体として，発症1～2週間は，脳出血・脳梗塞にかかわらず血圧は上昇することが多いです．
- 脳卒中急性期では，脳血流自動調節能が消失するため，特に脳梗塞においては過度の降圧はペナンブラ領域の虚血を悪化させてしまいます．そこで，脳卒中ガイドライン2009[1]では，脳梗塞急性期では収縮期血圧＞220mmHgまたは拡張期血圧＞120mmHgにて降圧を開始し，また，血栓溶解療法を予定する患者さんでは，収縮期血圧＞185mmHgまたは拡張期血圧＞110mmHg以上の場合に降圧を行うこと（これができない場合は，血栓溶解療法は禁忌となる）とされています．
- 脳出血の場合は，収縮期血圧が180mmHg未満または平均血圧が130mmHg未満を維持することを目標に管理することが望ましいとされています．

2 降圧薬の種類

- 詳細は，表1を参照してください．
- 急性期脳卒中では，経静脈的に降圧薬が投与されることが多く，ニカルジピン塩酸塩，ジルチアゼム塩酸塩，ニトロ製剤が主に使用されますが，ニカルジピンでは反射性の頻脈や血管炎，ジルチアゼムでは徐脈の出現などの副作用もあり，既存の合併症などにも十分配慮して薬剤を選択する必要があります．
- 持続投与中の状態観察も忘れてはいけません．
- 慢性期における降圧療法は，合併症の有無により降圧目標が若干異なりますが，経口による降圧薬投与が原則です．
- 高血圧治療ガイドライン2009[2]では，140/90mmHg以下を目標としていますが，脳卒中では心疾患の合併も多く，この場合130/80mmHgを目標とした厳格な降圧が求められます．

3 慢性期脳卒中における降圧薬の選択

- 前述のごとく，慢性期における降圧療法は，再発予防の観点から必須です．現在多くの薬剤が発売されており，いずれの薬剤も異なった作用から降圧作用をもたらします．さらに，各薬剤には様々な特徴があります．
- 代表的なものとしては，アンジオテンシンII受容体拮抗薬（ARB）では，心保護・腎保護作用があり，高齢者では選択されやすいです．さらにARBでは，インスリン抵抗性改善作用も報告されています．また，利尿薬も積極的に使用されますが，ループ利尿薬などはNa利尿をもたらし，低Na血症をひき起こす可能性があります．
- 高齢者への投与においては，過度の降圧作用による起立性低血圧の可能性もあり，少量から段階的に増量するという基本原則を忘れてはいけません．

4 急性期脳出血におけるニカルジピン塩酸塩（ペルジピン®）の使用について

- これまで，ニカルジピンは脳出血時における投与の際，頭蓋内圧を亢進し出血を助長するとして，その投与は禁忌となっていました．
- しかし，科学的根拠に乏しいとされ，多くの検証がなされた結果と，海外での使用実績を踏まえ，2011年

6月に慎重投与へ変更されています．これにより，臨床現場では，その使用頻度が高くなることが予想されます．

- しかし，ジルチアゼムと比較して血管炎の発生頻度が高く，高齢者では頻脈の誘発などもあり，引き続き注意深く使用していく必要があります．

表1 脳血管障害を合併する高血圧の治療

		降圧治療対象	降圧目標	降圧薬
超急性期（発症3時間以内）		血栓溶解療法予定患者 SBP＞185mmHgまたは，DBP＞110mmHg	血栓溶解療法予定患者 ≦185/110mmHg 血栓溶解療法開始後（少なくとも24時間）＜180/105mmHg	ニカルジピン，ジルチアゼム，ニトログリセリンやニトロプルシドの微量点滴静注
急性期（発症1〜2週間以内）	脳梗塞	SBP＞220mmHgまたは，DBP＞120mmHg	前値の85〜90%	ニカルジピン，ジルチアゼム，ニトログリセリンやニトロプルシドの微量点滴静注[*1, 2]
	脳出血	SBP＞180mmHgまたは，MBP＞130mmHg	前値の80%	
慢性期（発症1ヵ月以降）[*3]			＜140/90mmHg（治療開始1〜3ヵ月）[*4]	Ca拮抗薬，ACE阻害薬，ARB，利尿薬など[*5]

（文献3より引用）

*1 頭蓋内圧を上昇させる危険性に注意．
*2 ニフェジピンの舌下投与は急激な血圧低下をひき起こす危険があるので用いない．
*3 急性期治療が終了する1〜2週後から開始することもある．
*4 両側頸動脈高度狭窄，脳主幹動脈閉塞の場合は特に下げすぎに注意．ラクナ梗塞や脳出血では，140/90mmHgよりさらに低い降圧目標とする．
*5 糖尿病や心房細動合併患者ではARB，ACE阻害薬を用いる．

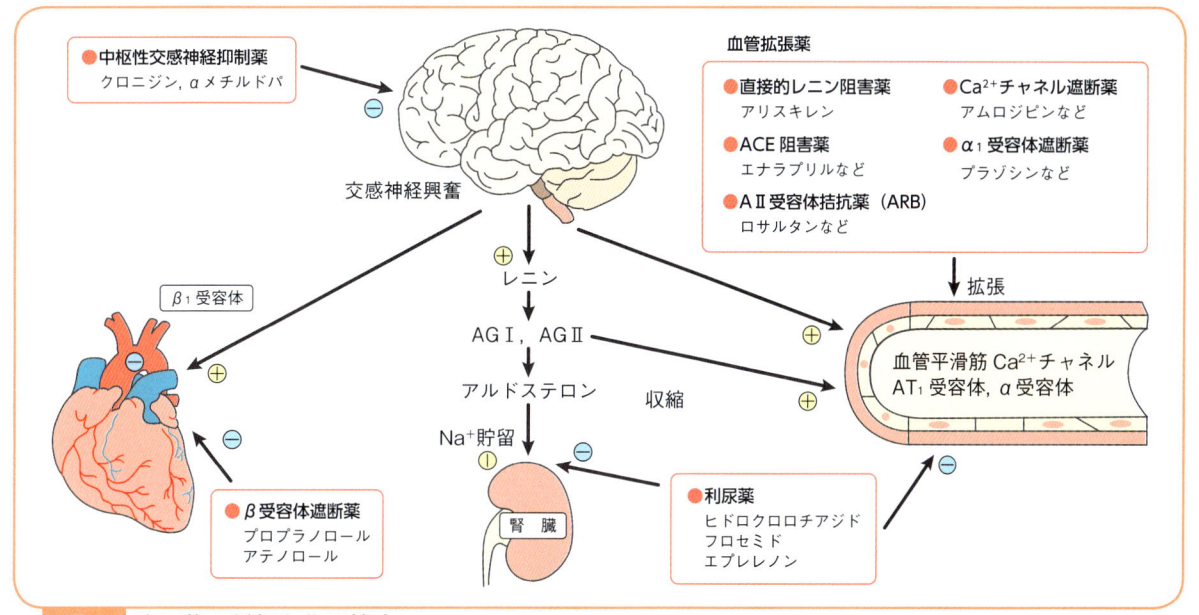

図1 降圧薬の種類と作用機序

ワンポイントアドバイス

降圧薬の種類は多岐にわたり，そのため副作用も多様な症状を示します．特に，電解質や低血圧症状，不整脈の出現などには注意してください．
最近使用されている合剤なども，十分な注意が必要です．

参考文献

1) 脳卒中合同ガイドライン委員会："脳卒中治療ガイドライン2009" 協和企画，2009
2) 日本高血圧学会高血圧治療ガイドライン作成委員会："高血圧治療ガイドライン2009" 日本高血圧学会，2009
3) 高久史麿 他 監："治療薬マニュアル2012" 医学書院，2012

6章　主な脳卒中急性期の治療——薬物療法の目的と適応

Q54 抗血小板薬について教えてください

A 脳卒中分野で使われる抗血小板薬としては，内服で使われるものでアスピリン（バイアスピリン®），クロピドグレル（プラビックス®），シロスタゾール（プレタール®），点滴で使われるものでオザグレルナトリウム（カタクロット®，キサンボン®）があります．

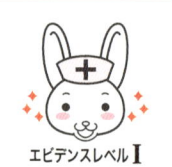

エビデンスレベルI

回答者
木戸直樹

1 アスピリン

- アスピリンは，血小板内のシクロオキシゲナーゼを阻害することで，血小板を凝集させるトロンボキサンの生成を抑制し，抗血小板作用を示します．
- 歴史が古く，脳梗塞の二次予防に関するエビデンスも多い薬剤です．脳卒中治療ガイドライン2009（以下，ガイドライン）においても，非心原性脳梗塞の二次予防に，アスピリン75〜150mgの使用がグレードAで推奨されています．
- ただし，消化管出血や頭蓋内出血の合併症のリスクがあり，特に頭蓋内出血をきたしやすい日本人においては，そのリスクも考慮して使う必要がある薬剤であるといえます．
- アスピリンは効果発現が早く，脳梗塞急性期においても使用されます．ガイドラインでは，発症48時間以内の脳梗塞，一過性脳虚血発作についてグレードAと推奨されています．
- 2000年に発表されたCAST/IST複合解析において，脳梗塞の再発を30％減少，脳卒中の再発または死亡を10％減少させたとする結果が得られています．
- アスピリンを利用する他の利点としては，薬価が安いことが挙げられます．

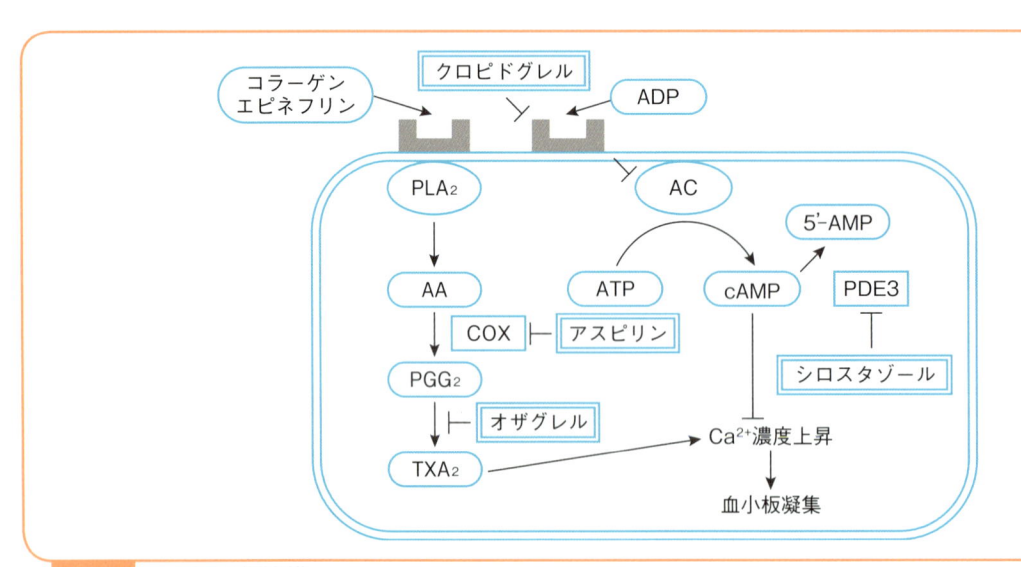

図1 血小板凝集機構
AA：アラキドン酸，PGG$_2$：プロスタグランジンG$_2$，TXA$_2$：トロンボキサンA$_2$，AC：アデニル酸シクラーゼ，ATP：アデノシン三リン酸，ADP：アデノシン二リン酸，cAMP：環状アデノシン一リン酸，PDE3：ホスホジエステラーゼ3，5'-AMP：アデノシン5'リン酸

2 クロピドグレル

- クロピドグレルは，チエノピリジン系の抗血小板薬で，血小板のADP受容体に結合して抗血小板作用を示します．抗血小板作用は不可逆的であり，投与を中止しても血小板が新たに再生されるまで効果は持続します．
- ガイドラインにおいては，非心原性脳梗塞の二次予防にグレードAで推奨されています．
- 欧米で行われたCAPRIE試験では，脳梗塞・心筋梗塞・血管死の年間発症率が，二次予防としてクロピドグレルを用いた群で5.32%，アスピリンを用いた群で5.83%と，有意にクロピドグレル群で良い結果が得られました．また，副作用としては，クロピドグレル群でアスピリン群より消化管出血が少なく，逆に発疹と下痢は多いという結果が出ています．

3 シロスタゾール

- シロスタゾールは，ホスホジエステラーゼを阻害し，血小板内のcAMPを増加させて抗血小板作用を示します．抗血小板作用は可逆的で，投与中止後，効果が消失する時間が短いです．
- ガイドラインにおいて，非心原性脳梗塞の二次予防にグレードBで推奨されています．
- 日本で行われた大規模臨床試験であるCSPS 2で，非心原性脳梗塞の二次予防で，アスピリンと比較し，虚血性脳血管イベントの非劣勢（2.90% vs 3.21%）と，出血イベントの抑制（0.77% vs 1.78%）が認められました．副作用としては，頭痛，動悸，下痢がみられます．

4 オザグレルナトリウム

- オザグレルナトリウムは，トロンボキサンA_2の合成酵素を阻害し，血小板凝集抑制を示します．他の抗血小板薬と違い，注射用製剤が用いられます．
- ガイドラインでは，急性期（発症5日以内）の非心原性脳梗塞の治療にグレードBで推奨されています．
- 日本における臨床試験で，プラセボと比べ，神経症候の全般改善度，自覚症状全般改善度，運動麻痺の改善度などで有意に優れているとする結果が出ています．副作用は，プラセボと比較して発生率に変化がありませんでした．

表1 経口抗血小板薬の比較

薬剤	作用	可逆性	効果発現	半減期	休薬期間(注1)	非心原性脳梗塞(注2)	急性期脳梗塞(注3)	主な副作用	薬価(注2)
アスピリン	COX阻害	不可逆	約15分（咀嚼服用）約4h（腸溶錠）	0.4h	7〜10日	A	A	頭蓋内出血 消化管出血	5.6
クロピドグレル	ADP受容体阻害	不可逆	48〜72h	6.9h	14日	A		（一部に抵抗性あり）	109.4
シロスタゾール	PDE阻害	可逆	約2h	18h	3日	B		動悸 頭痛	346.8

注1．手術時の休薬期間の目安
注2．脳卒中ガイドライン2009における推奨のグレード
注3．1日あたり，先発医薬品を通常量で使用した場合

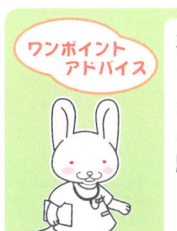

ワンポイントアドバイス：非心原性脳梗塞の再発予防に，アスピリンよりクロピドグレルやシロスタゾールが優れているとする臨床試験がありますが，クロピドグレルとシロスタゾールを直接比較した大規模臨床試験は現在のところありません．

参考文献

1）脳卒中合同ガイドライン委員会：脳梗塞慢性期　再発予防のための抗血小板療法．篠原幸人 他 編，"脳卒中治療ガイドライン2009"協和企画，pp103-110，2009

6章 主な脳卒中急性期の治療——薬物療法の目的と適応

Q55 抗凝固薬について教えてください

A 抗凝固薬としては，脳梗塞急性期にアルガトロバンやヘパリン，二次予防にワルファリンが用いられます．近年，ダビガトランやリバーロキサバンなどの新規経口抗凝固薬が発売され，ワルファリンよりも頭蓋内出血が少ないことが示されています．

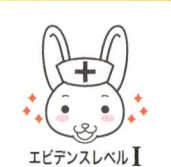

エビデンスレベル I

回答者 木戸直樹

1 アルガトロバン

- アルガトロバンは，トロンビンに結合し，その働きを阻害することにより血液凝固を防ぐ薬です．
- 脳卒中治療ガイドライン2009（以下，ガイドライン）では，発症48時間以内で心原性脳塞栓症を除く径1.5cm以上の脳梗塞に対し，グレードBで推奨されています．
- 一方，米国のガイドラインではアルガトロバンやその他の抗トロンビン薬の急性期脳梗塞に対する効果は確立されていないとされており，日米で評価が異なる薬剤です．

2 ヘパリン

- ヘパリンは，アンチトロンビンと結合し，種々の凝固因子を不活化する抗凝固薬です．
- 脳梗塞急性期の治療として，特に脳塞栓症の場合にヘパリンの点滴を行う場合があります．
- しかし，ガイドラインでは，ヘパリン投与には十分な科学的根拠がないとされています．
- 大規模臨床試験のISTでは，心房細動を有する脳梗塞患者で，ヘパリンを投与した場合に脳梗塞の再発は減少しましたが，頭蓋内出血は増加し，発症6ヵ月後の死亡または要介護の率では有意差はありませ

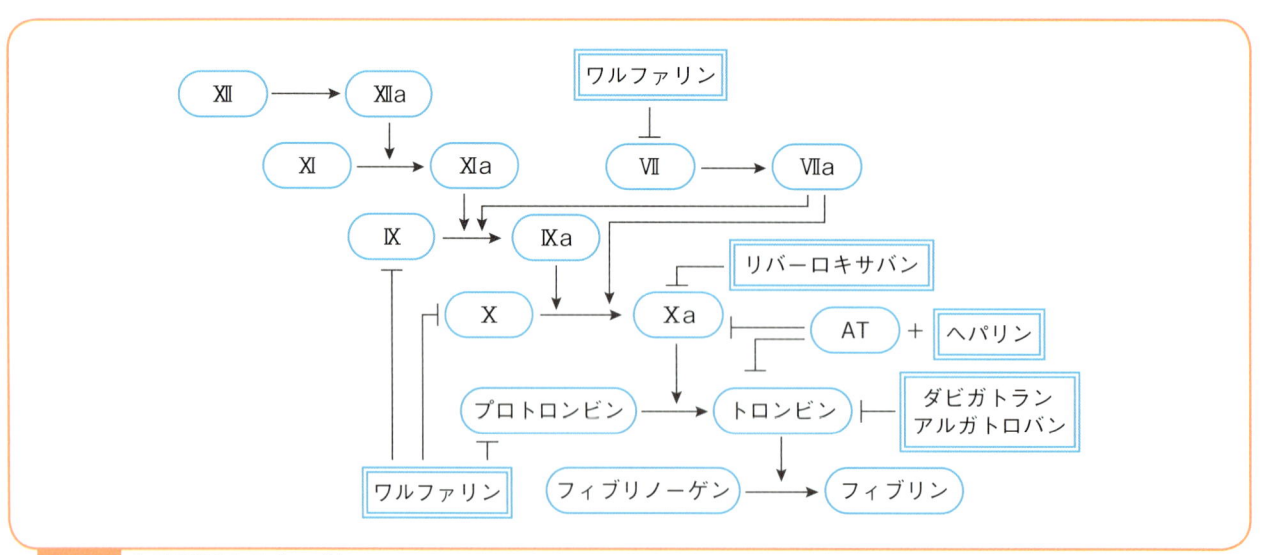

図1 血液凝固カスケード
AT：アンチトロンビン
ローマ数字は各凝固因子，aは活性化を示す．

んでした．

- ヘパリン投与の可否については，症例ごとに検討する必要があります．梗塞巣が大きい場合や，コントロールできない高血圧が存在する場合は，出血のリスクが高く，急性期のヘパリン投与は慎重に行う必要があります．また，感染性心内膜炎などに伴う脳塞栓症の場合，感染性脳動脈瘤が形成されて破裂し，大出血となる恐れがあるため，ヘパリン投与を行うべきではありません．

3 ワルファリン

- ワルファリンは，凝固因子のⅡ，Ⅶ，Ⅸ，Ⅹ番の生成を抑制する抗凝固薬です．これらの凝固因子はビタミンKによって生成が促進されるため，ビタミンKを多く含む納豆などの食品を食べるとワルファリンの効果が減弱してしまいます．
- 心原性の脳塞栓症または一過性脳虚血発作の再発予防にワルファリンが用いられ，ガイドラインではグレードAで推奨されています．欧州で行われたEAFT試験では，非弁膜症性心房細動を有する脳梗塞またはTIA例において，ワルファリン使用群で年間脳梗塞発症率の有意な減少（3.94% vs 12.30%）を認めました．
- また，心房細動がある患者さんの脳梗塞の一次予防にもワルファリンが使用されます．CHADS 2スコア（うっ血性心不全，高血圧，75歳以上，糖尿病を各1点，脳卒中の既往を2点とし，足し合わせたもの）が2点以上ある場合にはワルファリンの内服が強く推奨されます．

4 ダビガトラン，リバーロキサバン

- 以前は経口の抗凝固薬はワルファリンしかありませんでしたが，近年，直接トロンビン阻害薬であるダビガトランや，凝固因子Xaを阻害するリバーロキサバンなど，新たな抗凝固薬が開発されています．
- ダビガトランはRE-LY試験で，リバーロキサバンはROCKET AF試験で，脳卒中または全身性塞栓症の予防効果について，ワルファリンに劣らないことが示されました．
- また，これらの薬剤はワルファリンと比較して頭蓋内出血の発症率が大幅に少ないことも示されました．
- さらに，ワルファリンと異なりPT-INRを頻回に測定する必要がなく，食事の制限もないため，使いやすい薬剤といえます．

表1 主な経口抗凝固薬の比較

薬剤	作用	効果発現	半減期	休薬期間(注1)	代謝	食事制限	その他	薬価(注2)
ワルファリン	肝のⅡⅦⅨⅩ生成阻害	36～48h	37h	4日	肝	納豆 クロレラ 青汁など	感受性に個人差，用量調節が必要	9.6/mg
ダビガトラン	トロンビン阻害	約2時間	12～14h	24時間	腎	なし	腎機能低下時に消化管出血多い	530.4
リバーロキサバン	Xa阻害	約4時間	9～13h	24時間	肝66% 腎33%	なし		530.4

注1．手術時の休薬期間の目安
注2．1日あたり，先発医薬品を通常量で使用した場合

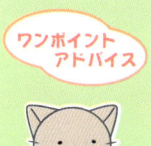

ワンポイントアドバイス
リバーロキサバンのほかにも，アピキサバン，エドキサバンなど，複数のXa阻害薬が開発・発売されています．

参考文献

1) 脳卒中合同ガイドライン委員会：脳梗塞慢性期 再発予防のための抗凝固療法．篠原幸人 他 編，"脳卒中治療ガイドライン2009"協和企画，pp111-115, 2009

6章 主な脳卒中急性期の治療——薬物療法の目的と適応

Q56 浸透圧性利尿薬について教えてください

A 浸透圧性利尿薬は，脳神経外科領域においては脳浮腫や頭蓋内圧亢進時における頭蓋内圧低下を目的として使用されます．通常，マンニトールかグリセロールが使用されますが，その違いや副作用については十分な注意が必要です．

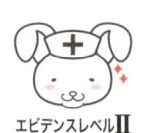

エビデンスレベルⅡ

回答者 福田 信

1 作用機序

- 尿細管内の浸透圧を高く保つことで，水の再吸収を抑制し，尿量を増加させる薬物です．
- 尿細管ではNa$^+$の再吸収に伴い，水が受動的に尿細管管腔側から血管側へ移動し，管腔内の浸透圧は保たれます．
- 浸透圧性利尿薬は，糸球体で濾過され原尿中に排出されますが，腎尿細管で再吸収されないため，管腔内の浸透圧の上昇により，水・Na$^+$の再吸収を抑制して尿量を増加させます．
- これらの機序により，脳組織内の水分量を減少させ，頭蓋内圧を低下させます．

2 頭蓋内圧について

- 頭蓋内圧は，成人で60〜180mmH$_2$O，小児で40〜100mmH$_2$Oとされています．
- 出血や脳浮腫などの頭蓋内病変により内圧が上昇すると，①脳循環障害，②脳浮腫の増悪，③脳ヘルニアの発生，をひき起こします．
- 特に，脳出血や脳塞栓による脳浮腫における脳ヘルニアは，生命にかかわることが多いため，迅速な浸透圧性利尿薬の投与と外科的治療が検討されます．

3 有効性のエビデンス

- マンニトールおよびグリセロールは，頭蓋内圧亢進を伴う大きな脳出血での救命に有効であるとするわが国の報告[1]があります．
- 一方，小規模な研究ではありますが，欧米ではrandomized controlled trial（RCT）を用いて，脳出血急性期には高張グリセロールにより有意な効果を認めなかったとする報告もあり，高張グリセロールの脳出血症例に対する評価は必ずしも世界で一致しているとはいえない状況です．

表1 グリセロールとマンニトールの違い

	グリセロール	マンニトール
効果発現までの時間	1時間	投与中から
効果持続時間	6時間	3時間
反跳現象	弱い	強い
規格	200mL（濃グリセリン20g，果糖10g）	300mL（D-マンニトール45g，D-ソルビトール15g），500mL
副作用	乳酸アシドーシス 高Na・低K血症 頭痛，悪心，口渇	急性腎不全 低Na血症，腹水 頭痛，悪心，口渇

（文献2より引用）

- また，脳出血急性期のマンニトール投与をプラセボと比較したRCTでは，1ヵ月後の死亡率，3ヵ月後の機能評価，いずれにおいても効果を認めていません．
- しかし，現時点で外科的治療の前段階として選択できる薬剤は他にないことから，臨床現場では使用頻度が高いといえます．
- また，30°のベッドアップが脳圧低下に有効であることも忘れないようにしましょう．

4 反跳現象について（rebound phenomenon）

- 浸透圧利尿薬は，通常血管内にとどまりますが，一部が血液脳関門（blood-brain-barrier：BBB）を通過し脳組織内へ浸透することで，脳実質内と血管の浸透圧勾配が発生し，結果として血管内水分が脳実質内へ移行し，脳浮腫が悪化する現象です．
- よって，通常の頭蓋内圧亢進状態に対してはグリセロールの投与が無難といえるでしょう．
- しかし，効果発現までの時間や作用の強さはマンニトールが勝っていることから，状況に応じて使い分けることが望ましいといえます．
- また，マンニトール投与後にグリセロールを投与することで反跳現象を軽減することができるといった報告もあります．

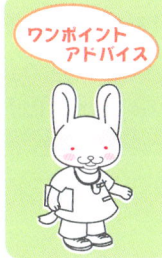

ワンポイントアドバイス
浸透圧性利尿薬は，通常，体重換算や臨床状態を総合的に判断して，投与量や投与速度が決定されます．
特にマンニトールは，1.0g/時/kg以上で投与しないこととされています．投与の際には必ず医師の指示を確認してください．

参考文献

1) 脳卒中合同ガイドライン委員会："脳卒中治療ガイドライン2009" 協和企画，2009
2) 小泉友幸：マンニトールやグリセオールは，どのような時に使いますか？ "これだけは知っておきたい 脳神経外科ナーシングQ＆A" 森田明夫 編，ナーシングケアQ＆A 31，総合医学社，p55，2009

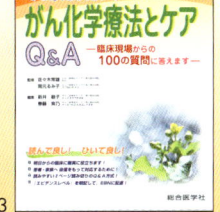

6章 主な脳卒中急性期の治療——薬物療法の目的と適応

Q57 rt-PA静注療法の適応と禁忌は？

A 2013年10月現在，わが国では，遺伝子組み換え組織プラスミノゲンアクチベーター（rt-PA）（アルテプラーゼ）静注療法は，発症から4.5時間以内に治療可能な虚血性脳血管障害で，慎重に適応判断された患者さんに対して推奨されています．

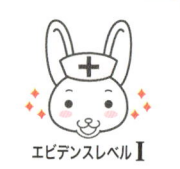

エビデンスレベル I

回答者 岡野晴子

- rt-PA静注療法は，わが国では2005年に認可されました．その後2012年8月には治療可能時間が延長されました．2012年10月に日本脳卒中学会医療向上・社会保険委員会rt-PA静注療法指針改訂部会から，rt-PA静注療法適正治療指針第2版がでており，日本脳卒中学会ホームページからダウンロードできます．
- 現時点ではアルテプラーゼ以外のrt-PAの静脈注射は脳梗塞に対して十分な科学的根拠がなく推奨されていません．また，日本脳卒中学会の提唱する施設基準を満たす施設で治療をすることが，望ましいとされています．
- 今後も，適応や禁忌項目などの変更がなされる可能性がありますので，新しい情報を必ず確認してください．

1 rt-PA静注療法の適応（表1）

- 発症時刻から4.5時間以内にrt-PA静注療法を開始することが可能な脳梗塞の患者さんが対象です．
- 発症時刻に関しては，正確な情報が必要です．発症時刻は発見時刻ではありません．発症時刻がはっきりしない場合は，最終未発症時刻を「発症時刻」とします．
- 例：患者さんが午前7時にいつもと変わらない様子で自室に入るのを家族が確認した．その後，自室で患者さんが倒れているのを，家族が午前9時に発見した．
  → この場合，「発症時刻」は「最終未発症時刻」とするため，「発症時刻」は午前7時となります．よってrt-PA静注療法を開始するタイムリミットは，午前11時30分です．
- 脳梗塞の病型では，ラクナ梗塞，アテローム性梗塞，心原性梗塞のいずれも対象となります．

2 rt-PA静注療法の禁忌・慎重投与例

- 頭蓋内出血をはじめとする副作用が問題となるため，禁忌項目があります．禁忌項目に一つでもあてはまったら，rt-PAの静注療法を行ってはいけません（表1）．
- 慎重投与項目にあてはまる症例は，rt-PAの静注療法を行うかどうかを慎重に検討すべきとされています（表1）．

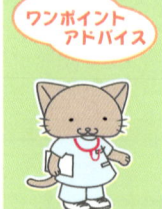

ワンポイントアドバイス
発症時刻と発見時刻を混同しないようにしましょう．また禁忌項目，慎重投与項目に関する既往歴，臨床所見，神経症候，内服中の薬剤についてなど迅速かつ的確な情報収集が大切です．

表1 アルテプラーゼ静注療法のチェックリスト

■適応外(禁忌)
□発症〜治療開始時刻4.5時間超
〔既往歴〕
□非外傷性頭蓋内出血
□1ヵ月以内の脳梗塞(TIAは含まない)
□3ヵ月以内の重篤な頭部脊髄の外傷あるいは手術
□21日以内の消化管あるいは尿路出血
□14日以内の大手術あるいは頭部以外の重篤な外傷
□治療薬の過敏症
〔臨床所見〕
□くも膜下出血(疑)
□急性大動脈解離の合併
□出血の合併(頭蓋内,消化管,尿路,後腹膜出血,喀血)
□収縮期血圧(降圧療法後も185mmHg以上)
□拡張期血圧(降圧療法後も110mmHg以上)
□重篤な肝障害
□急性膵炎
〔血液所見〕
□血糖異常(<50mg/dL,または>400mg/dL)
□血小板 100,000mm³以下
〔血液所見:抗凝固療法中ないし凝固異常症において〕
□PT-INR>1.7
□aPTTの延長(前値の1.5倍[目安として約40秒]を超える)
〔CT/MRI所見〕
□広汎な早期虚血性変化
□圧排所見(正中構造偏位)

■慎重投与(適応の可否を慎重に検討する)
□年齢 81歳以上
〔既往歴〕
□10日以内の生検・外傷
□10日以内の分娩・流早産
□1ヵ月以上経過した脳梗塞(特に糖尿病合併例)
□3ヵ月以内の心筋梗塞
□蛋白製剤アレルギー
〔神経症候〕
□NIHSS値 26以上
□症候の急速な軽症化
□けいれん(既往歴などからてんかんの可能性が高ければ適応外)
〔臨床所見〕
□脳動脈瘤,頭蓋内腫瘍,脳動静脈奇形・もやもや病
□胸部大動脈瘤
□消化管潰瘍・憩室炎,大腸炎
□活動性結核
□糖尿病性出血性網膜症・出血性眼症
□血栓溶解薬,抗血栓薬投与中(特に経口抗凝固薬投与中)
　＊抗Xa薬やダビガトランの服薬患者への本治療の有効性と安全性は確立しておらず,治療の適否を慎重に判断せねばならない.
□月経期間中
□重篤な腎障害
□コントロール不良の糖尿病
□感染性心内膜炎

【注意事項】
1. 一項目でも「適応外」に該当すれば実施しない.
2. 一項目でも「慎重投与」に該当すれば,適応の可否を慎重に検討し,治療を実施する場合は患者本人・家族に正確に説明し同意を得る必要がある.
3. 「慎重投与」のうち,下線をつけた4項目に該当する患者に対して発症3時間以降に投与する場合は,個々の症例ごとに適応の可否を慎重に検討する必要がある.

(文献2を参照して作成)

参考文献

1) 脳卒中合同ガイドライン委員会:"脳卒中治療ガイドライン2009"協和企画, 2009
2) 日本脳卒中学会　脳卒中医療向上・社会保険委員会　rt-PA(アルテプラーゼ)静注療法指針改訂部会:rt-PA(アルテプラーゼ)静注療法適正治療指針　第二版. 2012
　日本脳卒中学会ホームページ
　http://www.jsts.gr.jp/img/rt-PA02.pdf

6章 主な脳卒中急性期の治療——薬物療法の目的と適応

Q58 rt-PA静注療法の観察のポイントは？

A rt-PA静注療法後は，血圧モニタリングと神経学的評価を行います．最短でも治療開始後24時間以上は，SCU（stroke care unit）あるいはそれに準じた病棟での，きめ細かい管理が推奨されます．適正治療指針に基づいて対応します．

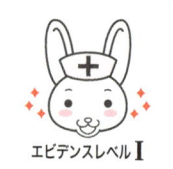

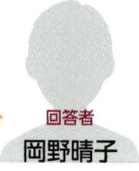

エビデンスレベルI

回答者
岡野晴子

1 血圧モニタリング

①治療開始〜1時間：15分ごと
②1〜7時間：30分ごと
③7〜24時間：1時間ごと

- 収縮期血圧が180mmHgまたは拡張期血圧が105mmHgを超えた場合，測定回数を増やし，これ以下の血圧値を維持するため，降圧療法を開始します．
- 降圧薬の選択については，日本高血圧学会高血圧治療ガイドライン作成委員会による「高血圧治療ガイドライン」の高血圧緊急症の項に準じて行います．
- 医師から，血圧値と降圧薬の指示を受けておきましょう．

2 神経学的評価

①治療開始から1時間（アルテプラーゼ投与中）：15分ごと
②1〜7時間：30分ごと
③7〜24時間：1時間ごと

- rt-PA静注療法後の経時的な神経学的評価として，NIHSS（National Institutes of Health stroke scale）が最も一般的に使われています．
- 迅速に評価するためには，ある程度の訓練を要しますから，NIHSSの正しい評価方法に習熟しておくことが重要です．詳細は別項を参照してください．
- 神経症状増悪時は，医師へ報告します．

3 その他

- 最短でも治療後24時間以上，SCU（stroke care unit）あるいはそれに準じた病棟での観察が推奨されています．
- 当院では投与開始後のチェック項目一覧表を利用しています（図1）．
- 経鼻胃管，膀胱カテーテル，動脈圧モニターカテー

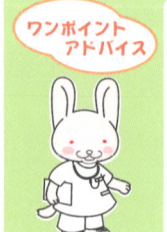

ワンポイントアドバイス
血圧の管理と神経学的評価が必要です．時間に注意してください．また神経症状の変化があったら，医師へ報告しましょう．

テルなどの挿入は投与開始直後を避け，なるべく遅らせます．頭蓋内出血だけでなく，その他の部位からの出血にも注意してください．
- 治療開始後24時間以内の抗血栓療法は制限されています．基本的には投与しませんが，血管造影時や深部静脈血栓症予防目的のヘパリン（1万単位以下）は使用可能です．頭蓋内出血の危険性を考慮する必要がありますので，慎重に観察しましょう．
- 頭痛，悪心・嘔吐，急激な血圧上昇を認めた場合，緊急頭部CTを施行します．rt-PA投与中の場合，投与を中止します．医師からの指示を確認してください．
- 神経症状増悪の場合，速やかにCT（MRI）を施行します．増悪の原因を明らかにして，処置を行います．

4 頭蓋内出血に対する処置

- 医師と連携をとって，速やかに下記の対応を行いましょう．薬剤については，医師に確認してください．
  - 血圧管理：出血の増大を防ぐために，正常範囲まで下降させます．
  - 呼吸管理：呼吸・換気障害があれば，気道を確保し，補助呼吸を行います．
  - 脳浮腫・頭蓋内圧管理：抗脳浮腫薬を投与します．
  - 消化性潰瘍の予防：抗潰瘍薬を投与します．
  - 神経症候の進行性増悪がある場合には，外科的処置を考慮します．

参考文献
1) 脳卒中合同ガイドライン委員会："脳卒中治療ガイドライン2009"協和企画，2009
2) 日本脳卒中学会　脳卒中医療向上・社会保険委員会　rt-PA（アルテプラーゼ）静注療法指針改訂部会：rt-PA（アルテプラーゼ）静注療法適正治療指針　第二版．2012
3) 松本由美：rt-PA治療における看護師の役割．"急性期脳梗塞 rt-PA静注療法実践マスターガイド"メディカルビュー社，pp108-117，2009

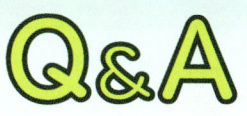

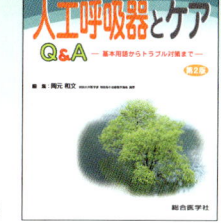

6章　主な脳卒中急性期の治療──外科的治療の適応と内容

Q59 動脈瘤クリッピング術とは？

動脈瘤クリッピング術とは，くも膜下出血の原因となった動脈瘤に対し，開頭術を行い，動脈瘤にクリップを掛け，動脈瘤の中に流入する血液を遮断する手術です．動脈瘤の再破裂を予防するのが目的です[1]．

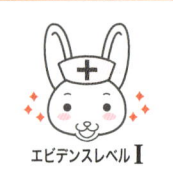

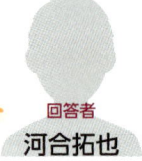

エビデンスレベル Ⅰ

回答者　河合拓也

- 脳動脈瘤には，破裂していない未破裂脳動脈瘤と破裂脳動脈瘤があります．前者に対する目的は今後の破裂の予防であり，後者に対する目的は再破裂の予防です．
- 破裂脳動脈瘤に対する治療は，主に動脈瘤クリッピング術と動脈瘤コイル塞栓術があります．この項では動脈瘤クリッピング術について述べます．

1 解剖・病態（図1）

- 脳の表面は，骨を外すと，外側から硬膜，くも膜，軟膜で覆われており，このくも膜と軟膜の間に出血を起こすのがくも膜下出血です．
- くも膜下出血の原因となる脳動脈瘤ができる血管は，脳の中を走っている血管というよりは，脳の表面や隙間を走っている比較的太い血管です．この血管の分岐部や血流の当たるところに，動脈瘤は発生します．
- クリップで，動脈瘤に流入する血液を遮断することで出血を予防するのが，動脈瘤クリッピング術です．

2 治療手技

- 全身麻酔下に開頭を行い，硬膜を切開し，脳表を露出します．続いて脳組織や血管の損傷がないように，慎重に脳の隙間を開いて分け入り，動脈瘤を露出し，クリップを掛けます（図2）．
- 動脈瘤の部位により，脳内への進入方法に併せた体位と開頭を選択します．
- 動脈瘤にクリップを掛ける前に動脈瘤が破裂することもあり，動脈瘤の露出に関しては更なる慎重な剥離操作を必要とします．
- クリップをする前に動脈瘤が破裂したり，クリップを掛けるのが困難な場合には，動脈を一時的に遮断することもあります．
- クリップ確認，周囲血管の血流確認のため，最近では術中にICG（インドシアニングリーン）いう薬剤を使って蛍光造影を行っています．
- 内視鏡や術中血管撮影を併用してクリップを掛けたり，バイパスを併用したりすることもあります．
- 脳腫脹が強く，骨片を戻すのが困難な場合，骨片を戻さず，減圧したまま閉頭することもあります．

3 合併症

- 合併症としては，術中破裂，手術操作による脳組織・神経・血管の損傷や血管の閉塞，術後の脳腫脹，それらによる脳神経の障害（意識障害，運動性麻痺，感覚障害，失語，視野障害，眼球運動障害，嚥下障害など），髄液漏，髄膜炎，皮下出血，皮膚・皮下の感染，咬合障害，減圧開頭などによる美容面の低下，深部静脈血栓症（肺塞栓症も含めて），他の臓器（心臓，肺，肝臓，腎臓など）の合併症などがあります．

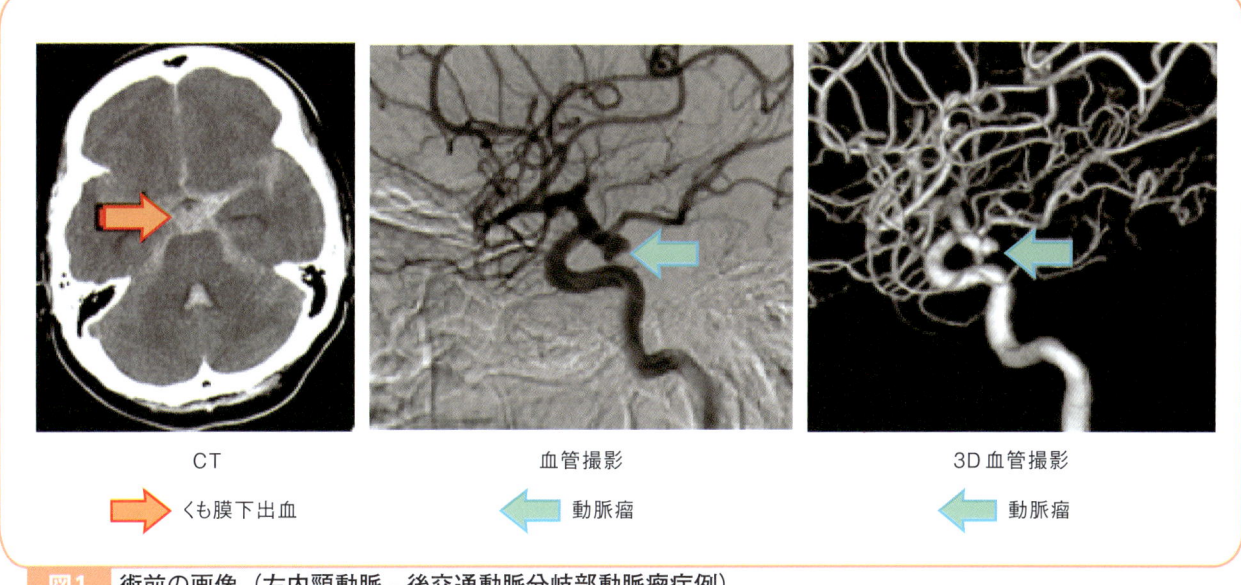

CT	血管撮影	3D血管撮影
⇨ くも膜下出血	⇦ 動脈瘤	⇦ 動脈瘤

図1 術前の画像（左内頸動脈 – 後交通動脈分岐部動脈瘤症例）

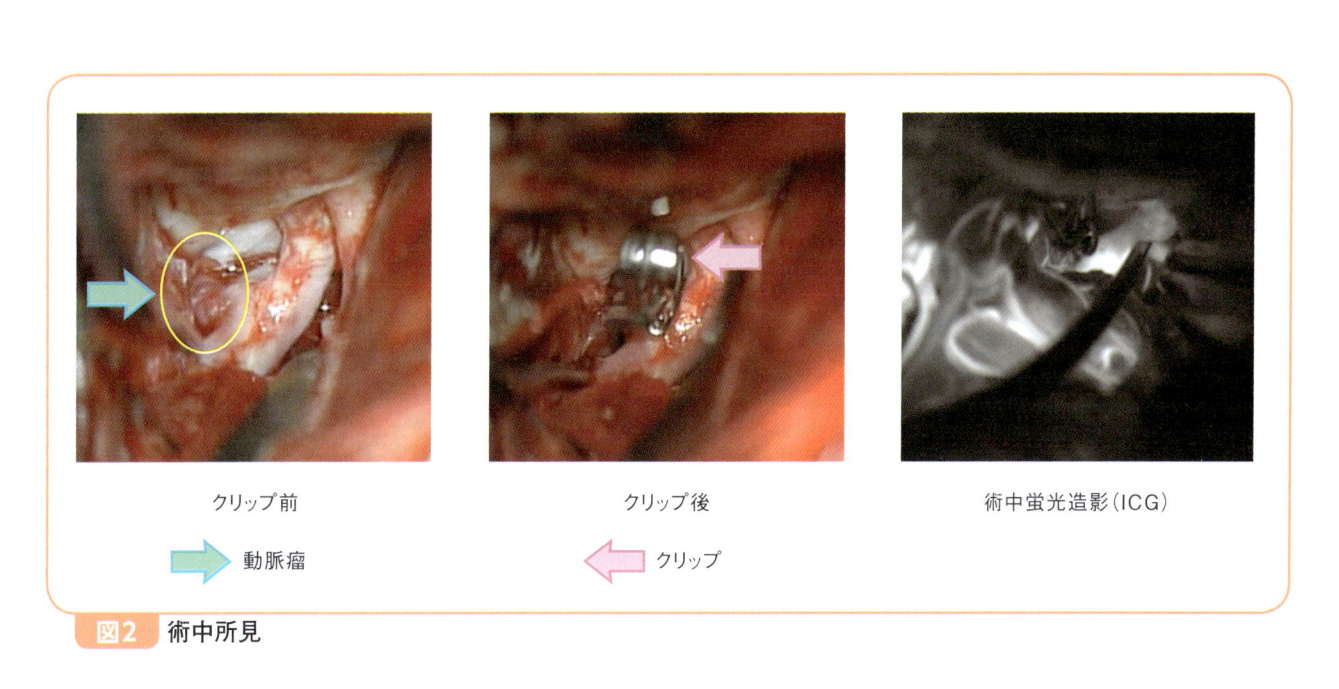

クリップ前	クリップ後	術中蛍光造影（ICG）
⇨ 動脈瘤	⇦ クリップ	

図2 術中所見

ワンポイントアドバイス

動脈瘤クリッピング術は，出血予防の手術です．このため，慎重な剥離操作と確実な再出血の予防の処置が必要であり，様々な術中の支援手技も併せて行います．

参考文献

1）脳卒中合同ガイドライン委員会："脳卒中治療ガイドライン2009" 協和企画，2009

6章 主な脳卒中急性期の治療――外科的治療の適応と内容

Q60 減圧開頭術とは？

A 減圧開頭術は，重症な脳卒中や頭部外傷などで，頭蓋内圧亢進による切迫脳ヘルニアを呈する場合に考慮される治療法です．広範囲に頭蓋骨を外す外減圧術と，損傷した脳組織を切除する内減圧術とに分かれます．

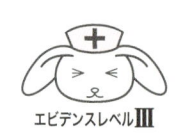

エビデンスレベルⅢ

回答者 田中雅樹

1 病態生理

- 脳卒中では，脳梗塞で損傷した脳組織が腫脹する場合と，脳出血による圧迫により腫脹する場合があります．頭蓋内圧亢進の治療は，内科的治療（浸透圧利尿薬投与，バルビツレート療法，低体温療法 など）が主体ですが，それだけで制御が困難な場合に減圧開頭術が考慮されます．
- 減圧開頭術は，脳ヘルニアの予防が目的です．大脳半球病変によるテント切痕ヘルニアに対してだけでなく，小脳病変に伴う上行性ヘルニアに対して，後頭蓋窩の減圧開頭を行うこともあります．
- 低酸素脳症のような，脳全体が腫脹するびまん性脳腫脹の場合は，減圧開頭術の効果はあまり期待できません．
- 頭蓋内圧亢進の原因が水頭症によるものである場合は，脳室ドレナージ術が行われます．
- 減圧開頭術による機能的予後の改善効果については，十分な根拠はありません．

2 治療の実際

- 減圧開頭術は，広範囲に頭蓋骨を外して減圧をはかる外減圧術と，損傷した脳組織を切除する内減圧術とに分かれます．

a) 外減圧術

- 脳腫脹をきたしている部位を中心に，広範囲に頭蓋骨を除去します．腫脹した脳組織が外向きに張り出すことで，頭蓋内圧の逃げ場を作ります．併せて，硬膜切開を行い，人工硬膜や大腿筋膜を用いて硬膜形成を行います．脳腫脹が改善した後に，自家骨や人工骨で頭蓋形成術を行う必要があります（図1）．

b) 内減圧術

- 脳梗塞や脳出血で損傷した脳組織を切除することで，脳腫脹の原因を取り除き減圧をはかります（図2）．開頭した頭蓋骨は戻すことが多いですが，外減圧術を組合せることもあります．

* * *

- 外減圧術と内減圧術の使い分けに，明確なガイドラインはありません．
- 外減圧の長所は，手技が簡便なこと，短時間で遂行できること，などがあります．外減圧術の短所は，腫脹する脳組織が残存するため頭蓋内圧の軽減効果が中程度であること，慢性期に頭蓋形成術を行う必要があること，などです．
- 内減圧術の長所は，腫脹する脳組織を切除するので頭蓋内圧の軽減効果と制御が高いこと，頭蓋形成術の必要がないこと，などがあります．内減圧術の短所は，手技が複雑化すること，脳組織の切除が適切に行われないと更なる脳損傷を生じる危険性があること，などです．

3 合併症

- 合併症として，術後出血，脳卒中，脳損傷に伴う機能障害，創部感染，髄膜炎，髄液漏，エコノミークラス症候群（肺塞栓）などがあります．

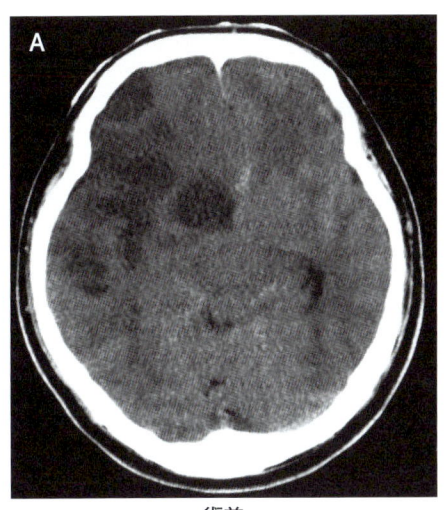

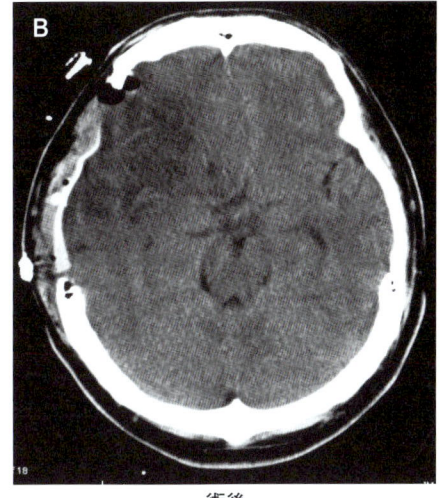

図1 外減圧術　術前（左）と術後（右）
A：右前頭葉を中心に脳梗塞とそれに伴う脳腫脹を呈している．切迫脳ヘルニア状態である．
B：頭蓋骨除去と硬膜形成が成されている．脳幹周囲の脳槽が見えるようになっている．

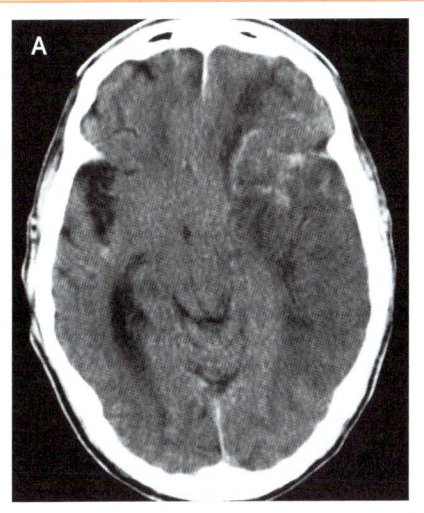

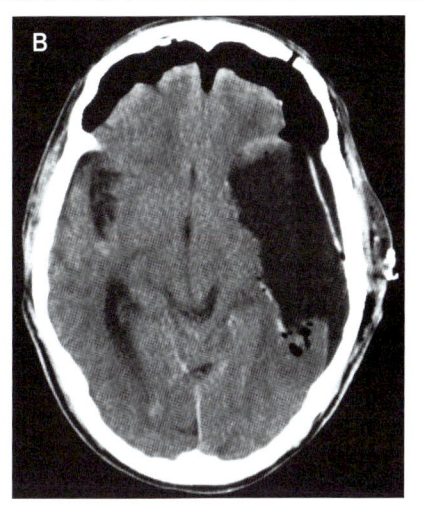

図2 内減圧術　術前（左）と術後（右）
A：左広範囲出血性脳梗塞により，mid line shiftが認められる．切迫脳ヘルニア状態である．
B：脳梗塞により損傷した脳組織を切除している．頭蓋内圧は著明に軽減し，頭蓋骨は戻されている．

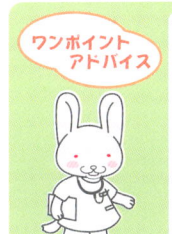

> **ワンポイントアドバイス**
> 減圧開頭術は，脳ヘルニアの回避が目的ですので，治療のタイミングを逃さないことが重要です．頭蓋内圧亢進症状を見逃さないよう，観察しましょう．

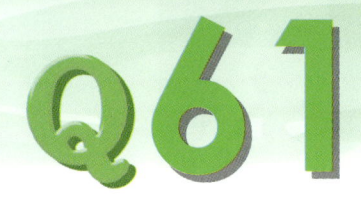

6章 主な脳卒中急性期の治療——外科的治療の適応と内容

Q61 開頭血腫除去術とは？

A 脳出血に対する外科治療のひとつに，開頭血腫除去術があります．軽症例や重篤例については，内科的治療法が選択されます．しかし血腫除去により，生命予後の改善が見込まれる場合に，全身麻酔下での開頭血腫除去術が治療法として選択されます．

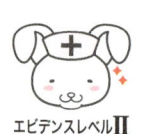

エビデンスレベルⅡ

回答者 岡村耕一

- 脳出血は，脳卒中全体の約2割弱の頻度で出現し，多くは高血圧が基礎にあります．
- 高血圧性脳出血は，穿通枝動脈という1mm以下の細い血管が破綻して脳出血になると考えられています．
- 高齢者に多い，脳アミロイドアンギオパチーは，脳血管の老化に伴って，多発散在性に起こる脳出血です．
- 脳出血は，脳実質の破壊性病変であるため，外科的治療をしても機能回復の効果は乏しいです．再出血予防や頭蓋内圧の制御が目標となります．

1 脳出血部位

- 高血圧性脳出血が高頻度に出現する部位は，被殻・視床・小脳・脳幹などが知られています．
- なかでも開頭血腫除去術の治療対象になるのは，被殻・小脳の出血です．これらは脳表に比較的近く，正常な脳実質の損傷を最小限で手術治療ができます．
- 「脳卒中治療ガイドライン2009」に記されている，それぞれの脳出血の手術適応を表1に記載します．

2 治療手技

- 脳出血の外科治療として，定位的血腫除去術と開頭血腫除去術，さらに内視鏡下血腫吸引術があります．
- 定位的血腫除去術や内視鏡下血腫除去術では，局所麻酔でも手術が可能です．
- 開頭血腫除去術は，全身麻酔が必要であり侵襲が大きいですが，血腫の除去率は高く，顕微鏡操作で出血源の止血を適切に行うことができます．
- 図1は，左の被殻出血を対象に開頭血腫除去術を行った時のシェーマです．
- 血腫の大きさによりますが，血腫が大きい脳内出血の時は，比較的大きな開頭をする場合が多く，脳腫脹が高度な時は，脳皮質より切開をして血腫除去を行います．

表1 脳出血の部位別手術適応

被殻出血	神経学的所見が中等症，血腫量が31mL以上でかつ血腫による圧迫所見が高度な被殻出血では手術の適応を考慮してもよい．特に，JCSで20〜30程度の意識障害を伴う場合は，定位脳内血腫除去術が勧められる．
皮質下出血	脳表からの深さが1cm以下のものでは特に手術の適応を考慮してもよい．手術方法としては，開頭血腫除去が推奨される．
小脳出血	最大径が3cm以上の小脳出血で神経学的症候が増悪している場合，または小脳出血が脳幹を圧迫し脳室閉塞による水頭症をきたしている場合には，手術適応となる．

- 通常，被殻出血の手術は，前頭葉と側頭葉の間のシルビウス間裂よりアプローチを行い，間裂の奥に見える島皮質と呼ばれる部分より切開して血腫を除去します．その際に，顕微鏡操作で出血源の止血を確認する必要があります．

3 脳出血手術時の注意点

- 高血圧性脳出血以外の原因による脳出血に対しても，開頭血腫除去術が行われることがあります．脳動静脈奇形や硬膜動静脈瘻，もやもや病などによる脳出血がその対象です．
- それらが原因で脳出血を起こしている場合は，複合的治療が必要になることがあり，脳血管撮影やMRIなど詳細な検査を行ったうえで，慎重に治療方針を決定する必要があります．
- 患者さんの高齢化に伴い，脳梗塞や心房細動などに対して抗血栓薬を服用している人が増えています．ワルファリンを服用しているようであれば，手術前に抗凝固効果を改善させる必要があります．ビタミンKの投与や，血液製剤を投与します．
- 抗血小板薬を服用していれば，血小板輸血を行うこともあります．
- いずれにせよ，十分な止血操作を行ったうえでの手術手技が不可欠であり，手術後に再出血や切開部位の出血がないように留意する必要があります．

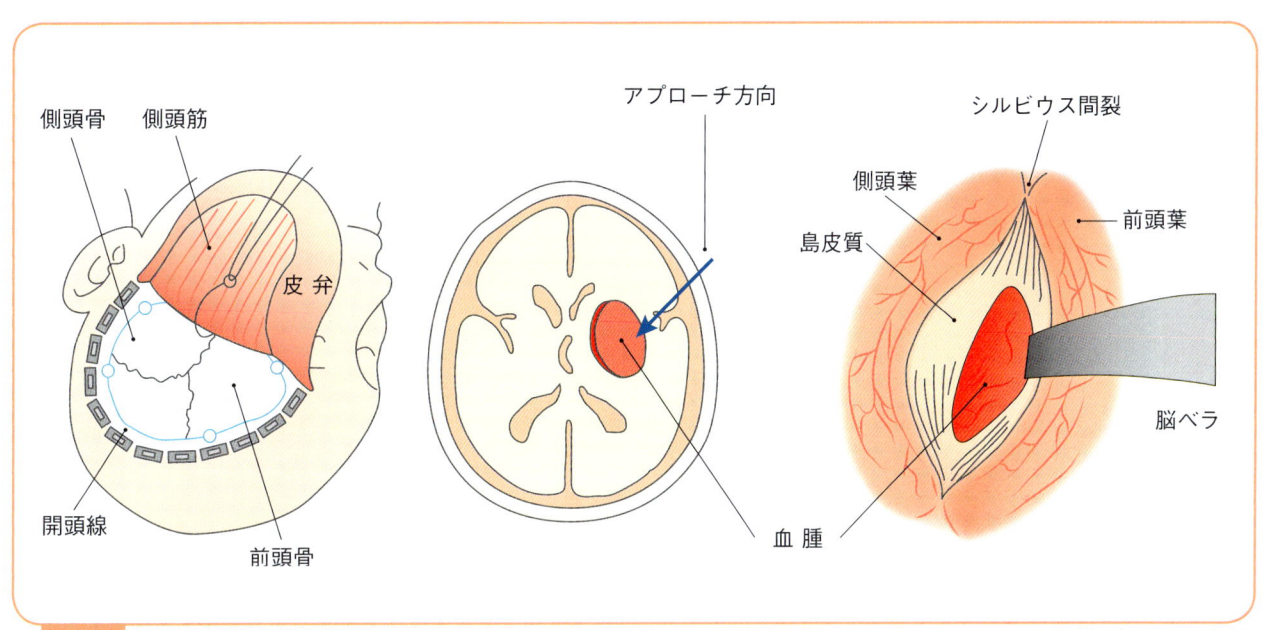

図1 開頭血腫除去術の図解　　　　　　　　　　（文献1を参照して作成）

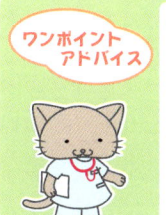

ワンポイントアドバイス
開頭血腫除去術に関して，内科治療よりも予後が良いという明確なデータは示されていません．治療法は，年齢や発症前の生活自立度，患者さんの意思，ご家族の意向なども考慮したうえで決定される必要があります．

参考文献

1）岡村耕一：脳神経外科．オペナーシング2013年秋季増刊，メディカ出版，2013
2）脳卒中合同ガイドライン委員会："脳卒中治療ガイドライン2009"協和企画，2009

6章 主な脳卒中急性期の治療――外科的治療の適応と内容

Q62 内視鏡手術とは？

A 神経内視鏡手術とは，脳室内病変や水頭症など主に脳室内での手術を行う時に用いるもので，顕微鏡操作が困難な場合にそれをサポートすることを目的として使用することもあります．脳深部の病変や，従来は開頭で行っていた手術も，内視鏡の進歩により低侵襲に治療できるようになりました．

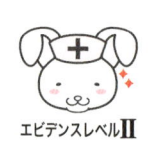

エビデンスレベルⅡ

回答者 山口竜一

1 総論

- 神経内視鏡には，軟性鏡（ファイバースコープ）と硬性鏡の2種類があり，疾患や病変の特徴により使い分けられます．
- 軟性鏡は，主に脳室内病変や嚢胞性病変など液体内での操作が必要な場合に用いられ，水頭症の改善，脳室内腫瘍の生検・摘出，くも膜嚢胞などの嚢胞性病変の際に使用します．
- 一方，硬性鏡は，単独では脳内血腫除去や経鼻的下垂体腫瘍摘出に用いられますが，脳動脈瘤手術や顕微鏡下の下垂体手術などのサポートにもよく用いられます．

2 軟性鏡（ファイバースコープ）による手術

- 軟性鏡は，直径が5mmで先端がフレキシブルになっており，その内腔から鉗子や凝固器具を出すことができます（図1）．
- そのため，閉塞性水頭症に対する第3脳室底開窓術や，くも膜嚢胞の開放術，脳室内腫瘍の生検・摘出など，脳室内や嚢胞内など液体内での手術に効果を発揮します．
- 一般には必要部位に穿頭し，シースという直径6mmほどの透明の管を脳室内まで留置します．その中に軟性鏡を挿入し，脳室内や嚢胞内に到達させます（図2）．
- 軟性鏡でできることは，穴をあけることやその穴を広げること，鉗子で生検を行うことなどで，他のファイバースコープと同様に多くの作業を行うことはできません．

3 硬性鏡による手術

- 硬性鏡は，その名のとおり真っ直ぐな棒状のカメラで，観察が主な仕事になります．カメラの直径は4mmと2.7mmがあり，使用用途により使い分けられます．一般に，硬性鏡のほうが軟性鏡に比べ高画質で，カメラ角度は0°，30°，70°の3種類があります（図3）．
- 経鼻的下垂体手術や脳動脈瘤の観察などには4mmの硬性鏡が用いられ，術野の側方や病変の裏側などの観察に30°や70°の硬性鏡は効果を発揮します．
- 内視鏡下の脳内血腫除去には2.7mmの硬性鏡が用いられますが，軟性鏡と同様のシースを脳内や脳室内の血腫に向けて挿入し，シース内に硬性鏡と細めの吸引管を2本一緒に入れ，カメラで吸引管の先端を観察しながら血腫を吸引していきます．

4 起こりやすい合併症

- 内視鏡手術においては，どの診療科でも同様ですが，最も困難なのが止血操作です．
- 基本的に内視鏡は，深い場所や狭い場所に低侵襲で到達することを目的につくられているので，鉗子による作業や止血操作は通常の手術に比べて格段に落ちます．
- そのため，出血の危険が高い場合や，止血操作が困難になりそうな場合は，決して無理をせず，その他の方法で治療を行うことを検討することも重要となります．

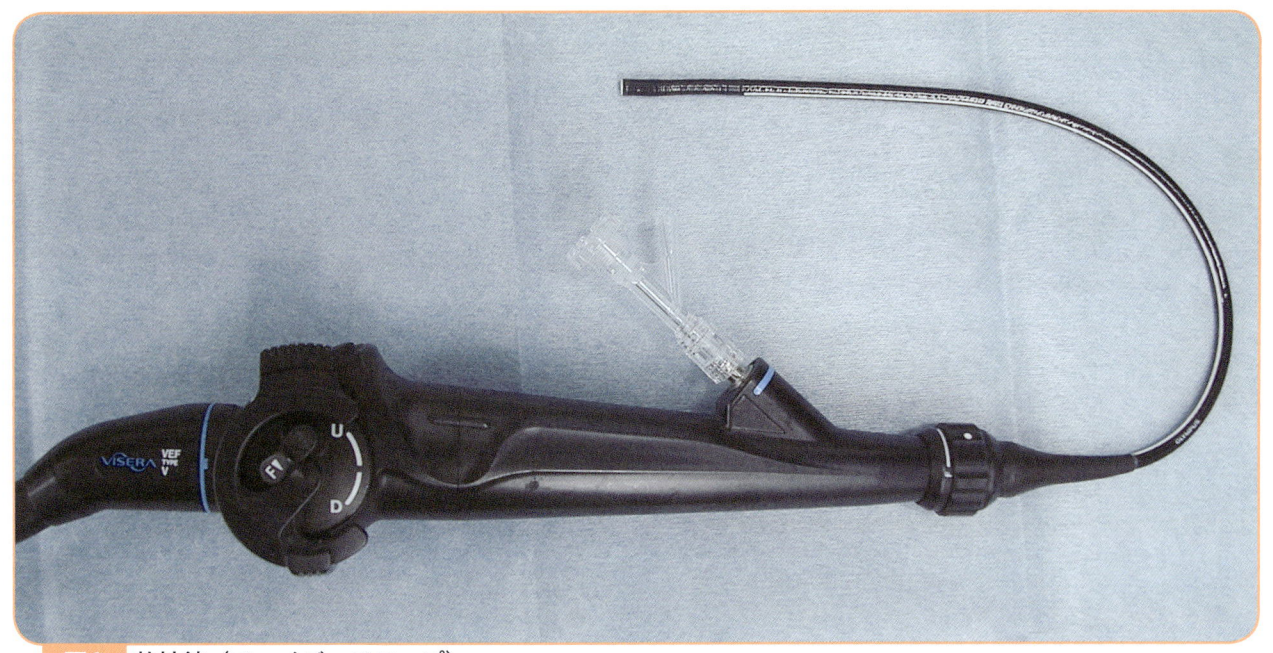

図1 軟性鏡（ファイバースコープ）
先端がフレキシブルに動作する．

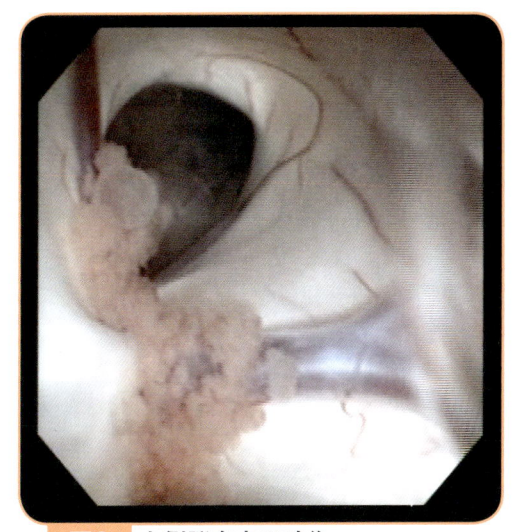

図2 右側脳室内の映像
左上方にモンロー孔，中央に視床線状静脈，左に縦走する脈絡叢が確認できる．

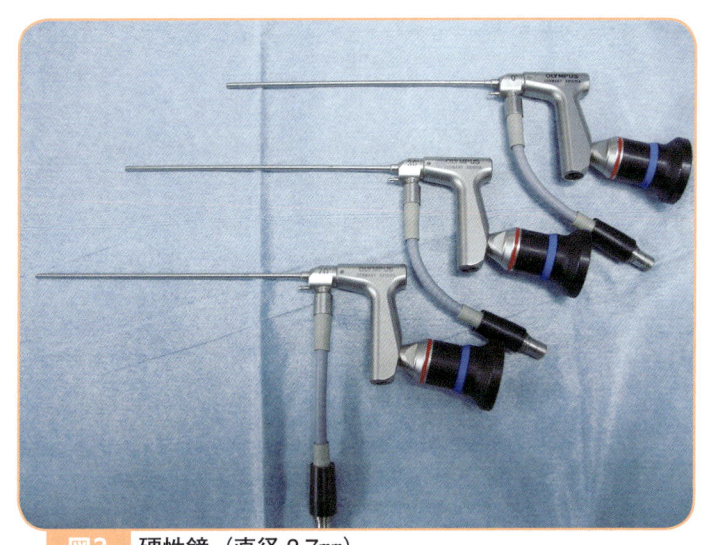

図3 硬性鏡（直径2.7mm）
カメラ断面が上から0°，30°，70°となっている．

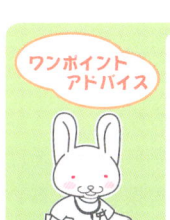

ワンポイントアドバイス
神経内視鏡により脳神経外科手術の一部の領域は格段に進歩しました．

参考文献

1) Freg H, Huang G et al：Endoscopic third ventriculostomy in the management of obstructive hydrocephalus：an outcome analysis. J Neurosurg 100：626-633, 2004
2) Saeki N, Murai H et al：Endoscopic endonasal transsphenoidal surgery for pituitary adenomas. No Shinkei Geka 35：971-985, 2007

6章 主な脳卒中急性期の治療——血管内治療の適応と内容

Q63 コイル塞栓術とは？

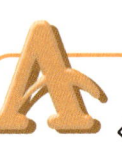

A くも膜下出血の最大の原因である脳動脈瘤には，出血予防処置として血管内治療のコイル塞栓術を行います．

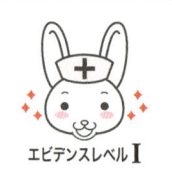

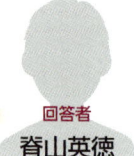

エビデンスレベルI

回答者 脊山英徳

- くも膜下出血の原因の85％は，脳動脈瘤破裂によるものです．脳動脈瘤の多くは，こぶ状の形をしており，動脈の壁が弱いところに発生します．脳動脈瘤の発生には，複数の因子が複雑に関係しています．
- 脳動脈瘤の出血予防処置には，大きく分けて二通りの方法があります．開頭によるクリッピング治療と，カテーテルを用いた血管内治療です．
- カテーテルにより，血管の内側から金属製コイルを脳動脈瘤内に充填していく治療を「脳動脈瘤コイル塞栓術」といいます．
- 以下に，脳動脈瘤のコイル塞栓術について述べます．
- なお，くも膜下出血を発症した最重症例（Hunt & Hess分類のグレード5：深昏睡状態で除脳硬直を示し，瀕死の様相を示すもの）では，再出血予防治療の適応は原則としてありませんが，状態が改善した場合は処置を検討します．

1 脳動脈瘤コイル塞栓術

- コイル塞栓術は，大腿部など体表に近い動脈から血管内カテーテルを進めて治療を行います．頸部まで太い親カテーテルを留置し，その中に細いマイクロカテーテルを進め，脳動脈瘤内まで到達させます．このマイクロカテーテルから，脳動脈瘤内にコイルを充填します（図1，2）．治療は，X線透視下で行います．
- コイルの大きさや形には様々な種類があり，脳動脈瘤の大きさや形に合わせて適宜選択します．
- 脳動脈瘤への造影剤の流入が描出されなくなるまで，慎重にコイルを充填していきます．十分にコイルが充填できたら，手術終了となります．
- 起こりうる合併症として，コイルやカテーテルの穿通による出血，血管内操作に伴う血栓形成による脳梗塞，シース刺入部の血腫などがあります．合併症が起きた際は，厳重な血圧管理や，密な神経学的観察が必要となります．

2 コイル塞栓術の長所・短所

- コイル塞栓術の長所として，まず侵襲性の低さが挙げられます．局所麻酔と鎮静剤による治療が可能なため，高齢者や全身状態が不良な場合にも施行可能です．カテーテル挿入用のシース刺入部だけで治療できるため，開頭術と比べ切開部位が小さいです．また，血管の中から脳動脈瘤にアプローチするので，開頭術では到達困難な部位でも治療可能となることも長所と考えられます．
- 一方，脳動脈瘤内へのコイル充填率は体積比で3割程度であり，再出血に対する予防効果や長期的な根治性が開頭クリッピング術と比べて低いことが短所として挙げられます．また，脳動脈瘤自体が大きい場合，脳動脈瘤の入り口が大きい場合，入り口の近くに重要な血管が分岐している場合などは治療困難となります．治療中に脳動脈瘤から出血が起こった場合，十分な対応が困難なこともあります．
- これら短所を補うように，血管内の治療デバイスは日々進歩しています．瘤内留置後に膨らむコイルは充填率を向上させていますし，治癒効果をより高める目的で開発されたbioactive coilには期待がもたれています．脳動脈瘤の入り口が広い場合も，ステン

ト留置を併用することで，安全なコイル塞栓術が可能となっています．これらの進歩に伴い，脳動脈瘤に対するコイル塞栓術は，高い治療効果を得られるようになってきています．

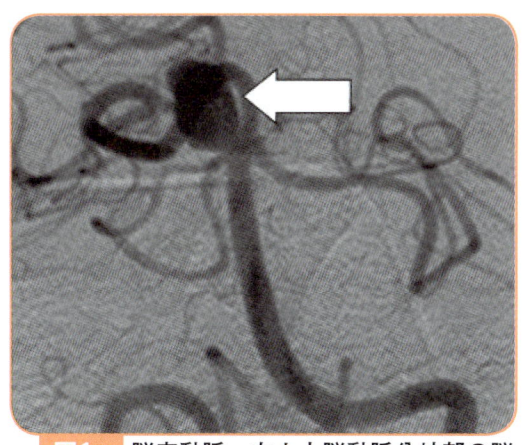

図1a 脳底動脈－右上小脳動脈分岐部の脳動脈瘤（矢印）

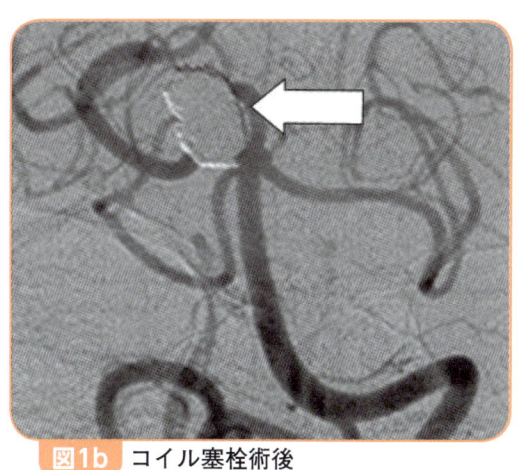

図1b コイル塞栓術後
脳動脈瘤内に十分コイルが充填され（矢印），分岐する血管の描出も問題ないことがわかる．

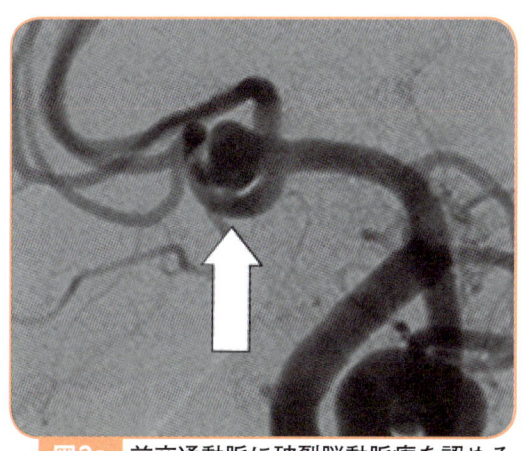

図2a 前交通動脈に破裂脳動脈瘤を認める（矢印）

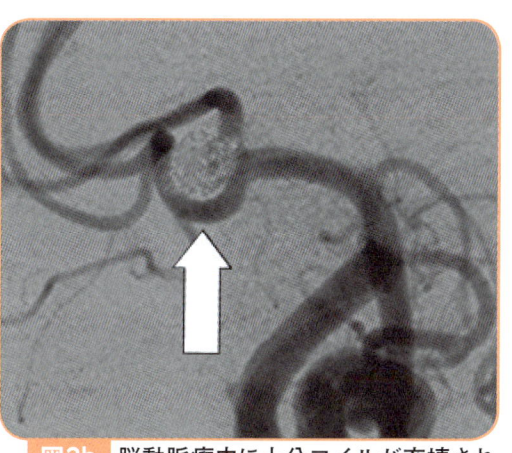

図2b 脳動脈瘤内に十分コイルが充填されている（矢印）

> **ワンポイントアドバイス**
> コイル塞栓術は，その低い侵襲性と高い治療効果により，脳動脈瘤に対する主たる治療となりつつあります．開頭クリッピング術との使い分けについても，十分な知識をもつようにしましょう．

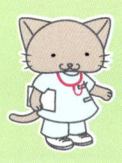

6章 主な脳卒中急性期の治療——血管内治療の適応と内容

Q64 CAS（頸動脈ステント留置術）とは？

A 頸動脈に高度狭窄を生じた際は，CEA（頸動脈内膜剥離術）かCAS（頸動脈ステント留置術）を行います．高位病変や全身麻酔困難例に，CASが選択されます．

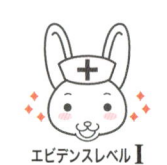

エビデンスレベルⅠ

回答者　脊山英徳

- 頸動脈狭窄症に対する治療は，2008年より頸動脈用ステントと遠位塞栓防止用デバイスが保険認可されたことで，治療例が増加しています．

1 手術適応

- 頸動脈は，脳に血流を送る最も重要な血管です．頸動脈が動脈硬化で狭窄してくると，脳梗塞発症の危険性があります．
- 現在，抗血小板薬や高コレステロール血症などの内服薬が充実しており，保存的治療の有効性が高くなっています．中程度の狭窄までは，保存的治療で経過をみるのが妥当です．
- 脳梗塞を発症した患者さんに頸動脈狭窄症を認めた場合，狭窄率が70％以上の時に治療が推奨されます．無症候性で偶然発見された場合は，狭窄率が80％以上の時に治療が推奨されます．
- CASとCEAの相補的な住み分けが大切です．狭窄部位の動脈硬化に潰瘍形成があったり，動脈硬化が非常に脆い性質と予想される場合は，CEAを行うのが妥当だと考えます．

2 術前管理

- 頸動脈狭窄症では，心臓の冠動脈の評価を術前に必ず行います．冠動脈疾患と頸動脈狭窄症が両方認められた場合は，冠動脈疾患の治療を優先させます．
- 狭窄部位の血栓予防と術後の急性閉塞予防のために，抗血小板薬は治療当日朝まで確実に服用してもらいます．
- CASは，金属を動脈内に留置するため，抗血小板薬は2種類内服することが必要です．また，状態が不安定な頸動脈狭窄症例では，ヘパリンの持続静注を施行したまま治療に臨みます．

3 治療の実際

a）セッティング

- CASは，一般に局所麻酔で行われます．INVOS（無侵襲混合血酸素飽和度監視システム）や，TCD（経頭蓋骨的ドップラー）モニターなどをセットします．酸素投与，鎮静薬投与を行います．

b）ステント留置

- ステントを狭窄部まで運ぶのに，親カテーテルを留置する必要があります．シースを動脈穿刺部に留置して，その中に親カテーテルを通す方法の場合は，8Frの太いシースが必要です．現在は，操作性の良い長いシースがあり，これ1本で狭窄部までアプローチする場合は，6Frの径で可能です．
- 通常，鼠径部の大腿動脈穿刺を行いますが，肘の上腕動脈穿刺で行うこともあります．上腕動脈穿刺の場合，治療後の安静が腕だけですみ，患者さんの負担や，エコノミークラス症候群のリスクを軽減できます．上腕動脈アプローチは，狭窄部への安定した接近とステント留置が困難な場合もあり，症例を選んで行われます．
- 親カテーテル，または親シースが留置できたら，全身ヘパリン化を行います．ACTを300秒近辺まで延長させます．
- まず，脳に血栓や動脈硬化の欠片が流れていかないように，狭窄の遠位部にプロテクションデバイスを

留置します．バルーンで遠位部の内頸動脈を閉塞するタイプと，細かい穴が開いたフィルター状のタイプの2種類があります．また，狭窄の近位部をバルーンで閉塞させて，脳側から心臓側に血流を逆転させる方法もあります．
- ステント留置に先立ち，前拡張を行います．ステントは，留置する位置が重要で，一度留置したものは動かせません（図1）．十分な拡張が得られなければ，後拡張を追加します．
- 留置後，フィルターへの目詰りなど確認して，手技終了となります．

c) 止　血
- 抗血小板薬2種類を継続し，術中にヘパリンも使用するため，動脈穿刺部の止血は重要です．特殊な止血デバイスを用いて止血します．

d) 術後管理
- 術後1週間程度は厳重な血圧管理を必要とします．「過灌流症候群対策」のためです．「過灌流症候群」は，高度な頸動脈狭窄症に伴う脳血流低下のため，脳血管が精いっぱい拡張して頑張っているところに，急に狭窄が改善されて大量の血液が流れることにより生じます．
- 症状として，頭痛，けいれん，不隠などが起こり，最も重篤な場合は脳出血を合併します．頸動脈内膜剥離術を施行した患者さんの約1％に認められ，発症した場合の死亡率は50％という非常に厳しい合併症です．
- 少なくとも1週間は，頻回な血圧測定が望まれます．

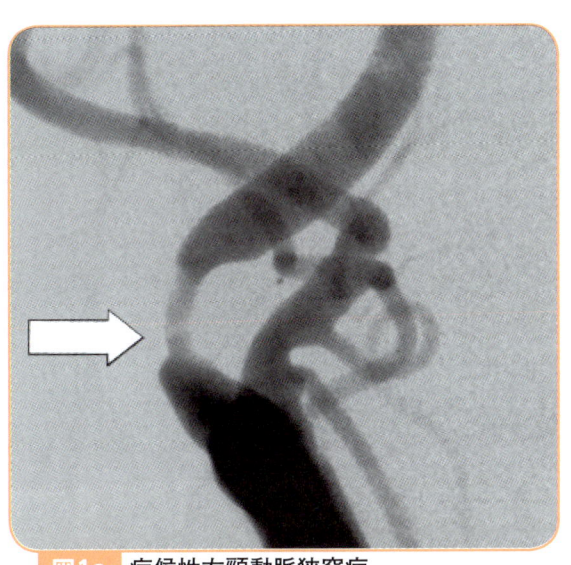

図1a 症候性右頸動脈狭窄症
内頸動脈に限局した高度狭窄を認める（矢印）．

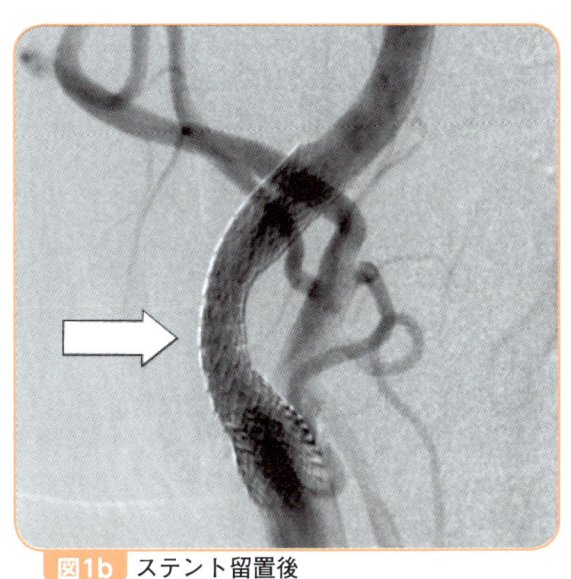

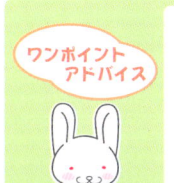

図1b ステント留置後
狭窄部位は十分に拡張している（矢印）．

ワンポイントアドバイス
① 24時間心電図モニターによる監視を行い，狭心症，心筋梗塞の早期発見に努めましょう．
② 新たな脳梗塞が合併することもあります．神経学的な観察も大切です．
③ 「過灌流症候群」は，頻度こそ低いですが，一度発症すると重篤な結果となることがあります．確実な血圧管理でほとんどが回避できますので，頻回な血圧測定を計画しましょう．

6章 主な脳卒中急性期の治療法——血管内治療の適応と内容

Q65 超選択的血栓溶解術とは？

A 閉塞した脳血管にカテーテルを誘導し，血栓に対して直接，ウロキナーゼ（UK），遺伝子組換え型プロウロキナーゼ（pro-UK）および遺伝子組換え組織型プラスミノーゲンアクチベーター（rt-PA）を局所動注する方法です．

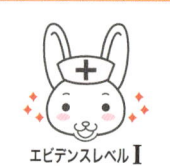

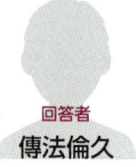

エビデンスレベルI

回答者 傳法倫久

1 超選択的血栓溶解術の大規模臨床研究

- 大規模臨床研究として，PROACT（Prolyse in Acute Cerebral Thromboembolism），PROACT II，MELT（Middle Cerebral Artery Embolism Local Fibrinolytic Intervention Trial）Japanの3つがあります（表1）．

2 PROACT, PROACT II

- 北米で行われた，発症6時間以内の中大脳動脈閉塞例を対象とし，pro-UK動注療法群とプラセボ群，ヘパリン静注療法群を比較したランダム化比較試験（Randomized Controlled Trial：RCT）です．
- 来院時のNIH stroke scale（NIHSS）が4〜29で，CT上梗塞巣がなく，発症から6時間以内に治療開始が可能な中大脳動脈塞栓性閉塞において有効であると報告されました．

3 MELT Japan

- 脳梗塞の画像診断の標準化や，超選択的血栓溶解術の治療手技の標準化を経て，わが国で行われたUKを用いた研究です．

- 来院時のNIHSSが4〜22と中等症以下で，CT上梗塞巣がないか軽微な所見に留まり，発症から6時間以内に治療開始が可能な中大脳動脈塞栓性閉塞において社会復帰率に優れると報告されました．

4 超選択的血栓溶解術の大規模臨床研究の結果を受けて

- PROACT，PROACT II，MELT Japanのメタ解析で，実薬群において予後良好例が有意に増加することが明らかになっていて，中大脳動脈閉塞に対する6時間以内の超選択的血栓溶解術の有効性が示されています．
- わが国の脳卒中ガイドライン2009では，『神経脱落症状を有する中大脳動脈塞栓性閉塞においては，来院時の症候が中等症以下で，CT上梗塞巣を認めないが軽微な梗塞にとどまり，発症から6時間以内に治療開始が可能な症例に対しては，経動脈的な選択的局所血栓溶解療法が推奨される』となっています．
- ただし，発症4.5時間以内に薬剤投与が可能な患者さんに対しては，rt-PA静注療法が第一選択になっていることに留意することが大切です．

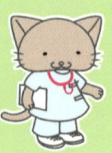

ワンポイントアドバイス 実際の臨床の現場では，中大脳動脈以外の部位（内頸動脈，椎骨脳底動脈）の塞栓性閉塞や，血栓性閉塞など，塞栓性閉塞以外の条件における超選択的血栓溶解術が安全に行われ，有効な治療として認識されています．しかし，その施行に当たっては，各施設ごとに倫理委員会の承認を得るなどの準備が必要です．

- また脳卒中ガイドライン2009では，『その他の部位の塞栓性閉塞やその他の条件で急性期局所血栓溶解療法（経動脈性）を行うことは，十分な科学的根拠はない』とも述べています．

5 rt-PA静注療法と超選択的血栓溶解術の併用について

- 2005年にわが国でrt-PA静注療法が認可され，今や標準治療として定着していますが，一方で閉塞血管部位によっては再開通率が低く，予後が悪いという問題点も明らかになってきました．
- そこでrt-PA静注療法無効例に対する追加治療のひとつとして，超選択的血栓溶解術を行うということがあります．
- IMS（Interventional Management of Stroke）study，IMS-Ⅱ studyというrt-PAを用いた超選択的血栓溶解術および静注併用療法の有効性および安全性を評価するために北米で行われた，多施設の単一治療オープンラベル試験があります（表1）．
- 両試験の結果，有効性および安全性が示されました．
- 血栓溶解薬の経静脈投与と経動脈投与の併用（bridging therapy）に関する15文献を統合解析すると，rt-PA静注療法のみの群を対照としている8文献との比較において，bridging therapyにより転帰良好は有意に増加し，症候性頭蓋内出血率や死亡率に差は認められないと報告されました．

表1 超選択的血栓溶解術の大規模臨床研究

研究名	研究デザイン	症例数	治療（数）	再開通率，%（TIMI≧2）	症候性頭蓋内出血，%	転帰良好，%	3ヵ月後の死亡率，%
PROACT	RCT	40	IA-rpro-UK（26）Plasebo（14）	IA-UK：57.7 Plasebo：14.3	IA-UK：15.4 Plasebo：7.1	IA-UK：30.8 Plasebo：21.4（mRS≦1）	IA-UK：26.9 Plasebo：42.9
PROACTⅡ	RCT	180	IA-rpro-UK（121）IV heparin（59）	IA-UK：66 IV heparin：18	IA-UK：10 IV heparin：2	IA-UK：40 IV heparin：25（mRS≦2）	IA-UK：25 IV heparin：27
MELT Japan	RCT	114	IA-UK（57）Control（57）	IA-UK：73.7 Control：―	IA-UK：8.7 Control：1.8	IA-UK：42.1 Control：22.8（mRS≦1）	IA-UK：5.3 Control：3.5
IMS	Single arm	80	IV-t-PA+IA-t-PA	56	6.3	30（mRS≦1）43（mRS≦2）	16
IMSⅡ	Single arm	81	IV-t-PA+IA-t-PA/EKOS	73	9.9	33（mRS≦1）46（mRS≦2）	16

mRS（modified Rankin Scale）
0＝まったく症候がない
1＝症候はあっても明らかな障害はない（日常の勤めや活動は行える）
2＝軽度の障害（発症以前の活動がすべて行えるわけではないが，自分の身の回りのことは介助なしに行える）
3＝中等度の障害（何らかの介助を必要とするが，歩行は介助なしに行える）
4＝中等度から重度の障害（歩行や身体的要求には介助が必要である）
5＝重度の障害（寝たきり，失禁状態，常に介護と見守りを必要とする）
6＝死亡

（文献1，2，3，6，7を参照して作成）

参考文献

1) del Zoppo GJ, Higashida RT et al：PROACT. a phase Ⅱ randomized trial of recombinant pro-urokinase by direct arterial delivery in acute middle cerebral artery stroke. PROACT Investigators. Prolyse in Acute Cerebral Thromboembolism. Stroke 29：4-11, 1998
2) Furlan A, Higashida R et al：Intra-arterial prourokinase for acute ischemic stroke. The PROACT Ⅱ study：a randomized controlled trial. Prolyse in Acute Cerebral Thromboembolism. JAMA 282：2003-2011, 1999
3) Ogawa A, Mori E et al：Randomized trial of intraarterial infusion of urokinase within 6 hours of middle cerebral artery stroke：the middle cerebral artery embolism local fibrinolytic intervention trial（MELT）Japan. Stroke 38：2633-2639, 2007
4) Fields JD, Khatri P et al：Meta-analysis of randomized intra-arterial thrombolysis trials for the treatment of acute stroke due to middle cerebral artery occlusion. J NeuroIntervent Surg 3：151-155, 2011
5) 脳卒中ガイドライン委員会：血栓溶解療法（動脈内投与）."脳卒中ガイドライン2009"協和企画, p52, 2009
6) IMS Study Investigators：Combined intravenous and intra-arterial recanalization for acute ischemic stroke：the Interventional Management of Stroke Study. Stroke 35：904-911, 2004
7) IMS Ⅱ Trial Investigators：The Interventional Management of Stroke（IMS）Ⅱ Study. Stroke 38：2127-2135, 2007
8) Mazighi M, Meseguer E et al：Bridging therapy in acute ischemic stroke：A systematic review and meta-analysis. Stroke 43：1302-1308, 2012

6章 主な脳卒中急性期の治療法——血管内治療の適応と内容

Q66 血栓回収術とは？

A 血栓回収デバイスであるMerci retrieval systemや血栓吸引デバイスであるPenumbra systemという，新規デバイスを用いて行われる治療をいいます．発症8時間以内の脳主幹動脈閉塞を有し，rt-PA静注療法非適応例・無効例に対して行われます．

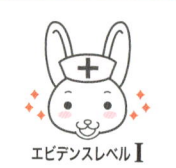

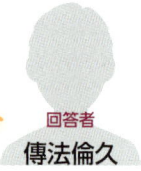

エビデンスレベル I

回答者 傳法倫久

1 Merci retrieval system

- 血管閉塞部位で，らせん状に巻かれたニッケルチタン合金製コイルとともにポリプロピレン製のフィラメントを展開し，血栓を絡ませて回収するシステムです．
- 2010年7月に，わが国で最初に承認された血栓回収用デバイスです．
- 本システムを用いた他施設オープンラベル単一治療試験として，MERCI（Mechanical Embolus Removal in Cerebral Ischemia）trialと，Multi MERCI trialがあります（表1）．
- 本システムを用いた血栓回収術は，高い再開通率と良好な転帰が得られ，発症8時間以内の脳主幹動脈閉塞を有し，rt-PA静注療法非適応例・無効例に対する有効性が示されています．
- 2011年2月までに15施設で治療を受けた119例を集積し，わが国におけるMerci初期治療成績についての後ろ向き調査が実施され，初期周術期成績は比較的良好であったとの報告がなされています．

2 Penumbra system

- 先端が膨らんでいるセパレータをカテーテルの中に出し入れし，再灌流カテーテル内の目詰まりを防ぎながら，吸引力の強いポンプに接続された再灌流カテーテルで血栓を吸引し回収するシステムです．
- 本システムを用いた臨床試験として，2009年に報告されたオープンラベル単一治療試験であるPenumbra Pivotal Stroke Trialと，2010年に報告されたPenumbra承認後の欧米7施設における連続157例の後ろ向き調査であるThe POST Trialがあります（表1）．
- Penumbra Pivotal Stroke Trialの結果では，再開通率が高率にもかかわらず再開通例での予後良好例が比較的少数であり，再開通が予後良好に関与する傾向は認められたものの，MERCI trialやMulti MERCI trialのような明確な有意差には至りませんでした．
- The POST Trialでは，再開通と転帰の有意な関連が見出され，後方視的調査ではありますが，高い再開通率とそれに伴う予後改善効果が示され，特に実地臨床における有効性を示唆する結果でした．
- 2009年9月に，大径の再灌流カテーテルである054システムが認可され，その安全性・有効性を確認する目的でThe SPEED Trialが行われました．手技時間の大幅な短縮と非常に高い再開通率が報告されています．

3 Stent retrieverを用いた血栓回収術

- Stent retrieverはわが国では未承認ですが，欧米ではSolitaire AB/FR，Trevo，Revive，Aperio，Captureなどのstent retrieverが使用されています．
- Solitaire AB/FR，Trevo，Reviveの治療成績が報告され，いずれも高い再開通率が得られ，有意に転帰良好で，手技合併症も低いことが示されています．
- 米国で行われたSolitaire FRとMerciを比較するランダム化比較試験であるSWIFT（Solitaire FR With the Intervention For Thrombectomy）studyでは，Solitaire FRの成績が良好なことが示されました．
- わが国への早期の導入が期待されます．

表1　急性期脳梗塞に対する MERCI Retrieval System/Penumbra System を用いた臨床試験

研究名	症例数	研究デザイン	再開通率，(TIMI>2)	重篤な手技関連有害事象，%	症候性頭蓋内出血，%	転帰良好，%（mRS≦2）	3ヵ月後の死亡率，%
MERCI trial	141	Single arm	48.2 60.3 (+追加治療)	7.1	7.8	27.7	43.5
Multi MERCI trial	164	Single arm	54.9 68.3 (+追加治療)	5.5	9.8	36	34
Penumbra Pivotal Stroke Trial	125	Single arm	81.6	2.4	11.2	25	32.8
The POST Trial	157	retrospective	87	5.7	6.4	41	20

mRS (modified Rankin Scale)
0=まったく症候がない，1=症候はあっても明らかな障害はない(日常の勤めや活動は行える)
2=軽度の障害(発症以前の活動がすべて行えるわけではないが，自分の身の回りのことは介助なしに行える)
3=中等度の障害(何らかの介助を必要とするが，歩行は介助なしに行える)
4=中等度から重度の障害(歩行や身体的要求には介助が必要である)
5=重度の障害(寝たきり，失禁状態，常に介護と見守りを必要とする)
6=死　亡

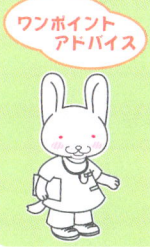

（文献1, 2, 4, 5, 7を参照して作成）

> **ワンポイントアドバイス**
>
> 今後，多くのデバイスが誕生することで，血栓回収術はますます広く行われていくようになると思います．これらの治療を行う際には，各種画像検査を駆使し，治療適応症例をしっかりと見極め，かつ症例ごとに適切な治療法を選択(デバイス選択)していくことが，きわめて重要となります．安全で治療効果の高い手技が，患者さんの福音となることを期待しています．

参考文献

1) Smith WS, Sung G et al：Safety and efficacy of mechanical embolectomy in acute ischemic stroke：results of the MERCI trial. Stroke 36：1432-1438, 2005
2) Smith WS, Sung G et al：Mechanical thrombectomy for acute ischemic stroke：final results of the Multi MERCI trial. Stroke 39：1205-1212, 2008
3) 坂井信幸, 植田敏浩 他：MERCIリトリーバーを用いた急性脳動脈再開通療法─我が国における初期周術期成績. Journal of Neuroendovascular Therapy 5：23-31, 2011
4) Penumbra Pivotal Stroke Trial Investigators：The penumbra pivotal stroke trial：safety and effectiveness of a new generation of mechanical devices for clot removal in intracranial large vessel occlusive disease. Stroke 40：2761-2768, 2009
5) Tarr R, Hsu D et al：The POST trial：initial post-market experience of the Penumbra system：revascularization of large vessel occlusion in acute ischemic stroke in the United States and Europe. J Neurointerv Surg 2：341-344, 2010
6) Yoo AJ, Frei D et al：The Penumbra Stroke System：a technical review. J NeuroIntervent Surg 4：199-205, 2012
7) Saver JL：Primary Results of the SOLITAIRETM With the Intention for Thrombectomy(SWIFT)Multicenter, Randomized Clinical Trial. International Stroke Conference 2012 Abstract online

7章 脳卒中治療後の観察のポイントとケア

Q67 治療後の意識レベルの低下は，何が原因となりますか？

A 脳卒中の進行，再発などを念頭において迅速に原因を検索する必要があります．特に，脳主幹動脈の急性閉塞，出血性脳血管障害の出現の有無を確認しましょう．

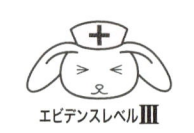

エビデンスレベルⅢ

回答者
綾野水樹

1 意識レベルの低下の原因

● 脳卒中の治療後に起こる意識レベルの低下の原因は，多岐にわたります．発症の様子，経過（突然なのか徐々に進行したのか）に加え，けいれん，共同偏視，片麻痺，嘔気・嘔吐などの随伴症状の有無は原因を特定するうえで重要です．

①原疾患と直接関係のあるもの
  ・くも膜下出血後の脳血管攣縮
  ・脳梗塞の進行，増悪
  ・出血性脳血管障害の出現（出血性梗塞や脳内出血）
  ・急性脳腫脹

②周術期であることに関連して
  ・麻酔からの覚醒の問題
  ・術後出血（開頭手術後の急性硬膜下血腫やドレーン挿入部の血腫など）
  ・過灌流症候群（頸動脈内膜剥離術，頸動脈ステント留置術や頭蓋外内バイパス術などの血行再建術の術後）
  ・術後感染

③脳損傷に関連するもの
  ・症候性てんかん

④その他
  ・血糖異常
  ・電解質異常
  ・意識障害の鑑別として"AIUEOTIPS"（アイウエオチップス）というチェックリストがあります（表1）．

表1 AIUEOTIPS

A	Alcohol	アルコール
I	Insulin	高血糖，低血糖
U	Uremia	尿毒症
E	Encephalopathy	脳症
E	Electrolytes	電解質異常
E	Endocrine	内分泌疾患
O	Oxygen	低酸素
O	Overdose	薬物中毒
T	Trauma	外傷
T	Temperature	高体温，低体温
I	Infection	感染症
P	Psychiatric	精神疾患
P	Porphyria	ポルフィリア
S	Shock	ショック
S	Seizure	けいれん，てんかん
S	Stroke	脳卒中

● 上記に示した脳卒中関連の原因以外にも，脳症やショックに伴う意識障害もあります．鑑別診断に用いましょう．

2 意識レベルの低下への対応

● まず，呼吸・脈拍・血圧・体温などバイタルサインを確認します．それと同時に，眼位や眼球運動，瞳孔など，脳神経症状を確認することも重要です．
● 頭蓋内出血や脳浮腫により頭蓋内圧が急激に上昇す

ると，収縮期血圧上昇と徐脈がみられます（Cushing現象）．瞳孔不同にCushing徴候，片麻痺といった脳ヘルニアによる徴候を呈する意識障害は緊急性が高く，集中治療による頭蓋内圧コントロールが必要となります．

ワンポイントアドバイス
意識レベルの低下の原因は多彩です．起こした脳卒中の病型を把握し，治療内容を理解していることが大切です．

参考文献

1) 水野美邦 編："神経内科ハンドブック 第4版" 医学書院，2010
2) 小畑達郎 編："当直医マニュアル2013 第16版" 医歯薬出版，2013

7章 脳卒中治療後の観察のポイントとケア

Q68 治療後に瞳孔不同が出現しました．その対応は？

A 瞳孔不同の出現は，極めて危険な徴候のひとつです．ただちに意識レベルとその他のバイタルサインの確認をしなければなりません．特に意識レベルの低下がある時は，生命の危険があります．ただちに医師に連絡しましょう．

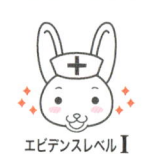

エビデンスレベルⅠ

回答者
末松慎也

1 対光反射

- まず瞳孔不同ですが，左右の瞳孔径が0.5 mm以上異なる時を瞳孔不同としています．
- 瞳孔の大きさは，暗い状態で広がり（散瞳），明るい状態では小さく（縮瞳）なります．
- 光刺激を受けた網膜からの信号が，視神経（第Ⅱ脳神経）を通って最終的に中脳にあるEdinger-Westphal核（E-W核）に到達します．ここまでが対光反射の起こる前半部分にあたります．
- E-W核からの刺激は，動眼神経（第Ⅲ脳神経）を介して虹彩の瞳孔括約筋に到達し，ここでようやく縮瞳が起こります（図1）．

2 瞳孔不同

- 瞳孔不同が起こるのは上述した反射の経路のどこかに異常がある時だということがわかると思います．
- つまり，片目から光刺激が入らなくなった時（眼底出血や視神経損傷）や，片方の動眼神経に圧迫や損傷が生じている時などです．

3 脳ヘルニアと瞳孔不同

- 頭蓋骨のなかは，小脳テントといわれる膜で上下に分けられています．テント上には左右の大脳半球と中脳があり，中脳はテントをテント切痕と呼ばれる穴を貫いてテント下に続いています．
- 脳出血や脳梗塞，脳腫瘍などで大脳半球がむくんでいる時に頭蓋内の圧が高くなると，脳は逃げ場を探して，側頭葉の内側がこのテント切痕から脱出しようとします．
- この状態をテント切痕ヘルニアと呼びますが，中脳から出た動眼神経はテントの上を走っているので，この状態になると動眼神経は脳ヘルニアにより圧迫されてしまいます（図2）．これが瞳孔不同の原因となります．

4 脳圧が亢進している場合の対応

- 瞳孔不同が出現していたら，治療は一刻を争います．原因に対する治療を行わなければなりません．
- 血腫があれば開頭血腫除去を行うこともありますし，脳の浮腫が原因であればグリセロールやマンニトールなどの脳圧降下薬の投与や，バルビツレート療法・低体温療法が行われることがあります．また外減圧術といって，頭蓋骨をはずす手術を行うこともあります．

> **ワンポイントアドバイス** ある程度意識がはっきりしている患者さんの場合，瞳孔不同などの所見が出る前に，頭痛や嘔気・嘔吐などの脳圧亢進の症状が出ることがあります．これらの症状が出現したら，特に今後の変化に注意が必要です．

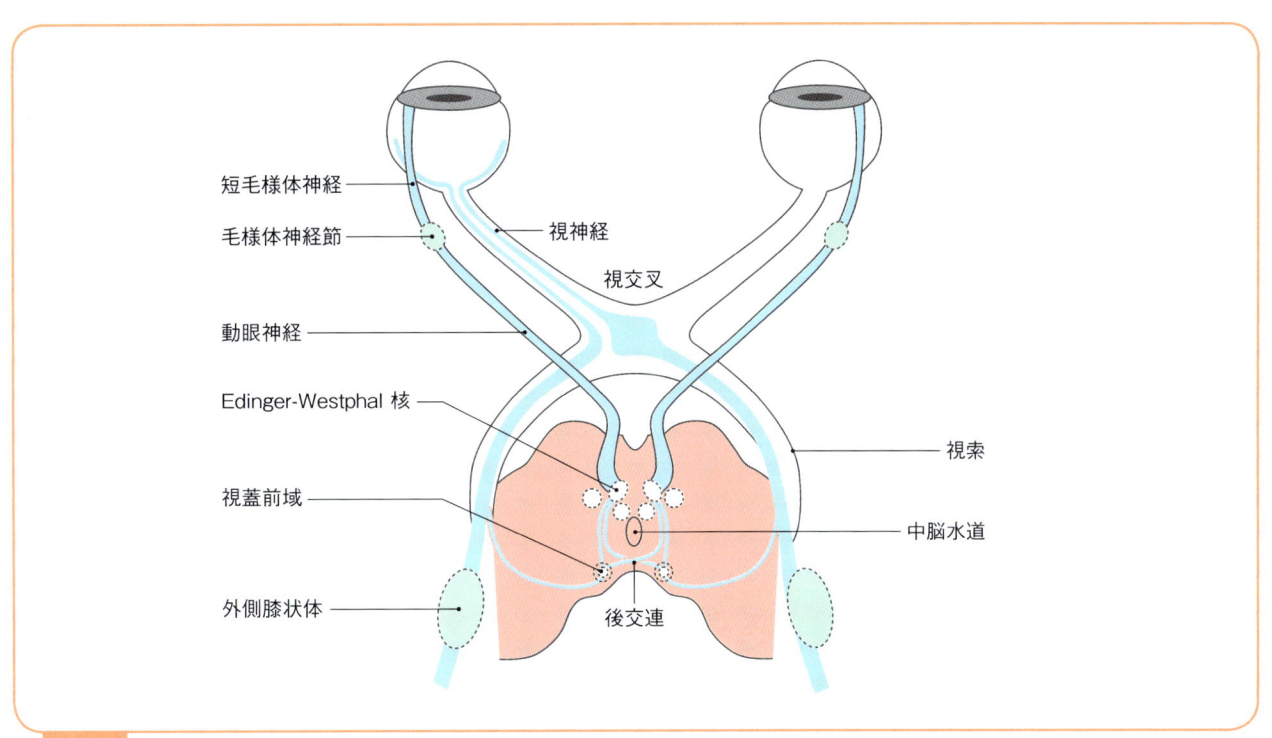

図1 対光反応の経路

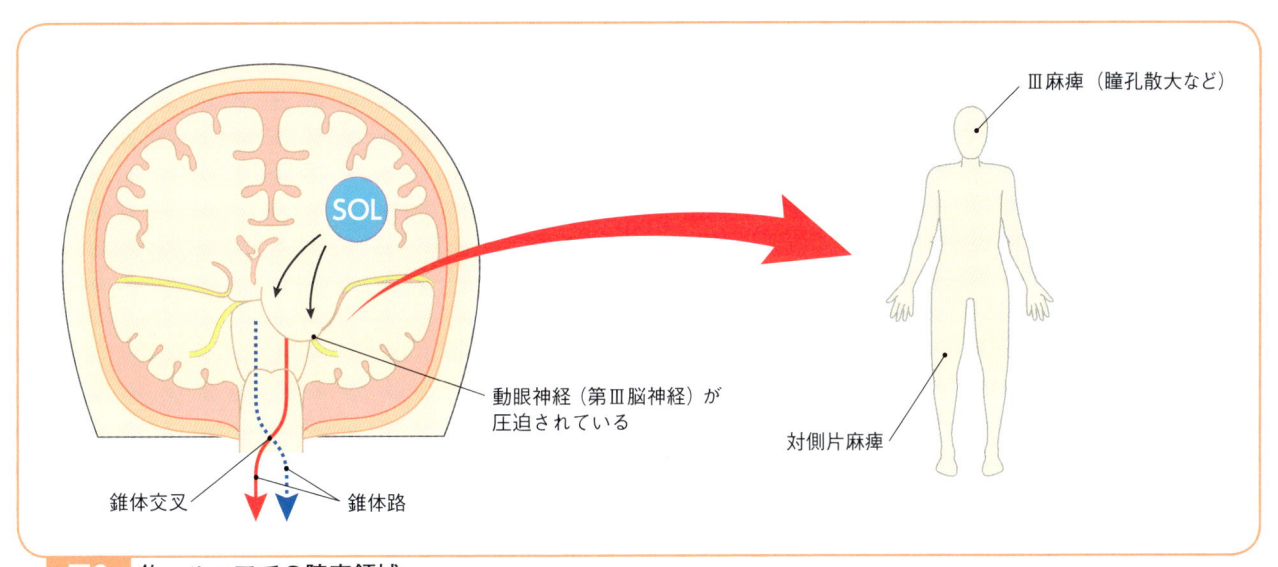

図2 鉤ヘルニアでの障害領域
鉤ヘルニアとは側頭葉の鉤または海馬回がテント切痕ヘルニアを起こすこと．

参考文献

1) 太田富雄：頭蓋内圧亢進と脳ヘルニア．"脳神経外科学Ⅰ 改訂11版"太田富雄 他 編，金芳堂，pp175-227, 2012

7章 脳卒中治療後の観察のポイントとケア

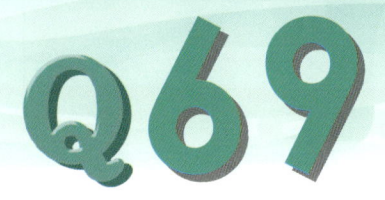

Q69 治療後に強まった頭痛の観察の要点は?

A 痛みの訴えだけにとらわれず,他の神経学的所見がないか(例えば麻痺や失語,意識の変容など),バイタルサインの変動はないか(血圧は高くないか,脈拍は速くないか)などをチェックすることが必要です.機械的に疼痛処置を行う前に,頭痛の発生原因を考える習慣をつけましょう.

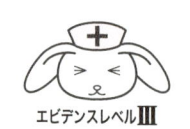

エビデンスレベルⅢ

回答者 阿部泰明

1 頭痛をきたす病態

- 頭部の組織のうち,血管や硬膜には痛覚受容器が存在しますが,脳実質そのものには痛覚受容器がないため痛みを感じません.頭蓋内の組織が刺激された時に,別の部位が痛いと感じることがありますが,これを関連痛といいます.
- 以下に,頭痛の起こる病態を記します.

  頭痛の病態
  1) 痛覚感受部位に炎症が起こった場合
  2) 痛覚感受部位が圧迫・牽引された場合
  3) 頭部,頸部の筋肉が持続的に収縮した場合
  4) 脳神経や脊髄神経が圧迫された場合

2 具体的な注意点

a) 術後創部痛

- 呼吸性の変動などがない頭部の手術創は,疼痛が軽い場合が多いです.2~3日経過した後は,手術創に対する痛みは減ってきます.
- 前頭側頭部の手術では,ものを咬むための筋肉に切開が入るので,食事の時に手術した側に痛みを訴えることがあります.この場合,痛みであまり口を開けないままにしておくと,そのまま開口障害が残存することがあります.
- 後頭部の手術では,肩を引いた手術体位や,後頸筋群という頭を支える筋肉に切開が入るため,肩こりや締め付けられるような頭痛を訴えることがあります.この場合,手術直後というよりも慢性的な疼痛として残ることがあるので,湿布などの適切な対症療法が大切です.
- 手術創の感染症にも注意すべきで,発熱や創部に発赤がないかなどの観察が大切です.

b) 頭蓋内圧亢進

- 頭蓋内圧環境は,周囲を頭蓋骨で囲まれて容積が一定です.ある程度の病変容積までは,代償機構により圧上昇は緩和されます.しかし,代償機構を超えて病変容積が増大した場合,わずかな容積の増大に対して急激な頭蓋内圧の亢進をきたすため注意が必要となります(図1).
- 術後数時間の間は,硬膜外・硬膜下血腫や皮下血腫による頭痛に対して,注意が必要です.血圧上昇や徐脈など,頭蓋内圧亢進による症状を伴ったり,術後一度は覚醒していたのに意識レベルが低下したり,瞳孔不同などがみられれば,速やかに主治医に報告して,頭部CTなどの準備をしなければなりません.
- 脳血管奇形摘出術や浅側頭動脈-中大脳動脈吻合術,頸動脈内膜剝離術,頸動脈ステント留置術など,術前と術後で脳の血液の流れが大きく変化する手術を受けた患者さんが頭痛を訴えた場合は「過灌流症候群(流れすぎ)」が起こっている可能性があります.
- 今まで少ない血流で頑張っていた脳に,急にたくさんの血流が回ってくると頭痛を生じることがあります.対処しきれないほど血流が増加すると,脳出血を起こし,場合によっては生命に危険が及ぶこともあります.
- くも膜下出血後の脳血管攣縮が生じた際にも,頭痛を訴えることがあります.その他の症状と合わせて,注意深く観察しましょう.

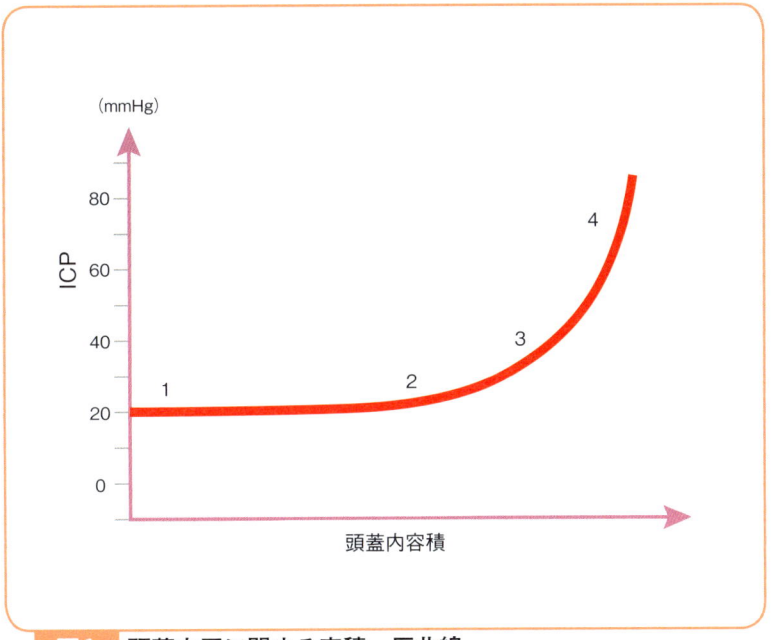

図1 **頭蓋内圧に関する容積 – 圧曲線**
頭蓋内圧 – 容積曲線．点1～4へ進むに従ってコンプライアンスが減少し，容積の増加がより大きな圧の上昇を起こすようになる．ICPがすでに上昇している時，頭蓋内容積が少しでも増加すると顕著な頭蓋内圧亢進をひき起こす（点3）．

ワンポイントアドバイス
治療後の頭痛は，原因がひとつではない場合もあるため，十分な検査と観察を行い対応する必要があります．

参考文献

1) 脳卒中合同ガイドライン委員会："脳卒中治療ガイドライン2009" 協和企画，2009
2) 田村　晃，松谷雅生，清水輝夫 編："EBMに基づく脳神経疾患の基本治療指針 改訂第3版" メジカルビュー社，2010

7章 脳卒中治療後の観察のポイントとケア

Q70 バイタルサインの変動は,どのような原因が考えられますか?

A バイタルサイン→血圧,心拍数,末梢血酸素飽和度(SpO₂),呼吸回数,体温など挙げればきりがありませんが,これらはベッドサイドでモニタリングされ,通常の病状経過表には記録されています.バイタルサインは,急変時のABCの機能が正常に行われているか,その機能バランスがどの程度崩れているかの指標となります.

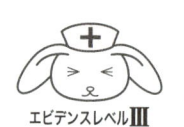

エビデンスレベルⅢ

回答者 鳥居正剛

- まずは,おさらいです.
- A (airway), B (breath), C (circulation), もっと単純にいうと,空気を取り込む通路はあるか,空気を持続的に取り込んでいるか,取り込んだ酸素は全身に回っているか,この3点が急変時のバイタルサインの観察のポイントです.

1 呼吸について

- A (Airway) 空気の通路の確保, B (breath) 空気の出し入れ → 呼吸回数
- 正常は,毎分8回から25回と考えます.この通路が少しでも閉塞するものが存在すると,1回の呼吸での空気の量が減ります.
- 例えば,気道閉塞(痰の存在,気道異物,気道自体の変性,周囲からの血液の貯留)が存在すると,1回あたりの取り込む酸素の量が減るため,体が本来欲している酸素の量を補うために,回数が増えます.
- 一方,体内の酸素は足りていても,過剰な二酸化炭素を排出するために,1回の呼吸では不十分な量の肺活量では,回数を増やすことになります.

2 循環について

- C (circulation) 循環 → 血圧,心拍数 末梢血酸素飽和度 (SpO₂)
- 血圧は,収縮期圧,拡張期圧とありますが,簡単には上の値,下の値です.心臓の収縮で最高に強い時の圧力,心臓が広がりきった時の圧力の差(脈圧)で,血液が全身の隅々までいきわたります.これを,1分間当たり何回送り出したかが心拍数といえます.

- 脈圧(血圧上の値-血圧下の値)×心拍数=全身への血流の循環
- といったイメージです.精密な心拍出量などはもう少し複雑な計算式になりますが,循環動態のイメージはこの式でとらえましょう.
- よって,ショックの時は当然,脈圧も低くなるため,循環血液量が低下し,全身の臓器障害が発生します.脈圧が下がれば循環血漿量を保とうとして,心拍数が上昇します.それでも,補えない時には,末端まで酸素が行き届かないため,末梢血酸素飽和度(いわゆるSpO₂)が低下し臓器障害が発生します.

＊　＊　＊

- というように,バイタルサインは生命維持のために最低限必要な機能がなされているかを表しています.

3 体温について

- 体温測定の根本は,体の中での代謝によって産生される熱を測っています.さらに具体的にいうと,体温は体の中での活動の度合いを示しています.
- 病院を受診する人は,体の中で何らかの活動が活発になり,「熱が出た」とのことで外来,もしくは入院しています.
- そもそも健常な人でも,運動をすればそれだけで体温は平熱を超えます.これは,各種の筋活動でブドウ糖が酸素を用いエネルギーに変えられて熱を産生している証拠です.
- ただし,病気といわれている人は,運動はしなくても体内のどこかで,エネルギーを必要としている状態で体温上昇が起こっています.

- 良い例が，感染症です．体内に入ってきた細菌，ウイルスを排除するために，もともと備わっている免疫機能が活発になり体温が上昇します．
- 感染症以外で，熱が上がるとしたら，膠原病（免疫システムそのものが誤作動し，自分の体内臓器を攻撃し，熱を産生），悪性腫瘍（腫瘍細胞との闘いで熱が産生），外科手術後には手術で切られたところを修復する作用の時に熱が産生するなど，共通しているのは体の中でエネルギーが過度に必要となった時に発熱は認められると捉えましょう．
- ただ，皆さんも経験があると思いますが，37℃以上の発熱が認められると全身倦怠感，さらに上がると関節痛が出現してきます．高齢者では，これだけでも脱水が生じ，二次的な疾患が追加される可能性があります．
- よって，早めに発熱を下げるといった対症療法が必要です．ただし，原因検索は必須です．
- 感冒のようにすぐに診断がつけばよいのですが，発熱の中には初診時の時点では原因がわからないものが，ほとんどです．
- 対症療法，根本治療のどちらを優先させるかは，医師の判断，経験にもよります．個人的には，発熱は早目に下げつつ，患者さんの体力を回復させる治療を開始します．同時に，原因の検索もバックグラウンドも考慮に入れ対応しています．
- このときに，バイタルサインの呼吸回数，血圧，心拍数，酸素飽和度の推移が，体温上昇の原因検索，全身状態の把握に必要になります．
- 例えば，
  - ・発熱＋血圧低下＋心拍数上昇
  - →感染症による発熱．循環血漿量の低下により，血圧の低下，これを補うために心拍数を挙げている状態
  - →補液にて循環血漿量をサポートし，解熱させつつ感染症の精査，治療開始

  - ・平熱＋血圧上昇＋心拍数正常
  - →体はエネルギーを必要としていない．全身末端まで通常の圧力では届きにくい状態
  - →動脈硬化による高血圧症
  - →降圧薬の投与

  - ・平熱＋血圧低下＋心拍数上昇＋酸素飽和度低下
  - →循環血漿量が低下している
  - →体内のエネルギーの必要としている部位はなさそう
  - →循環の障害を検索（心筋梗塞，心不全，出血 他）

- バイタルサインの各種の組合せで考えると，ありとあらゆる疾患が挙げられます．まず，患者さんの現在の疾患，既往疾患からどのような経過が考えられるかを予測しながら，バイタルサインの経過をたどると，ドクターコールの必要な時，不要な時がみえてくると思います．

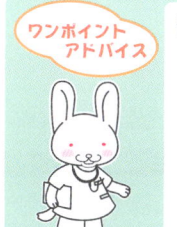

ワンポイントアドバイス　普段のバイタルサインをみるときにも，体温とそれ以外で分けて解釈してみましょう．

7章 脳卒中治療後の観察のポイントとケア

Q71 治療後のドレーン管理の基本について教えてください

A 脳神経外科領域で使用するドレーンは，図1に示すものがあります．ドレーンのin，outのtubeの場所，どのくらいの強さで液体をひくかを常に考えることがドレーン管理の基本です．

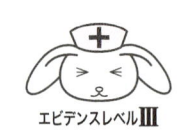

エビデンスレベルⅢ

回答者 鳥居正剛

- ドレーン管理に関しては，いろいろな本で解説されていますし，実際の現場でもこれについての質問は毎回あります．にもかかわらず，インシデントも多いのが，このドレーン管理です．
- これは一様に，管理する人がドレーンの入っている場所の解剖があやふやなために生じています．誤作動，コール忘れなどのインシデントをみると，ドレーンの機序の理解不足が否めません．
- 実は，ドレーン管理については小学校の理科の知識が必要となります．ドレーンは，簡単にいうとチューブつまり，管で，中に流体を流します．ものが右から左に流れるためには，何が必要かというと圧力の差が必要になります．これがドレーン理解の第一歩です．

1 脳室ドレーン

- 脳内の内髄液を産生する脈絡叢が存在する脳室にドレーンを留置しています．
- これがスタート地点，脳内の圧力ですから5～15cmの水柱の圧力になります．
- ここからは，圧力緩和コックが存在するドレナージ回路が使用されます（図2）．
- この緩和コックですが，何のために存在するかというと，ゴール地点の圧力を1cm間隔で調整したいために存在しています．
- 髄液の流出経路の途中が，血腫，腫瘍にて閉塞している場合には，一時的にこのチューブが必要となります．
- CT followをしながら，水頭症の悪化の有無を判断し，ドレナージの高さの調節，抜去のタイミングを決定し，また，髄液採取のルートとして，また脳内出血などのトラブル発見のモニターにも使用しています．

2 脳槽ドレーン

- 脳室と脳槽は，基本的に違います．この脳槽は，髄液路の最終地点で吸収される場所の近くです．主に場所は，手術で開放した脳の隙間に挿入しています．
- 入っている場所は繰り返しますがくも膜の下ですので，くも膜下出血の患者さんの場合は，出血成分を外部に出すためにドレナージします．
- 髄液流出路の最後の場所なので，圧コントロールは脳室ドレーンよりは大雑把で，1日200mL前後を排出していきます．
- 高さも5～15cmにて固定が多いです．

3 脊髄ドレーン

- 前述の脳槽ドレーンと同様で，髄液流出路の最後の部分，吸収側ともいえる地点に留置します．腰椎から髄腔内に30～40cm挿入しています．
- このため，圧力からのコントロールは不可能であり，排出量から高さの設定をします．
- 扱い方は，脳槽ドレーンと同様です．

4 硬膜下ドレーン

- 字の如く，硬膜の下に留置します．また，くも膜の上に留置されています．
- 慢性硬膜下血腫の場合は，硬膜下にこのドレーンが

挿入されており，内容物を外に排出したり，また，脳表の操作を行った場合に，脳表からの危険な出血をいち早く察知するために留置したりします．
- 脳表に入っており，髄液が主に排出される場合は，圧開放コックを用いたものを使用し，慎重に排出させます．
- 血液成分，慢性硬膜下血腫成分の排出を行う場合は，ベッド上にバッグをおいて閉鎖式回路にて排出を行います．閉鎖式の場合は圧の開放ができないため，バッグの場所が圧を決定します．

5 硬膜外ドレーン

- 字の如く，硬膜の外にドレーンを留置します．よって骨の下，骨がない場合は皮膚の下となります．
- 硬膜外の空間と，ベッド上の圧格差で内容物を吸引します．
- 内容物は，血液成分，皮弁からの滲出液です．

6 皮下ドレーン

- 皮膚の下，骨の上に留置します．骨がない場合は，硬膜外ドレーンと同義になります．
- 扱いは，硬膜外ドレーンと同様です．

図1 脳神経外科で使用するドレナージシステム

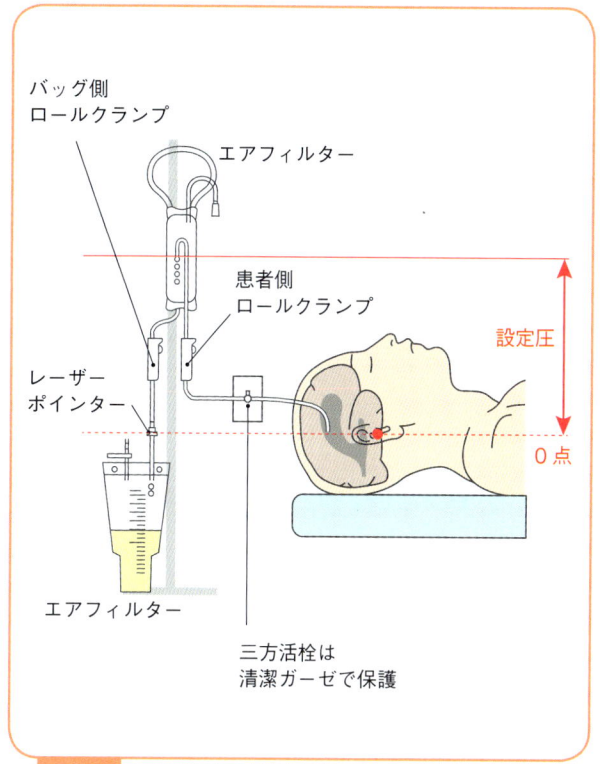

図2 脳神経外科領域のドレナージ回路

ワンポイントアドバイス
内容物が髄液か否かで排出に使う回路が違い，くも膜の下か，上かで変わってきます．
髄液を排出する場合では，量は慎重さが必要ですが，それ以外の場合は，排出される内容物は手術などによる滲出液などですのでどんどん出しましょう．

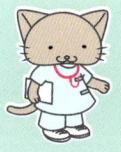

参考文献
1) 武富英子 他：ドレーン，シャント管理．BRAIN NURSING 28：467-473，2012
2) 圓山麻子 他：術後患者への看護の基本．BRAIN NURSING 28：480-490，2012

8章 脳卒中慢性期の再発予防（二次予防）

Q72 脳卒中慢性期の全身管理について教えてください

A 脳卒中慢性期の全身管理は，原因により異なります．不整脈を原因とする心原性塞栓症においては抗凝固療法を，動脈硬化を原因とする脳梗塞では生活習慣病など危険因子の管理と抗血小板療法を行います．脳出血やくも膜下出血では血圧管理，生活習慣病のコントロールの他に，けいれん対策や水頭症管理などがあります．

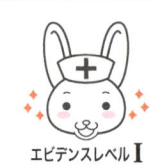

エビデンスレベルI

回答者 横矢重臣

- ここでは，血圧管理（Q73で詳述）以外の生活習慣病について説明します．

1 脳梗塞の治療（表1）

a) 血糖コントロール
- インスリン抵抗性改善薬のピオグリタゾンによる糖尿病の治療は，脳梗塞の再発予防に有効であるといわれています．

b) 脂質異常症のコントロール
- 高用量のスタチン系薬剤投与で，脳梗塞再発率の有意な低下が示されています．また，低用量のスタチン系薬剤で脂質異常症を治療中の患者さんにおいて，EPA製剤の併用が脳卒中再発予防に有効であるともいわれています．

c) 飲酒指導
- 脳梗塞の発症率は，少量から適量のアルコール摂取では低下，大量摂取では増大します（Jカーブ現象といいます）．
- 脳出血では，アルコール量と直接的に比例して発症率が増加することが知られています．
- 具体的には，日本酒に換算して1日3合（純エタノール70g）以上の飲酒は，非出血性脳卒中では1.7倍，出血性脳卒中では3.4倍，全脳卒中では1.9倍の危険率を上げるとの報告があり，アルコールの大量摂取には注意しなければなりません．

d) 喫煙指導・メタボリックシンドローム
- 喫煙，肥満，運動不足などは，動脈硬化の危険因子として挙がっており，脳卒中の発症・再発予防管理としても重要です．

e) 抗凝固療法・弁膜症を伴わない心房細動（NVAF）
- 心房細動は，脳梗塞発症リスクを2～7倍高くする確立した危険因子です．
- ワルファリンにてコントロールを行いますが，出血合併症のリスクを考慮し，目標値が異なります．

表1 慢性期管理に関するグレード

グレードA	グレードB	グレードC
少量の飲酒 禁煙 非心原性脳梗塞に対する抗血小板療法 脳梗塞に対する血圧コントロール 心房細動に対するワルファリン 脳卒中後うつに対する抗うつ薬	心房細動に対する抗血小板薬 脳代謝改善薬・脳循環改善薬 脳出血に対する血圧コントロール	血糖コントロール 脂質異常症コントロール ヘマトクリット高値に対する治療 フィブリノーゲン高値に対する治療 高ホモシスチン尿症に対する葉酸 先天性出血素因に対するワルファリン メタボリックシンドローム・肥満の管理 抗リン脂質抗体陽性者に対するワルファリン SLE合併例に対するステロイド けいれん対策

（文献1より引用）

- 一般的にはINR 2.0～3.0が目標値になりますが，70歳以上の弁膜症を伴わない心房細動のある脳梗塞，または一過性脳虚血発作のある患者さんではINR 1.6～2.6が目標値となります．
- リウマチ性心臓病，拡張型心筋症などの器質的心疾患を有する症例にはINR 2.0～3.0，機械人工弁をもつ患者さんではINR 2.0～3.0以下にならないようにコントロールします．
- 2011年，ダビガトラン（プラザキサ®）という抗凝固薬が国内承認されました．治療域が広く，血中モニタリングの必要性がないことや，肝臓の薬物代謝酵素の影響を受けづらいこと，早期の効果発現などからワルファリンを使用しにくい場合などには処方されつつあります．

f) 非心原性脳梗塞（アテローム血栓性脳梗塞・ラクナ梗塞）
- 抗血小板療法を行います．アスピリン75～150mg/日，クロピドグレル75mg/日，シロスタゾール200mg/日，チクロピジン200mg/日を内服します．

2 脳出血の治療

a) 遅発性けいれん（発症後2週間以降）
- 出現例では，抗てんかん薬の投与が考慮されます．
- 皮質に及ぶ病変であることや重症であることが，有意なリスクファクターとする報告が多いようです．
- 非発作時の内服治療については，発作型に応じた推奨薬剤があります．難治性てんかんに対しても最近は新規抗てんかん薬の登場などで飛躍的に治療が進歩しています．

b) うつ病
- 発症機序には諸説あり，いまだ解明されていないのが現状です．診断にも，SDS，HAM-D，DSM-Ⅳ，BDI，JSS-Dなど様々あるようで，診断を困難にさせうる一因となっています．
- 薬物治療にて，うつ症状や身体機能の改善が期待できるとされており，何より脳卒中の後遺症の一部として心身症（PSD）が現れることを再認識しておくことが重要です．

3 くも膜下出血

a) 正常圧水頭症
- くも膜下出血後に特有の後遺症であり，10～37%の頻度で認知症・歩行障害，失禁などの神経症状を有する水頭症が発生することがあります．
- 脳室-腹腔シャント術，腰椎-腹腔シャント術は，これらの症状改善に有効です．

図1 抗てんかん薬の種類・使い方

脳卒中後は部分発作か二次性全般化発作が多い	第一選択はカルバマゼピンついでゾニサミド，フェニトイン
高齢者が多く，心・腎機能障害を確認した後，併用薬との薬物相互作用を考慮	ラモトリギン，トピラマート，レベチラセタムなど新規抗てんかん薬

表2 脳卒中後のうつに対する薬物療法のポイント
- 抗うつ薬，抗不安薬，脳循環代謝改善薬，漢方薬などが使用される
- 通常のうつに比べ，脳卒中によるうつのほうが抗うつ薬の効果が効きにくい傾向にあり，また副作用も生じやすい
- 副作用としては，せん妄，パーキンソン症候群，口渇，排尿障害，便秘，ふらつきや転倒などがある
- 比較的作用の弱いものを，少量から使うことが原則となる

（文献2を参照して作成）

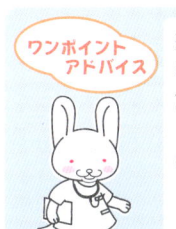

ワンポイントアドバイス：抗血小板薬・抗凝固療法の休薬について，抜歯などの小手術では内服を継続しますが，生検を含む消化管内視鏡検査では抗血小板薬・ワルファリンを数日前から休薬するなどの配慮が必要になります．

参考文献
1) 脳卒中合同ガイドライン委員会："脳卒中ガイドライン2009" 協和企画，pp85-119，2009
2) 加治芳明：脳卒中後のうつ状態．"インターベンション時代の脳卒中学 上巻—超急性期から再発予防まで—"日本臨牀 64巻 増刊号7：445-450, 2006
3) 矢坂正弘：慢性期抗血栓治療法．日本内科学会雑誌 98：1285-1293, 2009

8章 脳卒中慢性期の再発予防（二次予防）

Q73 慢性期には血圧を, どのように管理すべきでしょうか？

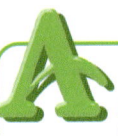

A 血圧管理目標は以下のようです．
脳梗塞慢性期：再発予防の観点より，140/90mmHg未満．
脳出血慢性期：拡張期血圧75〜90mmHg以下．

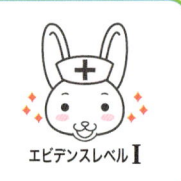

エビデンスレベルI

回答者　横矢重臣

1 慢性期血圧管理の意義

- 血圧こそが，脳卒中の最大の危険因子であるといわれています．生活習慣の改善と同時に，薬物療法にて血圧の管理をします．
- 脳梗塞慢性期では，脳卒中ガイドライン2009にて，脳梗塞の再発予防には降圧療法が推奨されています．目標とする血圧レベルは，少なくとも140/90mmHg未満とする（グレードA）となっています．
- 脳出血慢性期では，拡張期血圧を75〜90mmHg以下にコントロールします（グレードB）．
- 脳卒中を既往にもつ患者さんは，もたない患者さんに比し，はるかに高率に脳卒中を再発することが知られており，脳卒中の最大の危険因子である高血圧を，いかにコントロールするかは慢性期の治療上極めて重要な問題となっています．
- PROGRESS（Perindopril Protection Against Recurrent Stroke Study）試験という大規模国際共同研究にて，慢性期の比較的軽症の脳卒中症例に対する降圧療法の有効性が証明されました．3つの臨床病型（ラクナ梗塞，心原性塞栓，アテローム血栓性塞栓）について，それぞれ23%，23%，36%の再発抑制効果が認められました．

2 慢性期降圧治療の実際（表1, 2, 3）

- 一般的には，降圧薬治療は通常発症2週間〜1ヵ月以降の慢性期から開始します．ただし，脳卒中発症直後から開始するという施設も多く，脳卒中の病型により（ラクナ梗塞などは）症例に応じて開始するタイミングが異なるのが現状です．
- 降圧目標は，年齢などを考慮しながら治療開始2〜3ヵ月後の一次目標は血圧150/95mmHg未満，最終目標は脳卒中の病型にかかわらず140/90mmHgが妥当であり，脳出血やラクナ梗塞の場合はやや低めのコントロールとします．
- 降圧治療は，少なくとも2〜3ヵ月かけて徐々に一次目標まで降圧します．治療中にめまい，ふらつき，だるさ，頭重感，しびれ，脱力，気力低下，神経症候の増悪などを訴えた場合は，降圧による脳循環不全症状である可能性があり，降圧薬の減量や変更が必要となることもあります．
- 一次目標を安全に達成できたら，さらなる降圧の可否を決め，必要に応じて数ヵ月かけて最終目標のレベルまで降圧します．
- 具体的には，PROGRESSにより有効性が示されたアンジオテンシン変換酵素（ACE）阻害薬および少量の利尿薬に加え，脳卒中や認知症の発症予防において顕著な有効性が示唆されているアンジオテンシンII受容体拮抗薬（ARB）や，長時間作用型のCa拮抗薬が有用とされています．

表1　高血圧治療の考え方・進め方

- **前　提**：降圧薬は血圧を下げるが，高血圧を治療するわけではない
- **目　的**：血圧を下げることそのものではなく，将来の心臓や血管の病気と，それらの結果としての虚血性心疾患や脳卒中を防ぐこと
- **方　法**：生活習慣の修正と，薬物療法の組合せが2本柱

生活習慣を改善することは，血圧を下げるだけではなく，他の心血管病のリスクを下げることにもなる．
生活習慣の修正だけでは血圧が下がらない場合，薬物療法を併用する．
リスクの程度に応じて治療計画を立てる．

→ ただし，脳卒中後の二次予防では，血圧以外のリスク因子が高リスクと判断されるため，生活習慣の改善と同時に薬物療法をはじめることになる．

（文献1を参照して作成）

表2　降圧薬の種類・副作用

降圧薬種類	代表的商品名	副作用
利尿薬	フルイトラン，アルダクトンA	低K血症，血糖値の上昇，脱水症状
β遮断薬	テノーミン，インデラル	心不全，低血圧
α遮断薬	カルデナリン，ミニプレス	起立性低血圧
αβ遮断薬	アーチスト，アルマール	α遮断薬やβ遮断薬と同じ
Ca拮抗薬	ノルバスク，アダラートCR	顔のほてりや動悸
ACE阻害薬	カプトリル，レニベース	空咳
ARB	ブロプレス，オルメテック	副作用が少ない

（文献2を参照して作成）

表3　高血圧の治療：降圧薬以外のポイント

- バランスの良い食事摂取
  「減塩(6g/日未満)」「栄養バランス」
- 適度な運動「低～中強度の有酸素運動」
- 体重の管理
  BMI(体重(kg)÷[身長(m)×身長(m)])が25未満
- 禁　煙
- 節　酒
  エタノールで男性は20～30mL/日以下，女性は10～20mL/以下
- 温度の変化には要注意
  風呂場やトイレには気をつけて
- 血圧を毎日計る

（文献1，3を参照して作成）

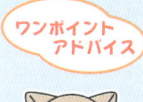

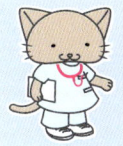

ワンポイントアドバイス

血圧コントロールの第一歩は，家庭での血圧測定です．患者さんに正しい血圧測定法を教えてあげてください．
①朝と夜，それぞれ少なくとも1回は測る．（朝起床後1時間以内，排尿後，朝食前，降圧薬を飲む前に，いつもの自分の座る姿勢で測定する．測る前1～2分は安静にする．夜は寝る前に，朝と同様の方法で測定する．できるだけ，いつも同じ時刻に測るにする．）
②服はまくりあげて，裸の二の腕に肘関節にかからないようにカフを巻く．腕は机などに乗せ，心臓と二の腕が同じ高さになるようにする．必要があれば枕などで支持し，腕は前に伸ばして，二の腕の緊張を解く．
③測る腕は，利き腕の反対が原則．しかし，左右の差が大きい時は，高いほうで測る．

参考文献

1) 日本高血圧学会高血圧治療ガイドライン作成委員会：“高血圧治療ガイドライン2004・2009”日本高血圧学会, 2004, 2009.
2) 浦部晶夫, 島田和幸, 川合眞一 編：“今日の治療薬2013 解説と便覧”南江堂, pp544-555, 2013
3) 厚生労働省ホームページ
http://www.mhlw.go.jp
4) 脳卒中合同ガイドライン委員会：“脳卒中ガイドライン2009”協和企画, 2009

8章 脳卒中慢性期の再発予防（二次予防）

Q74 抗血小板薬は，どのような場合に投与するのでしょうか？

A 主に，非心原性脳梗塞の二次予防に用いられます．アスピリン（バイアスピリン®），オザグレルナトリウム（カタクロット®，キサンボン®）については，急性期脳梗塞にも用いられます．

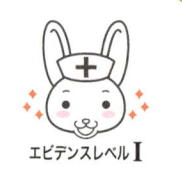

エビデンスレベルI

回答者 木戸直樹

1 非心原性脳梗塞の二次予防

- 抗血小板薬は，主に非心原性脳梗塞（アテローム血栓性脳梗塞および心原性以外のラクナ梗塞）の再発を抑制する目的で投与されます（図1）．
- 脳卒中治療ガイドライン2009（以下，ガイドライン）では，非心原性脳梗塞の二次予防に，アスピリン75～150mg，クロピドグレル75mgがグレードAで，シロスタゾール200mgがグレードBで推奨されています．また，非心原性の一過性脳虚血発作の脳梗塞発症予防についても，同様の抗血小板薬が推奨されます．
- 抗血小板薬を内服しているにもかかわらず脳梗塞の再発を繰り返す場合に，複数の抗血小板薬を併用することがあります．特に日本人においては，クロピドグレル単剤では効果が認められないことがあり，その場合にシロスタゾールを併用することで脳梗塞再発を予防できる可能性があります．ただし，抗血小板薬の併用はエビデンスが十分とはいえず，脳出血のリスクを増大させるため，慎重に行う必要があるといえるでしょう．

2 急性期脳梗塞

- アスピリンは効果発現が早く，脳梗塞急性期においても使用されます．ガイドラインでは，発症48時間以内の脳梗塞，一過性脳虚血発作についてグレードAと推奨されています．

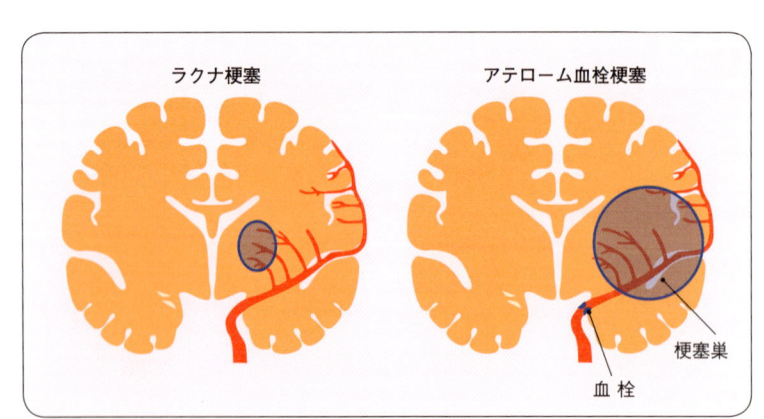

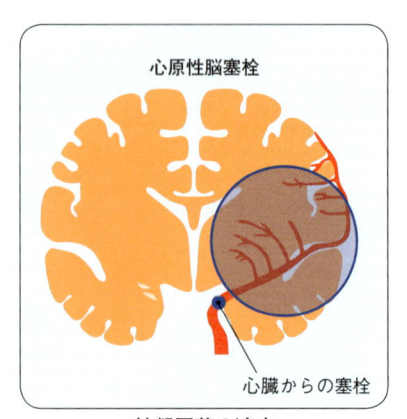

図1 脳梗塞の分類と抗血栓薬の適応

（ラクナ梗塞／アテローム血栓梗塞：抗血小板薬の適応　心原性脳塞栓：抗凝固薬の適応）

- 2000年に発表されたCAST/IST複合解析において，急性期にアスピリンを用いた場合，脳梗塞の再発を30％減少，脳卒中の再発または死亡を10％減少させたとする結果が得られています（図2）．
- オザグレルナトリウムは，注射で用いられる抗血小板薬で，ガイドラインでは急性期（発症5日以内）の非心原性脳梗塞の治療にグレードBで推奨されています．
- 日本における臨床試験で，プラセボと比べ，神経症候の全般改善度，自覚症状の全般改善度，運動麻痺の改善度などで有意に優れているとする結果が出ています．

3　その他

- 心原性脳塞栓症の再発予防については，抗凝固薬が抗血小板薬より有効であるため，通常は抗血小板薬の適応にはなりません．以前はワルファリンが内服できない場合に抗血小板薬を内服することもありましたが，現在ではワルファリン以外の新規経口抗凝固薬も発売されており，心原性脳塞栓症で抗血小板薬を使う機会は減っています．
- 内頸動脈狭窄症や，頭蓋内動脈狭窄症についても，抗血小板薬を含む内科的治療が行われます．
- 高度の無症候性内頸動脈狭窄や中等度以上の症候性内頸動脈狭窄の場合は，内科的治療に加え，頸動脈内膜剥離術や頸動脈ステント留置術の適応になります．一方，頭蓋内動脈狭窄症については外科的治療が内科的治療よりも予後を改善させるというデータに乏しく，一般には内科的治療が行われます．
- 頭蓋内動脈狭窄患者を対象として，ステント留置＋内科治療併用群と内科治療単独群を比較したSAMMPRIS試験では，30日以内の脳卒中または死亡の発生率が，ステント留置＋内科治療併用群で，内科治療単独群に比べ有意に高い（14.7％ vs 5.8％）ことが示されました．

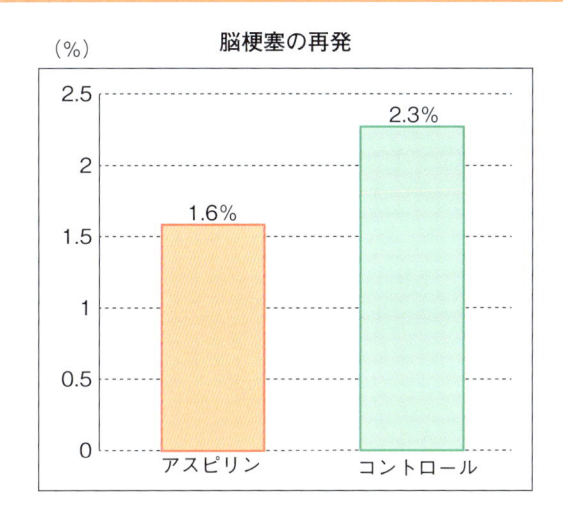

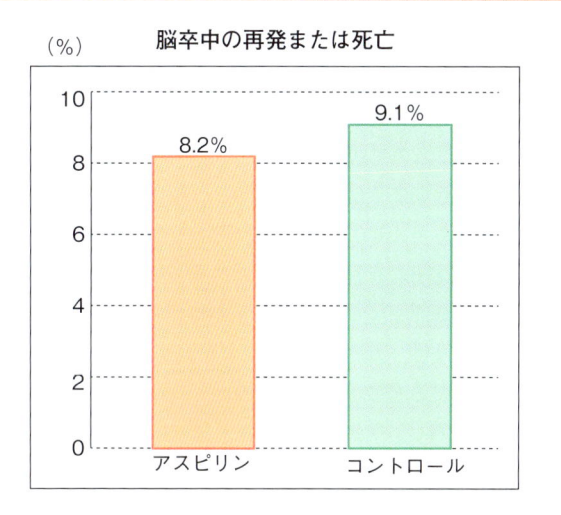

図2 CAST/IST複合解析における脳梗塞の再発，および脳卒中の再発または死亡
（Chen ZM et al：Stroke 31：1240-1249, 2000を参照して作成）

ワンポイントアドバイス
血流が速い状態では血小板が活性化しやすいため，動脈に生じる血栓症は抗血小板薬の適応となります．
血流が遅いと凝固系が活性化しやすいため，心原性や静脈原性の塞栓症については，抗凝固薬の適応となります．

参考文献
1）脳卒中合同ガイドライン委員会：脳梗塞慢性期　再発予防のための抗血小板療法．篠原幸人 他 編，"脳卒中治療ガイドライン2009"協和企画，pp103-110, 2009

8章 脳卒中慢性期の再発予防（二次予防）

Q75 抗凝固薬は，どのような場合に投与するのでしょうか？

A 脳卒中慢性期の再発予防に抗凝固薬を投与するのは，主に非弁膜症性心房細動を有する患者さんです．発作性心房細動も持続性心房細動と同様に抗凝固療法の適応が考慮されます．

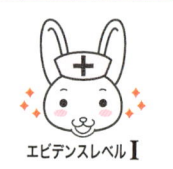

エビデンスレベルⅠ

回答者　岡村耕一

- 心房細動を有する患者さんは，脳卒中発症のリスクが上昇することが知られており，心房細動がない人と比較すると約5倍も脳卒中のリスクが上がります．
- 心房細動を原因とした脳梗塞を発症した場合，他の脳梗塞よりも予後が悪く，無治療の場合，年間20％ほどの再発率になります．
- 心房細動を原因とした脳梗塞の再発を予防するには，抗凝固薬の服薬が有効であり，年間再発率を約3〜4％まで抑えることができます．アスピリンなどの抗血小板薬をそれらの患者さんに投与しても，脳梗塞予防効果は低いことが知られています．
- 心房細動の患者さんのなかで，脳卒中または一過性脳虚血発作の既往の有無，うっ血性心不全，高血圧，75歳以上，糖尿病のいずれかの危険因子を2つ以上持ち合わせた人は，塞栓症のリスクが高いので，抗凝固薬を投与する必要があります．
- この評価に使われるのが，CHADS2スコアです（表1）．スコアの合計点により，塞栓症リスクの程度がわかります（表2）．

1 薬剤の種類

- **ワルファリンカリウム**：以前より使用されてきた抗凝固薬で，ビタミンK依存性の凝固第Ⅱ，Ⅶ，Ⅸ，Ⅹ因子の生成を抑制して抗凝固作用を示します．脳梗塞再発予防効果に優れた薬剤である反面，ビタミンKを多く含む食物（特に納豆）が食べられない，などの食事制限や，定期的に薬剤の効果を採血で評価して，その用量を調節する必要があります．
- **ダビガトラン**：最近日本で承認された比較的新しい抗凝固薬です．血栓が生成される過程で重要な役割をするトロンビンと呼ばれる物質を直接阻害して，抗凝固療法に効果を発揮します．海外で行われたワルファリンと比較した試験では，ダビガトラン通常量投与（300mg／日）は，ワルファリンと比較し，脳卒中および全身塞栓症を有意に抑制しました．また，ダビガトラン低用量投与（220mg／日）の脳卒中予防効果はワルファリンに対して劣らないことが示され，かつ出血の合併症は少なく押さえられました．
- **リバーロキサバン**：最近日本で承認された，新しい抗凝固薬です．凝固第Xa因子という物質の効果を抑制することにより，血液が凝固されにくくする薬剤です．日本人に合わせた用量で日本単独で行われたリバーロキサバンの研究（J-ROCKET AF）では，用量を調節したワルファリン投与群に対し，安全性に関して非劣性が認められ，かつ有効性に関してワルファリンよりも脳梗塞を抑制する可能性が示されました．

2 使用時の注意点

- 抗凝固薬は血液が固まりにくくなり，脳梗塞を予防することができる反面，出血の合併症に注意が必要です．すでに頭蓋内出血や消化管出血を起こしている人には使用することができません．また出血リスクが高い人や高齢者には，特に注意が必要です．
- ダビガトランやリバーロキサバンは，腎不全を認める人には使用できません．また凝固障害を伴う肝疾患を有する人にも注意が必要です．ワルファリンもそうですが，抗血小板薬を服用している人に，追加

で抗凝固薬を処方する際には厳重な血圧管理を行うなど，慎重な投与が必要です．

表1　CHADS2スコア

頭文字	危険因子	点
C	Congestive heart failure（うっ血性心不全）	1
H	Hypertension（高血圧）	1
A	Age（年齢75歳以上）	1
D	Diabetes Mellitus（糖尿病）	1
S2	Stroke/TIA（脳卒中/一過性脳虚血発作）	2

表2　CHADS2スコアの合計点による脳卒中発症リスク

合計点	脳卒中リスク	脳卒中発症率
0	低	1.0%/年
1	低～中	1.5%/年
2	中	2.5%/年
3	高	5.0%/年
4≦	非常に高	>7.0%/年

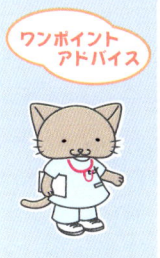

ワンポイントアドバイス

抗凝固療法は，出血の合併症に気をつけましょう．ワルファリンでは，定期的な採血により効果を確かめることが必要です．患者さんに薬剤に対する適切な情報を提供しましょう．服薬管理には看護師のサポートが重要です．

参考文献

1) 長尾毅彦, 浜本　真, 神田明美 他：高齢者心房細動合併脳塞栓症における低用量抗凝固療法. 日本老年医学会雑誌 31：711-715, 1994
2) Connolly SJ, Ezekowitz MD, Yusuf S et al : Dabigatran versus warfarin in patients with atrial fibrillation. N Engl J Med 361: 1139-1151, 2009
3) Hori M, Matsumoto M, tanahashi N et al : Rivaroxaban vs. warfarin in Japanese patients with atrial fibrillation. Circ J 76：2104-2111, 2012
4) Gage BF, Waterman AD, Shannon W et al : Validation of clinical classification schemes for predicting stroke: results from the National Registry of Atrial Fibrillation. JAMA 285: 2864-2870, 2001

8章 脳卒中慢性期の再発予防（二次予防）

Q76 外科治療CEA（頸動脈内膜剥離術）とは？

A 頸動脈に高度狭窄を生じた際は，CEA（頸動脈内膜剥離術）かCAS（頸動脈ステント留置術）を行います．病変へアプローチできて，全身麻酔が可能な場合は，原則としてCEAを行います．

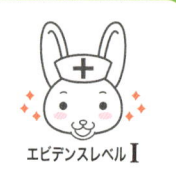

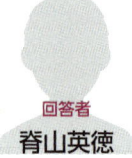

エビデンスレベルI

回答者 脊山英徳

1 手術適応

- 頸動脈は，脳に血流を送る最も重要な血管です．頸動脈が動脈硬化で狭窄してくると，脳梗塞発症の危険性があります．
- 現在，抗血小板薬や高コレステロール血症などの内服薬が充実しており，保存的治療の有効性が高くなっています．中程度の狭窄までは，保存的治療で経過をみるのが妥当です．
- 脳梗塞を発症した患者さんに頸動脈狭窄症を認めた場合，狭窄率が70％以上の時に治療が推奨されます．無症候性で偶然発見された場合は，狭窄率が80％以上の時に治療が推奨されます．
- CASとCEAの相補的な住み分けが大切です．狭窄部位の動脈硬化に潰瘍形成があったり，動脈硬化が非常に脆い性質と予想される場合は，CEAを行うのが妥当だと考えます．
- 高齢者や，狭窄部位へのアプローチが困難な高位病変などの場合は無理をせず，頸動脈ステント留置術を行うのが良いと考えます．

2 術前管理

- 心臓の冠動脈の評価を，術前に必ず行います．冠動脈疾患と頸動脈狭窄症が両方認められる場合は，冠動脈疾患の治療を優先させます．
- 抗血小板薬は，当日朝までに確実に服用してもらいます．また不安定な頸動脈狭窄症例では，ヘパリンの持続静注などを施行したまま手術に臨むこともあります．

3 手術（図1）

a）セッティング，体位，皮切

- SEP（体性感覚誘発電位）モニター，INVOS（無侵襲混合血酸素飽和度監視システム），TCD（経頭蓋骨的ドップラー）モニターなどをセットします．

b）頸動脈露出

- 皮膚切開すると大耳介神経が露出され，術後に耳介や下顎近辺に感覚低下や違和感を訴えることがあります．
- 頸動脈三角（胸鎖乳突筋前縁，顎二腹筋後腹，肩甲舌骨筋）を意識して進入し，総頸動脈を確保します．続いて，内頸動脈を確保します．
- ここで舌下神経が露出されます．舌下神経は舌の動きを司る脳神経で，障害を受けると舌が半分動かせなくなり，嚥下が困難になります．
- 頸動脈の裏側には，迷走神経の枝があります．これを障害すると，術後に嗄声が出現します．
- これら神経障害は，神経が切断されていなければ，1週間前後で改善します．
- 重篤な嚥下障害が生じた場合は，胃ろう造設など経管栄養が必要になることもあります．

c）動脈切開と内膜剥離

- 頸動脈を切開する際は，一時的に血流を遮断します．
- 血流遮断すると脳血流が低下して脳梗塞に陥ることがあるので，SEPやINVOS，TCDなどのモニターに変化があるか確認します．
- 遮断直後からSEPモニターに変化が現れた場合は，迂回路であるシャントチューブを挿入します（選択

的シャント挿入法).
- 内膜摘出は，正常な部位が確認できれば終了となります.
- 内頸動脈側の断端がフラップ状になる時は，動脈の内側から縫合する処置をします（tacking suture）. 動脈は，両端から連続して縫合します.
- 通常は，切開部をそのまま縫合しますが，再狭窄を予防するために人工血管を用いてパッチ縫合をすることもあります.

d）術後管理

- 摘出部に，局所的な血栓形成が起こることがあります. 血栓により急性閉塞することがあるため，頸動脈超音波などで血流に異常がないことを確認します.
- 術後1週間は，厳重な血圧管理を必要とします.「過灌流症候群対策」のためです.「過灌流症候群」は，高度な頸動脈狭窄症に伴う脳血流低下のため，脳血管が精いっぱい拡張して頑張っているところに，急に狭窄が改善されて大量の血液が流れることにより生じます.
- 症状として，頭痛，けいれん，不穏などが起こり，最も重篤な場合は脳出血を合併します. 頸動脈内膜剥離術を施行した患者さんの約1％に認められ，発症した場合の死亡率は50％という非常に厳しい合併症です.

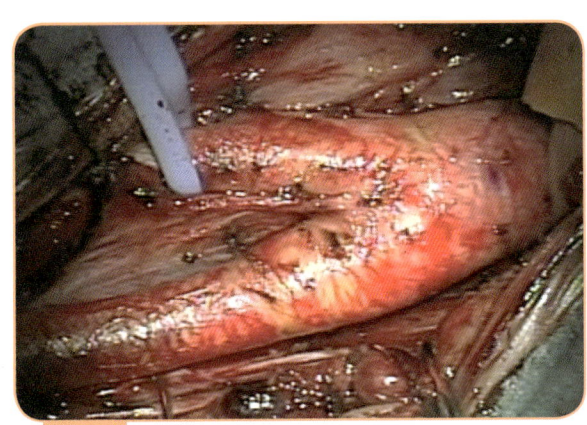

図1a 頸動脈分岐部を露出したところ
全体的に黄色に変性している.

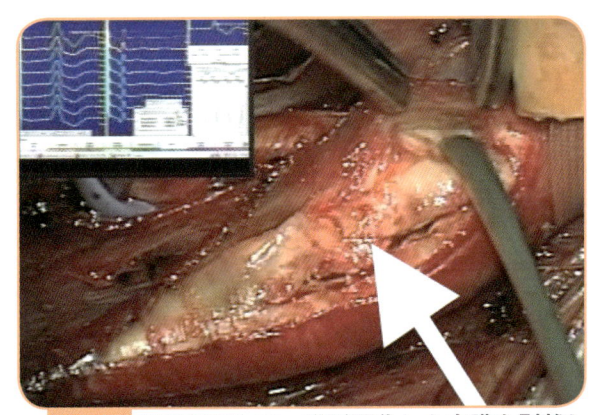

図1b 動脈切開して，動脈硬化した内膜を剥離しているところ（矢印）

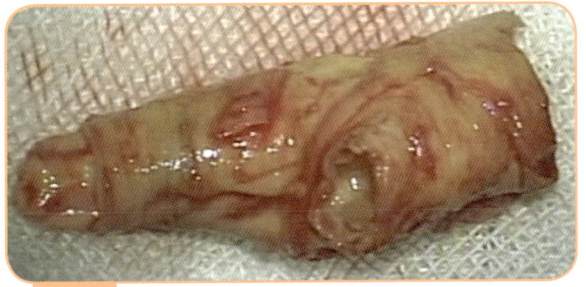

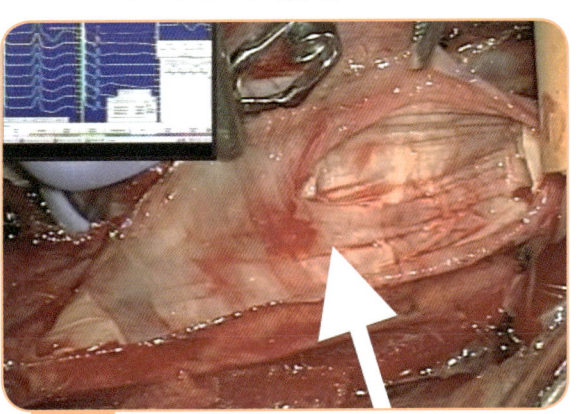

図1c 摘出された動脈硬化内膜

図1d 動脈硬化内膜を摘出した後の内腔（矢印）

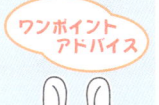

ワンポイントアドバイス

術後看護のポイント
① 24時間心電図モニターによる監視を行い，狭心症，心筋梗塞の早期発見に努めましょう.
② 抗血栓薬を継続したまま行う手術ですので，術後出血に気をつけて観察しましょう.
③ 術後の舌運動障害，嚥下障害，嗄声の出現を観察しましょう.
④「過灌流症候群」は，頻度こそ低いですが，一度発症すると重篤な結果となることがあります. 確実な血圧管理でほとんどが回避できますので，頻回な血圧測定を計画しましょう.

8章 脳卒中慢性期の再発予防(二次予防)

Q77 外科治療STA-MCA吻合術とは？

A STA（superficial temporal artery：浅側頭動脈）とMCA（middle cerebral artery：中大脳動脈）を吻合する手術のことで，脳梗塞の予防に施行されます．

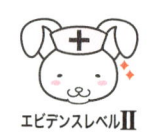

エビデンスレベルⅡ

回答者 横矢重臣

1 STA-MCA吻合術とは

- 脳血管のなかで，手足の運動や言語を司る部分に栄養を送るのは，主に中大脳動脈という血管です．頭皮に栄養を与えている血管（浅側頭動脈）が，頭蓋骨をはさんで走行しているので，これを中大脳動脈に吻合することで，脳の外からなかに新しい通り道をつくる手術のことです．
- 脳卒中ガイドライン2009では，脳梗塞，一過性脳虚血発作（TIA）再発予防の面から，症候性内頸動脈および中大脳動脈の閉塞症・高度狭窄症を対象とし，熟達した術者により施行される場合に限り吻合術を考慮してもよい（グレードB）となっています．

2 手術の適応

- 血管吻合術の適応は，症例ごとによく検討して決められます．ひとつの目安としては，以下のようになります．
  - 内頸動脈系の閉塞性血管病変により症状［3ヵ月以内の一過性脳虚血発作（TIA）あるいはminor

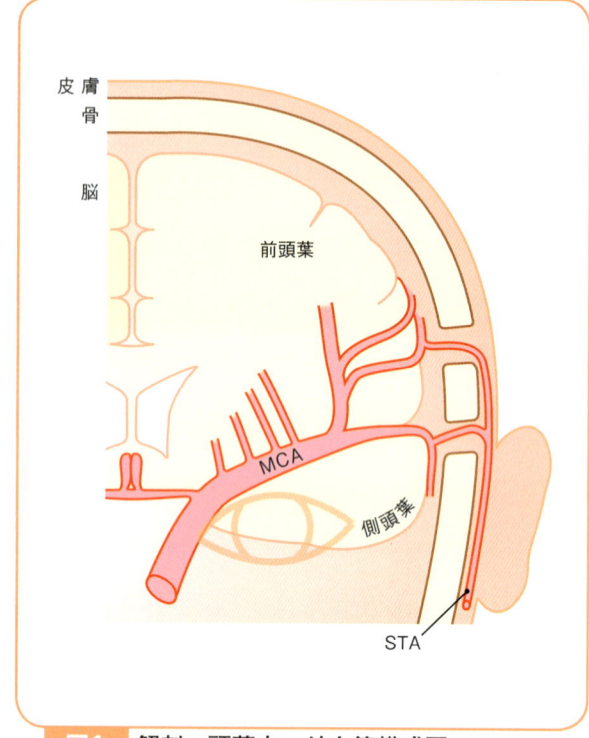

図1 解剖・頭蓋内-外血管模式図

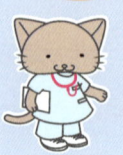

ワンポイントアドバイス

STA-MCA吻合術には一般的な術後合併症の他に，血行再建術後に特有の合併症があります．稀ですが，術後に過還流症候群（hyperperfusion syndrome）が起こることがあります．頭痛，けいれん，頭蓋内出血などが主徴です．十分な血圧管理に気をつけてください．

stroke〕を生じた，73歳以下のmodifide Rankin Scale 1あるいは2の症例が対象となります．
・広汎な脳梗塞巣を認めず，PETあるいはSPECT（133Xeあるいは123IMP），cold XeCTを用いた定量的脳循環測定にて，中大脳動脈領域の安静時血流が正常値の80％未満かつ，血管反応性が10％未満の脳循環予備力が障害されていることが必要となります．

3　手術手技

- 実際の手術手技は1mm程度の血管どうしを顕微鏡下で縫い合わせるため，高い技術が必要になりますが，脳を傷つける手術ではないため脳外科手術のなかでは安全な手術の部類に入ります．
- なお，もやもや病に対しては間接吻合術のみの場合とSTA-MCA直接吻合術を組合せる場合があります．

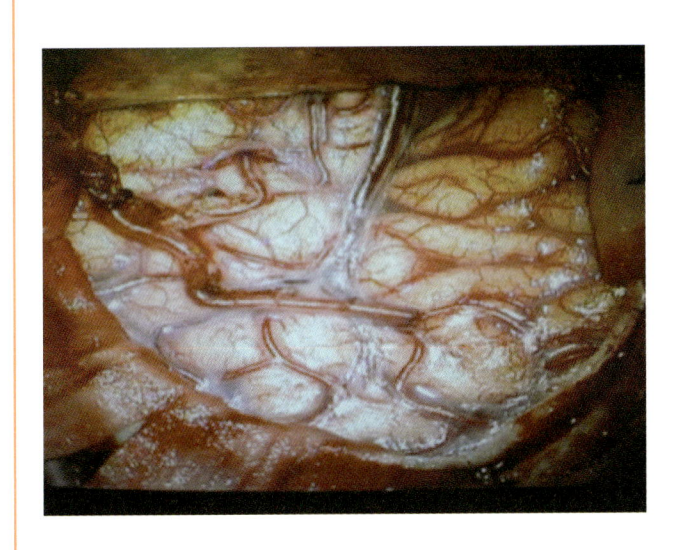

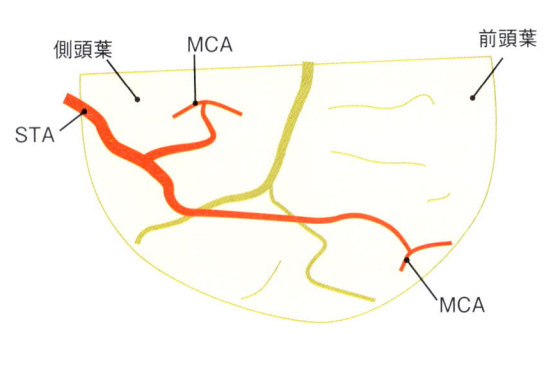

図2　術中写真とその模式図

参考文献

1）脳卒中合同ガイドライン委員会："脳卒中治療ガイドライン2009"協和企画，p126，2009

9章 脳卒中とリハビリテーション

Q78 脳卒中の早期リハビリテーション：すぐに起きても平気なのですか？

A 脳卒中ユニットのように脳卒中専門職のチーム医療体制が充実した病院では，呼吸・循環器をはじめとする十分なリスク管理のもとで，脳卒中発症後，超急性期（発症後24時間以内）にリハビリテーションを開始することで，発症して1年後や10年後の長期的なADLの改善のみならず，生存率も改善することが明らかになりました．

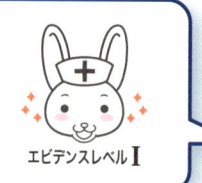

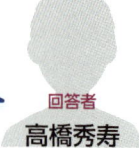

エビデンスレベル I

回答者 高橋秀寿

1 わが国の脳卒中診療の変化

- わが国における脳卒中診療はこの6年間に，大きく変化してきました．
- まず，脳梗塞の特効薬ともいえる血栓融解薬rt-PA静注療法が2005年に保険診療の対象になり，24時間それに対応できる脳卒中ケアユニット（stroke care unit：SCU）という脳卒中の初期治療システムが注目されるようになりました．
- 次に，脳梗塞発症後，rt-PA投与まで3時間以内という制約があるため，地域住民の認識や救急隊の予診能力などにも焦点が当てられるようになりました．
- また，亜急性期，慢性期を支える医療保険や介護保険でのリハビリテーション（以下，リハ）のシステムの充実がはかられ，地域の病病連携，病診連携，回復期リハの充実がはかられました．
- さらに，理想的な脳卒中治療システムとして脳卒中ユニット（stroke unit：SU）が登場しました．

2 脳卒中ガイドライン

- 脳卒中の急性期リハのあり方も見直されるようになり，脳卒中診療にかかわる5学会による脳卒中ガイドライン2004[1]が作成され，特にSUによる早期リハ介入効果のエビデンスは，Iaと高く評価されました．また，脳卒中専門職の集団が関与するSUリハもグレードAで推奨されました．
- 2009年には，脳卒中治療ガイドラインの改訂[2]でも，SUのチーム医療の精神の重要性を改めて強調することとなり，超急性期（発症後24時間以内）にリハを開始すれば（図1），発症して1年後や10年後の長期的なADLの改善のみならず，生存率も改善することが明らかになりました．

3 杏林大学病院脳卒中センターでのチーム医療

- 杏林大学病院では，脳神経外科，神経内科，リハ科の共同参画による脳卒中科が独立し，2006年5月より脳卒中センターとしてスタートさせました[1, 3]．
- 脳卒中専有病棟（35床，7：1看護）には専用リハ室をその一角に設け，呼吸・循環器をはじめとする十分なリスク管理のもとで，発症後24時間以内の超早期リハ介入を開始しました．
- リハ室が病棟にあることで，セラピストによる介入場面での「できるADL」を医師や看護師が直接把握し，家族への指導も含めて実際に病棟で「しているADL」に一般化させていくことが可能になりました（図2）．また，実際のリハはベッドサイドや廊下でも行い，看護師もリハに参加できるよう指導しました．
- さらに，運動麻痺や高次脳機能障害の評価，脳卒中の病型，脳血管の評価，神経機能解剖と病巣の位置関係を含めた画像診断，再発のリスクと二次予防の方策，家族環境などの社会的背景などの情報をチームで共有し，治療方針を統一して効率の良い医療を提供できる体制を整えました．
- SUでのリハの具体的な実践としては，全職種が参加する月曜から土曜までの早朝カンファレンス，定期症例検討会，発症直後からのリハ医診察とセラピスト介入の開始，早期のリハ方針決定と患者・家族へ

の説明，病棟看護師による摂食嚥下機能療法などを行いました．

●その結果，脳卒中センター開始前後での脳卒中患者のめざましい機能改善が得られました（表1）．

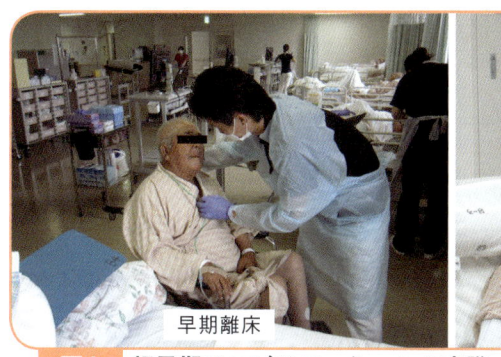

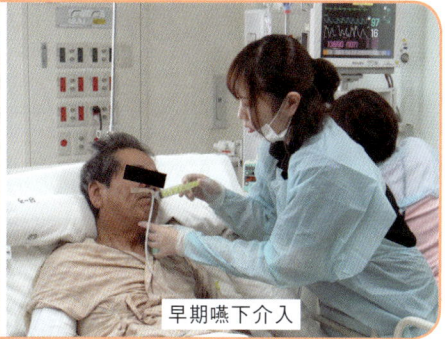

図1　超早期リハビリテーションの実際
早期離床／早期嚥下介入

その内容には，早期座位・立位，装具を用いた早期歩行訓練，摂食・嚥下訓練，セルフケアなどが含まれている．

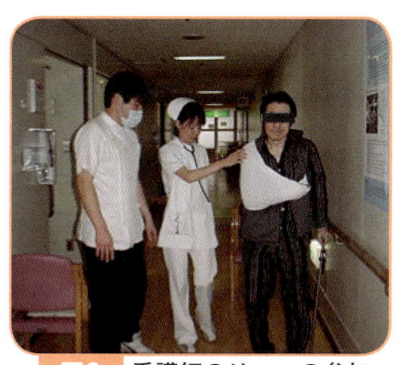

図2　看護師のリハへの参加

表1　SU導入前後におけるADL改善効率の変化

	SU導入前	SU導入後	paired t-test
患者数	43（男26，女17）	80（男52，女28）	
年齢	67.8±14.2歳	72.8±9.7歳	
在院日数	36.3±17.1	18.9±12.2	$p<0.01$
リハビリ開始までの日数	6.5±4.1日	1.7±1.7日	$p<0.01$
入院時FIM合計	47.5±31.5	70.1±35.8	$p<0.01$
退院時FIM合計	76.3±38.9	94.4±37.8	$p<0.01$
FIM利得	28.8±25.1	24.3±19.8	n.s.
FIM効率	1.00±0.96/日	1.75±1.65/日	$p<0.05$
自宅復帰率	30.20%	48.80%	

（文献3より引用）

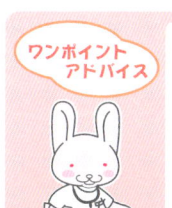

ワンポイントアドバイス
離床の時，起立性低血圧に十分注意してください．臥位と座位の収縮期血圧が20mmHg以上下がったら，要注意．予防には下肢ストッキング，腹帯を巻くなどで対応してください．

参考文献
1) 脳卒中合同ガイドライン委員会："脳卒中治療ガイドライン2004"協和企画，2004
2) 脳卒中合同ガイドライン委員会：Ⅶ-1-4，急性期リハビリテーション．"脳卒中治療ガイドライン2009"協和企画，pp283-286，2009
3) 山田　深：脳卒中ユニットに特化したリハビリテーション―文献的考察も含めて．リハ医学 44：649-653，2007

9章　脳卒中とリハビリテーション

Q79 脳卒中患者の機能予後：再び歩けるようになりますか？

A 片麻痺があっても，下肢装具と杖を使ってリハビリを行えば，歩けるようになる例が多いです．しかし，弛緩性の麻痺，重度の半側空間失認，関節位置覚（運動覚）の脱失がある場合には，車いす生活にとどまることが多いのも事実です．

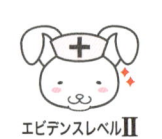

エビデンスレベルII

回答者　岡島康友

1　障害の分類：機能障害と活動制限

- 障害は，国際生活機能分類（WHO）によって機能障害，活動制限，参加制約の3つに分類されています．
- 脳卒中を例に挙げると，片麻痺や失語症は機能障害に分類され，機能障害の結果生じる歩行障害やADL上の困難は活動制限と呼ばれます．そして3つ目の参加制約は，活動制限によって退職を余儀なくされたり，地域社会との接点を失ったりすることです．
- これらは，相互に関係しますが同じではありません．
- つまり，麻痺などの機能障害があっても，装具などで工夫すれば歩行障害といった活動制限は克服できますし，フレックス・タイム制などで通勤時間に融通をきかせてもらえれば，就労を含めた社会参加も可能となるかもしれません．
- 患者さんには，機能障害≠歩行障害という理屈はわかりにくいので，医師は「麻痺はこれ以上良くならないですが，リハビリすれば歩けるようになりますよ」といった説明をします．

2　ADL・歩行障害に影響する機能障害

a) 片麻痺

- 下肢の麻痺は歩行，上肢ではADLに影響します．
- つっぱりのある下肢の麻痺（痙性麻痺）は，体を支えるのに役立ちます．つまり軽度から中等度の麻痺は歩行の可否に影響しませんが，重度すなわち弛緩性麻痺では立位を保つことができなくなって，歩行は困難になります．
- 一方，上肢では手先が使えないと困ることがほとんどで，軽い麻痺でもADL全般に支障をきたします．このことが下肢の麻痺と大きく違う点です．

b) 半側空間失認

- 高次脳機能障害のひとつで，主に右頭頂葉領域の脳卒中で起こります．左半側空間失認と呼ばれ，目に見える対象物の左側を無視する症状ですが，半盲とは違って見えないわけではなく，注意が向かない症状です．
- これがあると外界を正しく認識できなくなり，ADL全般に支障をきたします．
- 特に，補正不能の重度の半側空間失認では，体が傾いて座位が保てません．したがって，歩行訓練を始めることすら困難になります．

c) 関節位置覚障害

- 運動覚ともいいますが，これが障害されると，目で確認しないと自身の手足がどこにあるかわからなくなります．手足を目標に向かって動かそうとすると，揺れてしまい目標が定まりません．
- これを感覚性運動失調症といいますが，ADL・歩行ともに障害されます．

3　訓練による麻痺回復

- 従来，麻痺回復は発症後3ヵ月，ADLや歩行改善は6ヵ月までといわれてきました（図1）．
- ところが，慢性期でも上肢の中等～軽症麻痺では日常生活のなかで麻痺手を繰り返し使うことで，多少ですが麻痺回復があるとこがわかりました（図2）．
- 傷害された中枢神経でも，繰り返しの運動努力で中枢神経の機能的な再構築が起こるということです．

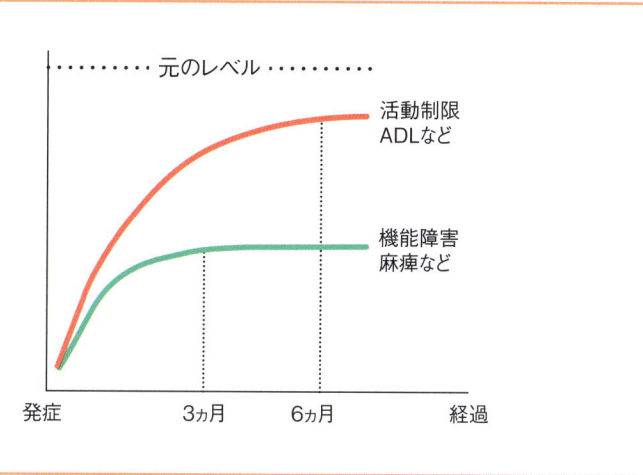

図1 機能と活動の回復曲線

従来，麻痺回復は発症後3ヵ月[1]，ADLや歩行改善は6ヵ月までといわれてきた．両者に乖離があるのは，麻痺が改善しなくても，リハビリによって健側上下肢をうまく使えるようになればADLは自立できることも多く，また杖など補装具を使えばうまく歩けるようになるからである．なお，3ヵ月以内でも早期は急峻な回復が期待できるが，時間とともに回復はなだらかになる．したがって，急性期の異なる時期に2度，麻痺やADLの状況をチェックして，大きな改善があれば，まだ改善の余地があると予測できるし，変化を見いだせなければその後も変わらないと予測できる．

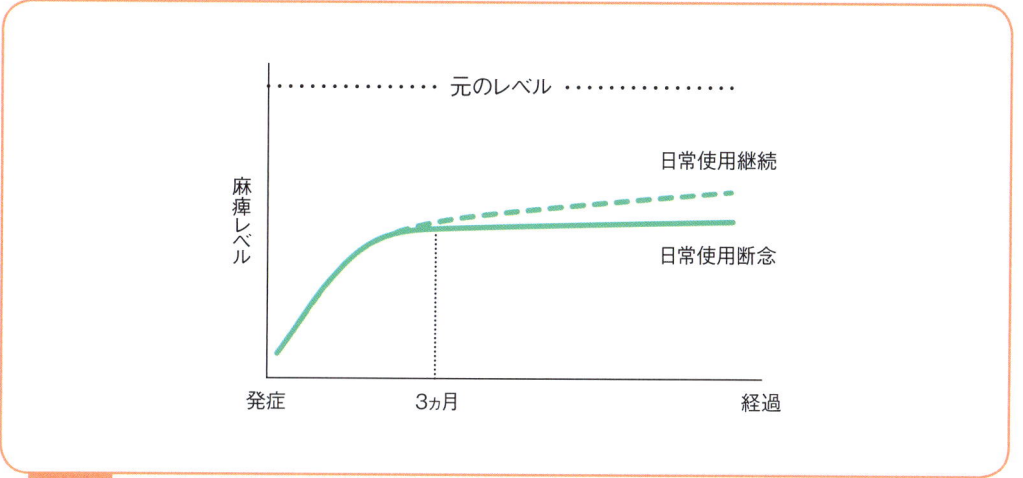

図2 日常使用訓練による上肢麻痺の慢性期回復

脳卒中による中等～軽症の上肢麻痺を対象にした米国の多施設研究[2]で，健側上肢を三角巾で体に固定してしまい麻痺手を日常，使わざるをえない状況におくことで発症後3ヵ月以降の慢性期でも麻痺が回復しうることが示された．中枢神経の可塑性，すなわち機能代償が使うことで起こると解釈されている．CI療法（constraint induced movement therapy）と呼ばれ，わが国でも一部の回復期リハビリ施設で試みられている．

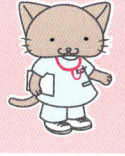

ワンポイントアドバイス

リハビリで歩けるようになるか否かを一言でまとめると，端座位，すなわち背もたれなしで座れるか否かが大きな分かれ目といえます．端座位が保てなければ歩行訓練の導入すら困難です．座位保持，さらに立ち上がり動作が歩行の前提となるわけです．なお，運動能力的には独歩可能でも，認知症などのために転倒の危険が高い場合には，見守りや付添いが必要な歩行レベルと判断します．

参考文献

1) Wade DT et al : Functional abilities after stroke. J Neurol Neurosurg Psychiatry 50 : 177-182, 1987
2) Wolf SL et al : Effect of constraint-induced movement therapy on upper extremity function 3 to 9 months after stroke. JAMA 296 : 2095-2104, 2006

9章 脳卒中とリハビリテーション──障害へのアプローチ

Q80 片麻痺：どうして姿勢によって麻痺の程度が変わるのですか？

A 中枢性の麻痺は，単に筋力が低下するだけでなく，個々の筋を個別に働かせることができなくなるのが特徴です．例えば，臥床した状態から座位や立位になり脊柱起立筋に力を入れると，上肢の屈筋群にも力が入ってしまうというようなことが起こります．

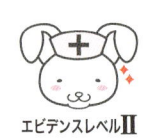

エビデンスレベルⅡ

回答者
髙橋宣成

1 中枢性麻痺の特徴

- 末梢神経障害や筋疾患など末梢性麻痺と異なり，脳や脊髄などの障害による中枢性麻痺では，筋力低下に加えて，個々の筋を個別に働かせること（分離運動）が困難になります．
- 例えば，手指を一本ずつ曲げようとしても，全体が折れ曲がってしまう（共同運動）とか，非麻痺側の肘関節を屈曲しようと力を入れると，麻痺側の肘関節も屈曲してしまう（連合反応）といったことが起こるのです．
- このため，中枢性麻痺の回復の過程は，量としての筋力の回復だけでなく，分離運動がしっかりできるか，不適切な共同運動や連合反応が消失しているかなどの筋力の「質」の観点からも，評価する必要があります．
- 医師は，麻痺を評価する際，徒手筋力テスト（0～5で評価）を用いることが多いですが，「質」の評価が不十分です．そのため，リハビリテーション医療においては，脳卒中機能評価法（SIAS，サイアス）が使われるようになってきています．また，理学療法士や作業療法士では，ブルンストローム回復ステージテスト（Ⅰ～Ⅵで評価）が広く用いられています．

2 遠位筋，近位筋の麻痺の特徴

- 脳卒中の後の片麻痺において，体幹筋や近位筋よりも遠位筋の麻痺が重いことが多いです．体幹筋や近位筋は両側支配を受けているためであるとか，支配神経の数と筋線維の数の比率の問題であるなどといわれていますが，詳細はわかっていません．
- 手指や足関節の麻痺が重度に残存した場合，足関節の麻痺は短下肢装具（図1）で代償して歩行可能になったとしても，手指の麻痺の回復が難しく実用に至らないケースがよくみられます．

3 上肢麻痺慢性期の治療

- 近年，上肢運動機能の改善をはかる目的で，非麻痺側上肢を抑制し麻痺側上肢を強制使用させるCI（シーアイ）療法（図2），わずかな筋活動をトリガーにして上肢筋の運動を促す電気刺激療法，また，経頭蓋反復磁気刺激や経頭蓋直流電流刺激など，様々な治療が行われています．

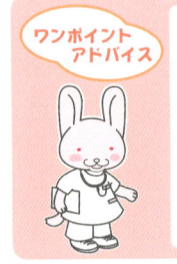

ワンポイントアドバイス
姿勢が変わると，関節が動く向きと重力の向きが変わり，みかけの筋力や麻痺の程度が変化してみえます．筋力や麻痺を評価した時は，座位なのか臥位なのかなど，姿勢についても記載しておくようにしましょう．

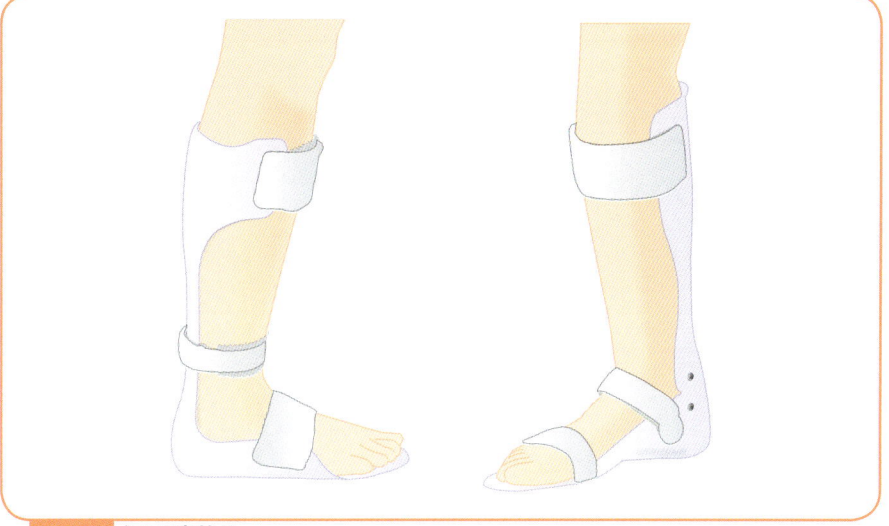

図1 短下肢装具
プラスチック製の短下肢装具である．義肢装具士がギプスで採型して，個々の患者に適応するものを作製する．足関節の底屈を防ぐが，素材のたわみで多少の背屈は可能で，立体保持や歩行に有用である．

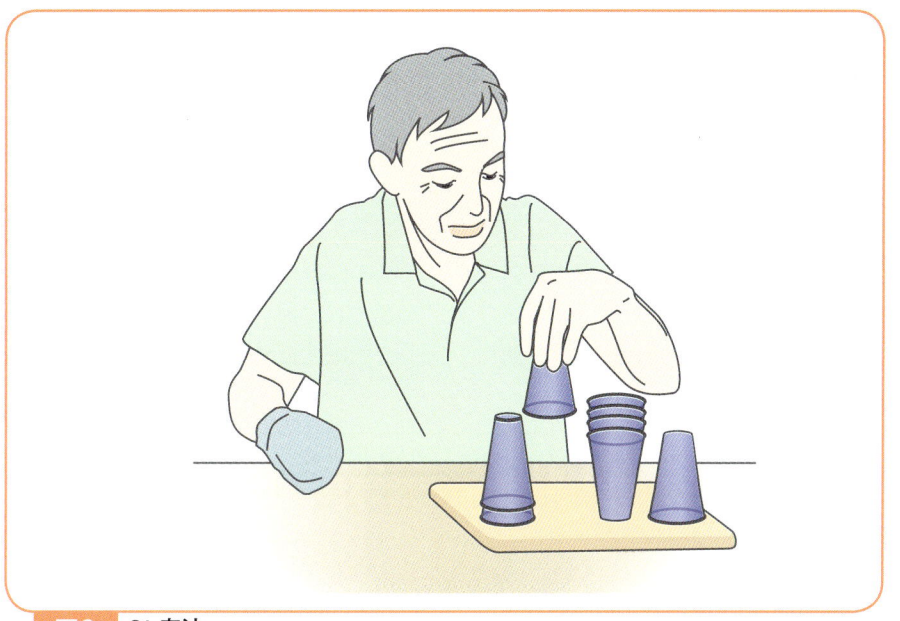

図2 CI療法
非麻痺側の手をミトンなどで拘束して，麻痺側の手を強制的に使わせることで，麻痺の回復をうながす．基礎訓練のみならず，更衣などの日常生活活動の際にも継続する．

参考文献

1）千野直一 編："現代リハビリテーション医学 改訂第3版"金原出版，2009
2）細田多穂，柳澤 健 編："理学療法ハンドブック 第1巻 理学療法の基礎と評価 改訂第3版"協同医書出版社，2000
3）脳卒中合同ガイドライン委員会："脳卒中治療ガイドライン2009"協和企画，2009

9章 脳卒中とリハビリテーション――障害へのアプローチ

Q81 運動失調：ふらつくことと運動失調は，どう違うのですか？

A ふらつきは，姿勢が安定せず揺れ動くことですが，その原因は様々です．起立性低血圧での立ちくらみがしたり，廃用性筋力低下でうまく立ち上がれないのもふらつきです．また，目隠しで視覚を遮ってもふらつきます．運動失調は，ふらつきの原因のひとつです．

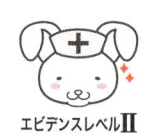

エビデンスレベルⅡ

回答者 髙橋宣成

1 運動失調とは

- 運動失調とは，協調運動の障害で，伸筋と屈筋などお互いに逆の作用をする拮抗筋の運動のバランスがうまく調整できない状態です．
- 具体的には，ふらついてうまく立てない，両足を広げないと立てない，座位でも体幹がゆれる，手や指が震えてものをうまく持てない，ものに手を伸ばしてもうまく届かない，発語が不明瞭になる，などの症状があります．
- **鼻指鼻試験**（図1）：患者さんに，「患者さん自身の鼻」と「検者の示指の先（検者は示指の位置を毎回変える）」を交互に，自身の示指で触ってもらいます．この際の患者さんの指の動きを評価します．適切な位置に自身の示指を運べないようならば，測定障害，失調症状と考えます．

2 運動失調の分類

- 小脳性，大脳性，前庭迷路性，脊髄性，末梢神経性の失調などに分類されます．
- 感覚障害によって，運動の調節が困難となっているケースが多いです．
- 脊髄型では，体幹が動揺し，閉眼により症状が増悪します（ロンベルグ徴候陽性）．
- このため，動作を行ううえで，視覚による代償効果が期待できます．
- これに対し，小脳性では，ゆっくりとした運動では大脳皮質で調整しながら運動が可能ですが，視覚に

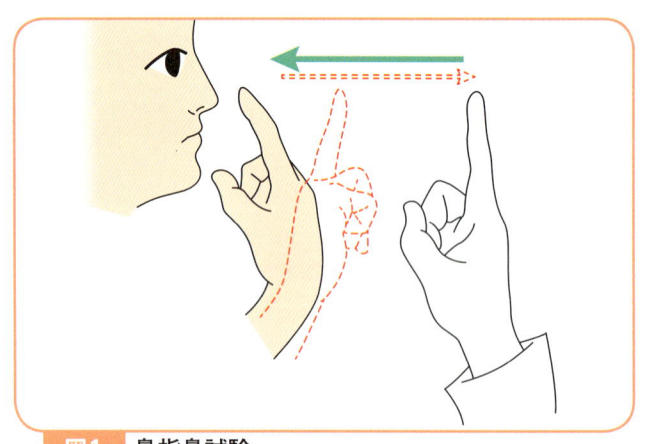

図1　鼻指鼻試験
患者の示指で，患者の鼻先と検者の指先を交互に触れるように命じる．示指が震えて目を突く危険がある場合，鼻先のかわりに下顎（オトガイ部）で検査する．

よる代償は期待できません．閉眼によっても，症状はあまり変わりません（ロンベルグ徴候陰性）（図2）．

3 失調症状のリハビリ

- 理学療法では，バランス訓練，歩行訓練などを行います．作業療法では，巧緻動作訓練，日常生活動作訓練，書字訓練などを，言語聴覚療法では，構音訓練などを実施します．
- 失調症状をコントロールするための具体的なテクニックとしては，以下のようなものがあります．

- **重錘の負荷**：上肢（300g程度）や下肢（500g程度）に重錘をつけ，不適切な運動を抑制します．
- **圧迫包帯法**：関節を包帯で固定することにより，上肢や下肢全体の動きを安定させます．足部から大腿部まで固定する目的で，長下肢装具を使って立位歩行練習をすることもあります．
- **フレンケル体操**：視覚による代償を用いて，正確な動作の反復練習を行います．簡単な動作から複雑な動作へと，課題を与えます．

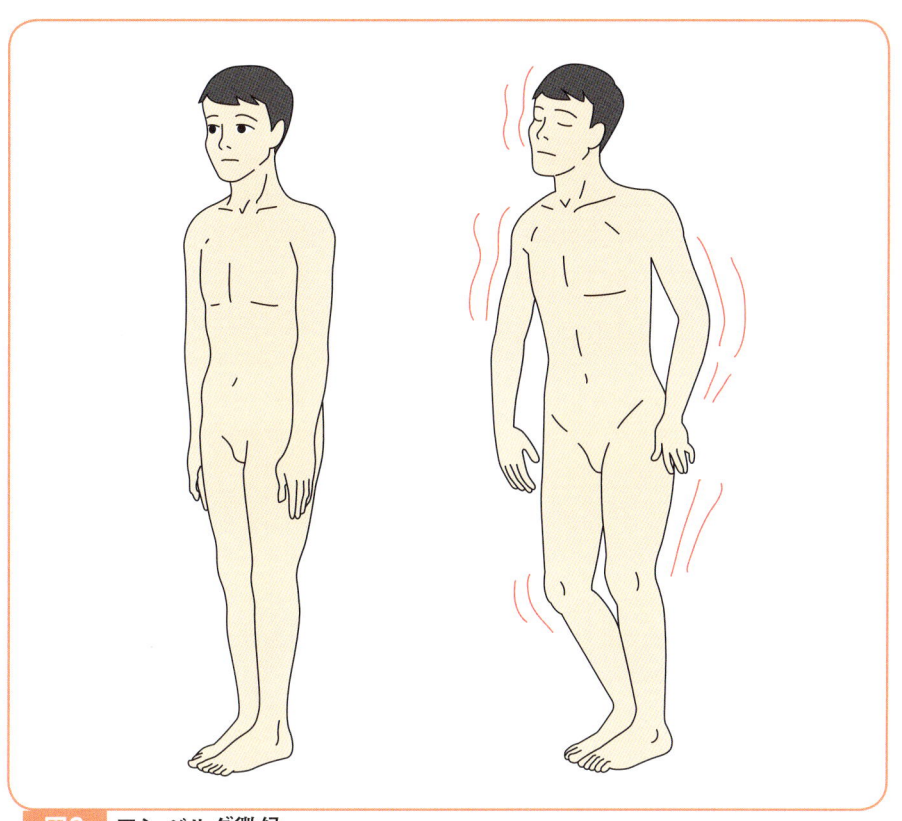

図2 ロンベルグ徴候
踵とつま先をしっかりそろえて，立位を保たせる．開眼で体幹動揺が著明となれば，陽性である．深部位置覚の障害を，視覚で代償していることを示している．

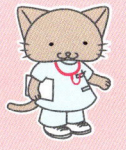

ワンポイントアドバイス
失調がある患者さんは，立ち上がった際に思わぬ方向に転倒する危険があります．手すりをしっかり握っているつもりでも，不意に手が離れてしまうのも特徴です．
転倒事故を起こさないよう，注意しましょう．

参考文献

1) 千野直一 編："現代リハビリテーション医学 改訂第3版"金原出版，2009
2) 田崎義昭，斎藤佳雄："ベッドサイド神経の診かた 改訂16版"南山堂，pp12-19，pp145-152，2004

9章 脳卒中とリハビリテーション——障害へのアプローチ

Q82 痙縮：つっぱりや痛みの治療法はありますか？

A A型ボツリヌス毒素は痙縮の治療において，海外を含めて広く推奨されています．従来の内服薬と異なり，希望する部位に選択的に加療ができ，副作用もほとんどありません．欠点としては効果が3，4ヵ月で消退すること，薬価が極めて高価なことなどがあります．

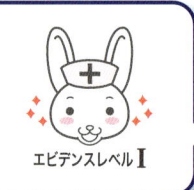

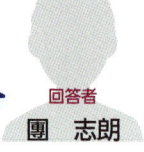

エビデンスレベルⅠ

回答者　團　志朗

1 痙縮とは？

- 痙縮とは，中枢神経障害による複雑な神経筋反射機構の異常によって筋緊張が亢進した状態で，「腱反射亢進を伴った緊張性伸張反射（筋緊張）の速度依存性増加を特徴とする運動障害である」と定義されています．
- すばやく関節を動かそうとすると，抵抗が強くなり，痛みを生じたりしますが，ゆっくり動かすと抵抗が弱くなり，動かしやすくなる場面に該当します．
- 中枢神経障害による麻痺症状と，表裏一体をなして出現します．
- 痙縮によって，手指を握ったままで開けない，肘が曲がる，槌趾で歩くと痛いなどの症状（図1）が出現し，リハビリ訓練やADLを阻害することが多いです．
- 筋肉が緊張して動かなくなる状態が続くことで，痛みを生じたり，筋萎縮・拘縮・線維化などの二次的変化が生じ，さらに動きが悪くなるという悪循環が生じます．

2 治療

- 従来の内服薬は全身性に作用するため，健側筋の筋力低下をきたしたり，脱力感・眠気・肝機能障害を生じるなど使用しにくい面がありましたが，A型ボツリヌス毒素は，特定の筋に対して選択的に痙縮を軽減でき，手技も比較的容易で，安全性についても「アスピリンより安全」といわれるほどです．
- A型ボツリヌス毒素は，高価で使用量に制限があります．
- 使用にあたって患者さんおよびご家族に加え，看護師・介護者など，多職種から情報を収集し，障害・ADLや介助量を評価し，治療目的（例えば，手指伸展を容易にして清潔保持を目指すなど）を明確にして，対象筋および投与量を決定する必要があります．
- また，患者さんおよびご家族のニーズと治療目標のすりあわせも大切です．
- ボツリヌス治療後，身体状況の変化に応じてリハビリプログラムを再構築する必要があります．
- 例えば，手・手指関節の痙縮が改善して装具装着可能になった場合，上肢装具によるストレッチを追加する，麻痺手の屈筋群の痙縮軽減後に更衣動作・手洗いなどの再教育を行い介助量軽減・能力向上をはかる，足趾の疼痛軽減で歩行可能となった場合，歩行訓練を再開するといった訓練内容が挙げられます．
- 治療後に，治療開始前に設定した目標を達成できたか，治療前と比較してどの程度介助量を軽減できたか，患者さん・ご家族の満足度はどうかなどを評価・確認のうえ，経過観察します．
- 薬効は，一般に3〜4ヵ月といわれており，必要があれば再投与を検討します．

肩関節の内転・内旋	目標に手を伸ばすことができず，更衣や整容，入浴などが制限される．
股関節の内転	はさみ肢位を呈する．また，移乗動作や陰部の清潔保持，排尿動作が困難となる．
肘関節の屈曲	人やものに肘をぶつけやすい．また，上着の着用や目標に手を伸ばす動作が制限される．
尖足・内反尖足	基底支持面が不十分なため，移動や移乗を妨げる最も大きな要因となる．
手関節の屈曲	袖に手を通す際に邪魔になる他，二次的な手根管症候群をひき起こすことでも知られる．
母趾過伸展	靴を履くことができないといった問題が生じる．
にぎりこぶし状変形	指の爪が手掌にくい込み開けないため，清潔を保つことが困難になる．
槌趾	足趾が屈曲し，過重な体重がかかり，疼痛が生じる．

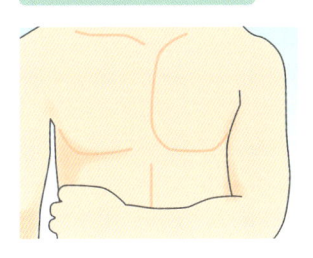

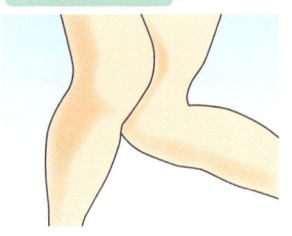

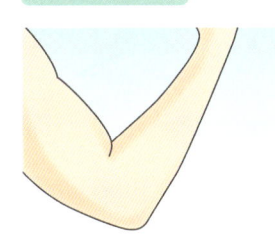

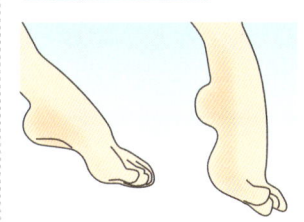

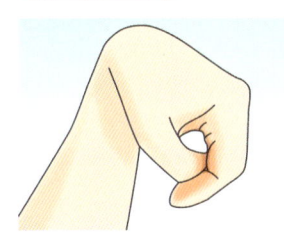

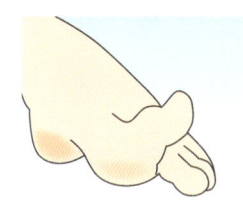

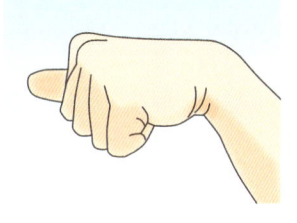

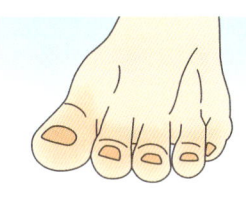

図1　上下肢痙縮による主な姿勢異常

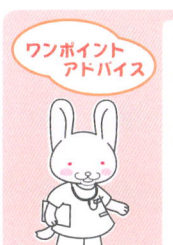

ワンポイントアドバイス
ボツリヌス毒素治療で痙縮を軽減した後に，適切なリハビリテーションを組合せることで，さらなる能力向上，介助量軽減をはかり，治療効果の維持・増強をはかることが重要です．

参考文献

1) 千野直一 編："脳卒中痙性麻痺のボツリヌス治療" 金原出版, 2011
2) 梶 龍兒 監, 木村彰男 編："痙縮のボツリヌス治療" 診断と治療社, 2010
3) 正門由久 監：上肢痙縮・下肢痙縮　ボツリヌス療法に関する情報サイト
   URL http://www.botox.jp/index_option.html

9章 脳卒中とリハビリテーション──障害へのアプローチ

Q83 言語障害：失語症とろれつ障害は、どう違うのですか？

A 失語症とは、頭の中に言いたい言葉がうまく浮かばず、思うように話せない症状です。ろれつ障害（＝構音障害）とは、言葉や話は浮かびますが、口唇や舌などの麻痺や動かしづらさのため、明瞭な発音ができない症状です。

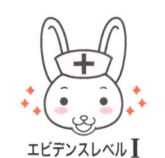

エビデンスレベルⅠ

回答者
稲村美津子，高橋秀寿

1 失語症と構音障害の違い（図1）

- 頭の中に言葉が浮かんでいる構音障害の患者さんとは筆談ができますが、頭の中に言葉が浮かんでいない失語症の患者さんと筆談をするのは難しくなります。
- また、一般的に構音障害の患者さんは、話を聴いたり文章を読んだり文字を書いたりすることは可能です。しかし失語症の患者さんは、言葉や話を理解するのが難しかったり、文を読んでも理解できなかったり、文字を書くと書き間違えてしまったりします。

2 失語症のタイプと特徴的な症状

- 失語症のタイプには、大きく分けて"運動性失語"と"感覚性失語"があります。
- 運動性失語は、発語や発話が困難ですが、相手の言っていることをある程度理解できるタイプで、ブローカ失語ともいいます。
- 感覚性失語は、流暢に話しますが、言い間違い（錯語）や言葉になっていない音が並んでいるような発話（ジャルゴン）で話の内容が伝わらないことが多く、さらに相手の言っていることを理解するのが難しいタイプで、ウェルニッケ失語ともいいます。
- その他に、言いたい単語（特に名詞）が出てこない健忘失語（失名詞失語）、復唱が困難な伝導失語、発語・理解・書字すべてが低下した全失語などがあります。

3 失語症患者への配慮

- 失語症の患者さんに話しかける時は、短い文でゆっくり話しかける、質問は「はい／いいえ」で答えられるような聞き方をすることが大切です。例えば、ナースコールが鳴った時、「何かご用ですか？」ではなく、具体的に「トイレですか？ お水が飲みたいですか？」とジェスチャーを交えて質問し、選んでもらうような配慮が必要です。
- 文字理解力がある程度保たれている患者さんであれば、文字単語を見たほうがわかりやすい人もいます。文字の理解が難しい患者さんであれば、絵を見せたり、場所を指差したり、身振りで表現して伝えると理解しやすい人もいます。
- しかしながら、50音表を使って、言いたい言葉を指差しさせたり、こちらが指差しをして言葉を伝えようとすることは、不適切な対応です。言葉が浮かんでいないのに平仮名の並んだ一覧表を見せられても、患者さんはより難しく感じて混乱してしまいます。

4 構音障害のタイプ

- 患者さんに「パタカ，パタカ」と復唱してもらうことで、構音障害の有無がある程度判断できますし、口のどこが動かしづらくて発音が不明瞭なのか、おおよそわかります。
- 「パ」は口唇を使う音（両唇破裂音）、「タ」は舌の先を使う音（歯茎破裂音）、「カ」は舌の奥を使う音（軟

口蓋破裂音）です．不明瞭な音（発音に使う所と動かし方）と不明瞭になる原因（麻痺や動かしづらさ）によって，構音障害のタイプがわかります．それによって必要なリハビリが異なります．

5 構音障害患者への対応

● 構音障害の患者さんには，ゆっくり，文を短めに区切りながら，または一つひとつの音を区切って発音してもらうと，聞き取りやすくなることがあります．患者さんにゆっくり話してもらうためには，こちらもゆっくり話しかけることが大切です．

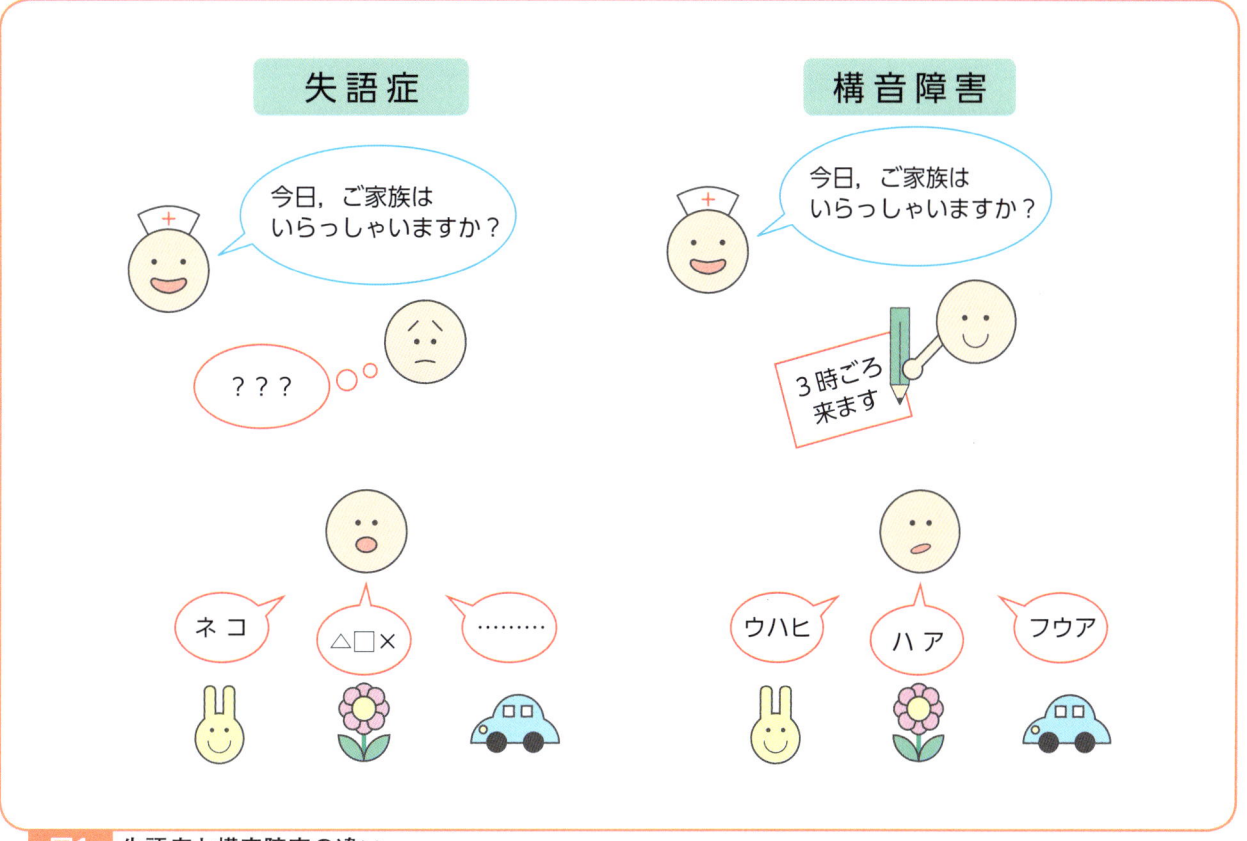

図1 失語症と構音障害の違い

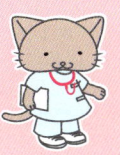

ワンポイントアドバイス
脳の損傷されている場所（病巣）がわかると，失語症なのか，構音障害なのかを判断しやすくなります．一般的に，言語野〔ブローカ野（前頭葉），ウェルニッケ野（側頭葉）など〕は左半球にあることが多いため，左半球の言語野に損傷があれば失語症と考えられます．
左半球の言語野以外や右半球に損傷があれば，構音障害の可能性があります．

参考文献

1）竹内愛子，河内十郎："脳卒中後のコミュニケーション障害"協同医書出版社，2002
2）廣瀬　肇，柴田貞雄，白坂康俊："言語聴覚士のための運動障害性構音障害学"医歯薬出版，2002
3）馬場元毅："絵でみる脳と神経 しくみと障害のメカニズム 第2版"医学書院，2002

9章 脳卒中とリハビリテーション──障害へのアプローチ

Q84 高次脳機能障害：半側空間失認にはどう対処したらよいですか？

A 左半側空間失認は，物の左側が存在しないかのような行動をとることで気づかされます．ADL全般に注意や介助が必要になります．軽症例では，物の左側に注意を喚起するような細工をしたり，左側に問題ありという自覚を促すリハビリを行います．一方，重症例では左側に物を置かないなど，生活に支障が起こらないように環境を調整します．

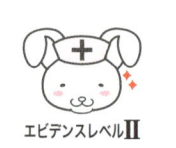

エビデンスレベルⅡ

回答者 岡島康友

1 高次脳機能障害とは

- 失語，失認，失行，記憶障害など，主として大脳皮質の傷害によって生じる症状です．
- 失語であれば，構音器官や聴覚に異常がないのに言語を介したコミュニケーションがとれない，失認は視覚や体の感覚に異常がないのに外界が認識できない，失行は運動障害がないのに意にそった運動が行えないという症状です．
- 大まかにいって，左半球傷害では失語と失行，右半球傷害で左半側空間失認が起こります．
- 重要な点は，進行性の認知症ではないことで，リハビリによってある程度，改善が可能な場合があることです．
- いずれにしても家族には理解しがたい症状なので，十分な説明が必要です．

2 半側空間失認の症状

- 主として，右頭頂葉の傷害で左空間に起こります．
- 外界の物の左側に注意が向かない症状で，半側空間無視とも呼ばれます．
- 例えば，車いすに乗って左側の障害物にぶつかっても，そのまま進もうとしたり（図1A），食事の場面ではテーブル上の左側に置かれた食べ物に手をつけなかったり，さらに皿に載っている食べ物の左部分を残したりします（図1B）．また，横書きの文を読んでもらうと，左部分を無視して途中から読みだします．
- 半盲，すなわち半側が見えないのではありません．

左半盲であれば，目を左に向けて右視野で物を見れば見えるわけで，患者さんはそのことを認識していてADLには支障がないのが普通です．
- 半側空間失認では，視覚に問題がないのに無視してしまうので厄介な症状です．
- なお，左頭頂葉の傷害では右半側空間失認も起こりますが，通常は軽症で改善します．

3 半側空間失認の重症度の評価

- 左半側空間失認の患者さんでは，横に広げた巻尺を見せて中心がどこか指してもらうと，患者さんから見て右に偏ってしまいます（図2A）．重症例では大きく右側に偏り，また左側を見るように促しても目を向けてくれません．つまり，補正ができないわけです．
- また，人の絵を描いてもらうと人の左側が欠落してしまい，そのことを指摘しても補正できません（図2B）．
- なお，重症例では視空間だけでなく聴空間にも問題が起こり，左から発する人の声や音を無視しやすくなります．

4 半側空間失認のリハビリと対応

- 補正可能な左半側空間失認では，左側への注意を高める工夫をします．
- 例えば，服であれば左側を赤く染めて注意を喚起したり，車いすでも左側が目立つようにします．
- 大きな鏡の前に座ってもらい座位の傾きを自覚してもらうこと，発症早期から下肢装具を用いて立位を

開始することも障害の自覚に役立ちます[1].
- また,病室ではベッドの左側にテレビや車いすを配置して,家族には左側から話しかけるように指導します.

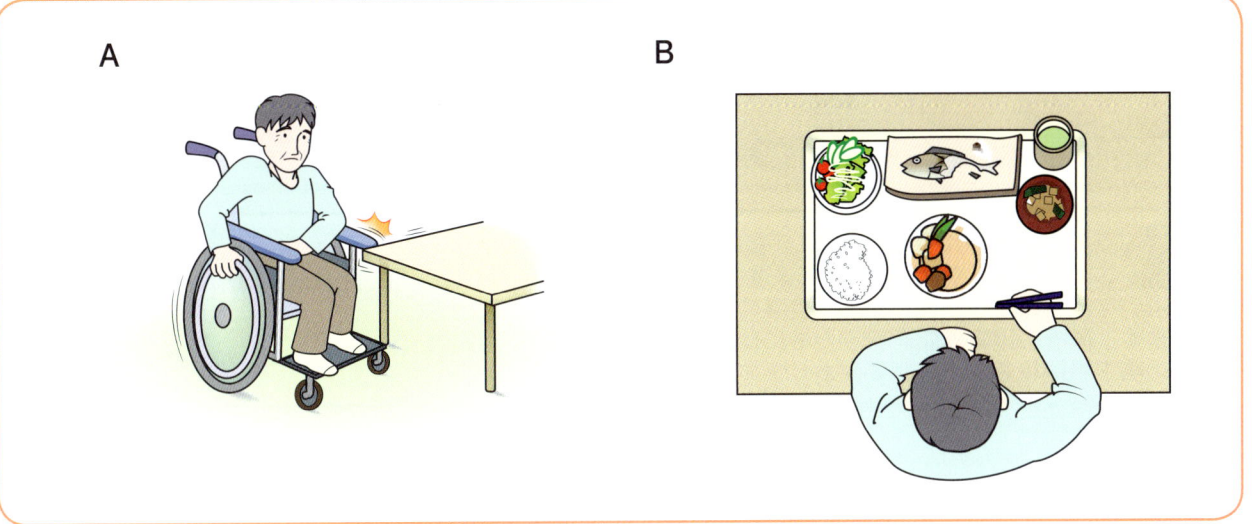

図1 左半側空間失認の症状
A：車いすで左側のものに度々ぶつかってしまうが,その病識がない.
B：食事ではテーブルの左側の食べ物が残ってしまう.また手をつけていても,皿の左側の食べ物が残りがちである.

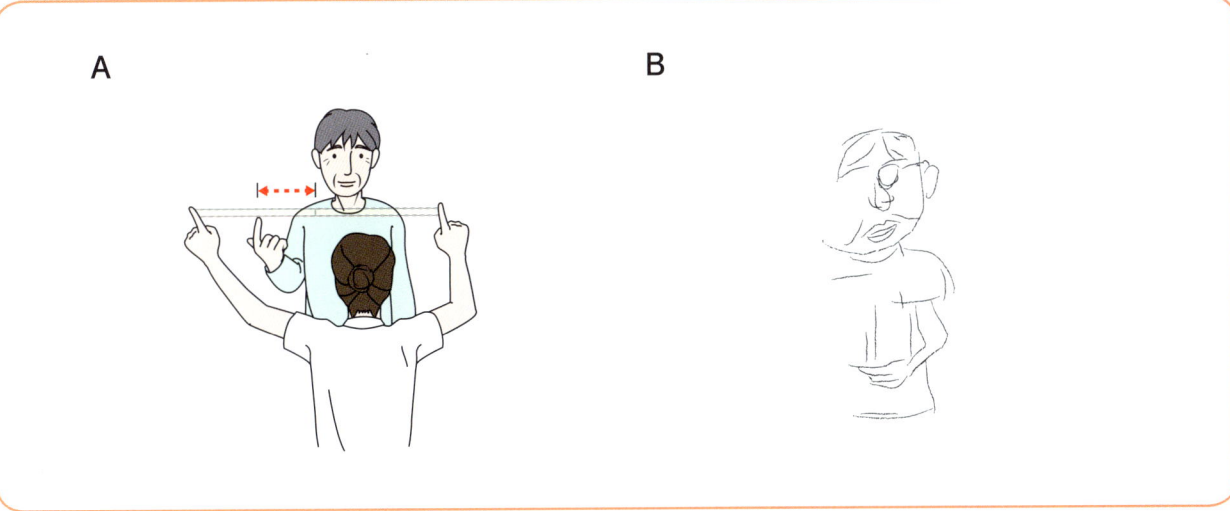

図2 左半側空間失認の評価
A：患者さんと相向かい合って巻尺を伸ばし,その中心がどこかを指してもらうと,患者さんから見て右側に偏ってしまう（巻尺二分試験）.
B：似顔絵を描いてもらうと左半身が欠落してしまう.患者さん自身は,そのことに病識がない（描画試験）.

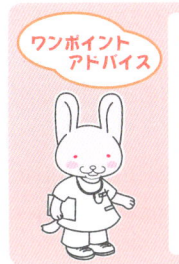

ワンポイントアドバイス
重度の感覚障害,特に関節位置覚障害があると自身の手足が他人のもののような振る舞いをします.これは外界に対する空間失認とは違い,半側身体失認といいます.患者さんは,車いすで患側の手をお尻の下に敷いてしまっても気にしませんし,けがをしても他人事のように振る舞います.患者さん自身が,患側の手に"…さん"などと名前をつけて呼んだりしていることもあります[2].

参考文献
1）網元　和：半側空間無視と関連障害.高次脳機能のリハビリテーション実践マニュアル.メディカル・リハビリテーション 70：111-119, 2006
2）山鳥　重：身体意識の異常."神経心理学入門"医学書院, pp266-306, 1985

9章 脳卒中とリハビリテーション──障害へのアプローチ

Q85 嚥下障害：食べられるかどうかは，どうやって診るのですか？

A 直接訓練（食物を用いた訓練）や食事を開始する際は，スクリーニングテストや検査で判定します．スクリーニングテストは，誤嚥の有無を確認し，直接訓練や食事の開始が可能であるかを確認します．誤嚥の確定診断を行うためには，嚥下内視鏡や嚥下造影などの嚥下機能検査を行う必要があります．

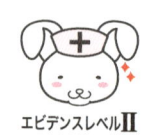

エビデンスレベルⅡ

回答者 中村みゆき，高橋秀寿

1 命令嚥下のメカニズム

- 液体を飲むときの嚥下動態を示します．
脳血管障害の方の場合，障害部位により運動麻痺や高次脳機能障害などが出現します．5期のうちどこにどのくらいの障害があるかアセスメントをする必要があります．
  - **先行期**：何をどのように食べるかを判断する時期です．この時期は食べ物を"食べ物として"認知し，そこには高次脳機能が大きく関わります．また，食具を使用し，口腔に運ぶ動作も含みます．
  【症状の例】食べ物を見ても反応しない，集中力がない，飲み込んでいないのに次々に口の中へ入れるなど．
  - **準備期**：口腔内に食物を取り込み咀嚼し，唾液と混ぜて飲み込みやすいように食塊を作る時期です．
  【症状の例】口唇の閉鎖ができない，よく食べ物をこぼす，麻痺側の口腔内に食物残渣がある，舌の動きが低下している，咀嚼運動が弱いなど．
  - **口腔期**：食塊を舌によって口腔内から咽頭へ送り込む時期です．
  【症状の例】いつまでも咀嚼している，舌の動きが悪いなど．
  - **咽頭期**：咽頭に運ばれてきた食塊を嚥下反射によって食道へ送り込む時期です．
  【症状の例】むせる，のど仏の拳上が弱い，ガラガラした声がする，喉の奥に食べ物や薬が残っている感じがある，鼻水が出るなど．
  - **食道期**：食塊を食道から胃へと送り込む時期です．
  【症状の例】嘔吐がある，時間が経ってから食べ物が逆流してくるなど．

2 嚥下障害のタイプ

- 脳血管障害患者には，意識障害や麻痺，高次脳機能障害などの様々な要因が絡み合って摂食・嚥下障害が生じ，病態により摂食・嚥下障害の症状は様々です．
- 障害部位により，核上性障害，核・核下性障害に大きく分けられます．

a) 核上性障害

- 核上性障害は，延髄にある脳神経核の上位ニューロンが障害されることを指します．
- 核上性障害には，一側性障害と偽（仮）性球麻痺（両側性障害）があります．
  - **一側性障害**：左右どちらか一方の脳神経に障害をきたした状態をいい，顔面神経や舌下神経などの一側性支配の神経では障害を受けた脳神経部位と反対側に麻痺が生じます．急性期は，意識障害や咳反射などの低下もあることから誤嚥のリスクがあります．意識障害を認める場合には，廃用性機能低下を招かないよう，口腔ケアの徹底や口腔機能の向上をはかり，直接訓練開始の時期をみはからいつつ介入を行います．
  - **偽（仮）性球麻痺**：両側性に上位ニューロンが障害されたものをいい，多発性脳梗塞や脳出血を2回以上起こしたケースなどが該当します．偽（仮）性球麻痺は，嚥下に関係する筋肉の協調性の低下，筋力低下がみられ，嚥下反射は残存しているものの，反射が起こっても弱く，協調性に欠けることが特徴として挙げられます．結果的に誤嚥をひき起こしやすくなります．そのため，摂食姿勢や体

位の調整，食事形態の調整などの工夫が必要です．

b) 核・核下性障害（球麻痺）

- 核・核下性障害は，延髄の脳神経核およびそれより末梢側の下位ニューロンが障害されることを指します．球麻痺ともいいます．
- 特徴としては，嚥下障害と構音障害です．
- 球麻痺では，正常な嚥下反射が起こらず，障害の程度が重度となることもあるため，専門的な評価や訓練が必要です．

3 評価方法

- 摂食・嚥下障害のスクリーニングテストには，反復唾液のみテスト（図1），改訂水飲みテスト（図2），フードテスト（図3）などがあります．

4 評価するときの姿勢・頭位

- **顎を引く姿勢（頸部前屈位）**：下顎と胸の間を3～4横指程度あけるくらいに顎を引くことで，咽頭と気管に角度がつき，気道に流入しにくくなります（図4）．
- **安定した坐位姿勢**：坐位が不安定では，嚥下関連の筋肉が緊張してしまい，スムーズな摂食ができない原因となります．足底が床についている（車いすの場合，可能であればフットレストから外し床につける，ベッドの場合もなるべくクッションを利用し，足底をつける），股関節・膝関節は90°程度に保つ，体幹が傾いていない，テーブルは両手が載るくらいの高さにすること，などがポイントです．
- **誤嚥のリスクが高い患者さんには30°リクライニング位**：理由として，気道と食道の位置関係からいえます．しかし，30°では自力摂取が困難であるため，誤嚥のリスクや障害の改善状況を評価し，徐々に角度を挙げる必要があります（図5）．
- リクライニングの利点としては，
  - 重力により，気管より後方の食道に誘導される．
  - いったん梨状窩に貯留してから，ゆっくり嚥下反射が起こり，タイミングを合わせやすい．
  - 食塊の落下速度が遅くなる．
  - 頸部筋群や全身の筋肉がリラックスして，嚥下筋の動きがスムーズになる．
  - 口唇から舌根部，舌根から咽頭へ送り込むのに重力を利用でき飲み込みやすい．
  - 口唇からこぼれにくくなる．

  などがあります．

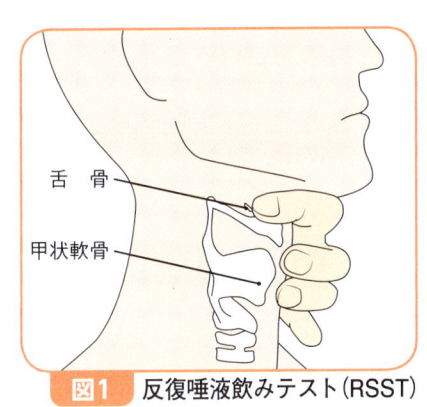

図1 反復唾液飲みテスト（RSST）

誤嚥の有無のスクリーニングテスト．人差指で舌骨を，中指で甲状軟骨を触知し，30秒間に何回嚥下できるかをみる．3回30秒未満を陽性とする．嚥下障害者では嚥下の繰り返し感覚が延長すると報告されている．

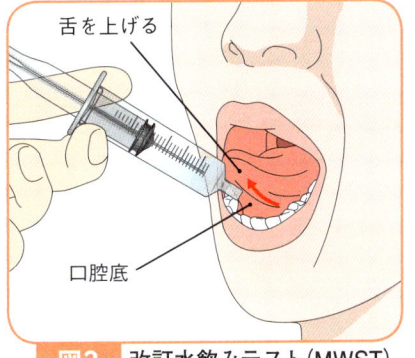

図2 改訂水飲みテスト（MWST）

手技
① 冷水3mLを口腔底に注ぎ，嚥下を指示する．
② 嚥下後，反復嚥下を2回行わせる．
③ 評価基準が4点以上なら最大2施行繰り返す．
④ 最低点を評点とする．

評価基準
1：嚥下なし，むせる and/or 呼吸切迫
2：嚥下あり，呼吸切迫（不顕性誤嚥の疑い）
3：嚥下あり，呼吸良好，むせる and/or 湿性嗄声
4：嚥下あり，呼吸良好，むせない
5：4に加え，反復嚥下が30秒以内に2回可能

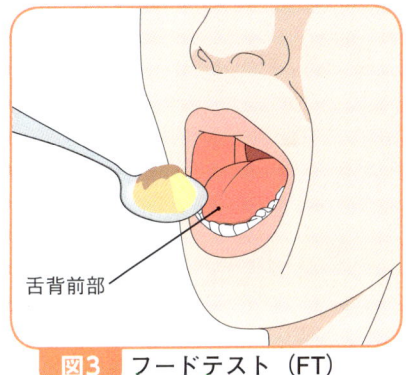

図3 フードテスト（FT）

手技
① プリン茶さじ1杯（約4g）を舌背前部に置き，嚥下を指示する．
② 嚥下後，反復嚥下を2回行わせる．
③ 評価基準が4点以上なら最大2施行繰り返す．
④ 最低点を評点とする．

評価基準
1：嚥下なし，むせる and/or 呼吸切迫
2：嚥下あり，呼吸切迫（不顕性誤嚥の疑い）
3：嚥下あり，呼吸良好，むせる and/or 湿性嗄声，口腔内残留中程度
4：嚥下あり，呼吸良好，むせない，口腔内残留ほぼなし
5：4に加え，反復嚥下が30秒以内に2回可能

5 代表的な嚥下検査

- 嚥下検査として，嚥下内視鏡（VE）や嚥下造影（VF），咳テスト，嚥下圧検査，超音波検査などがあります．今回は代表的な検査として嚥下内視鏡，嚥下造影について説明します．

a) 嚥下造影検査（VF）

- 嚥下造影検査は，X線透視下で造影剤を含んだ液体や食物を摂取し，摂取したものが口腔から咽頭，食道へ流入する状態や各器官の動き，構造を評価する検査です．誤嚥の有無を確認するだけでなく，どのような形態のものをどのように摂取すればよいのか判断します．また，どのような訓練が適応となるかを判断することもあります．

b) 嚥下内視鏡検査（VE）

- 嚥下内視鏡検査は，喉頭ファイバースコープを鼻腔から挿入し，咽頭をみながら液体や食物を摂取し評価する検査です．手順としては，まず，咽頭，喉頭を観察して器質的疾患や運動麻痺の有無を観察します．そして，咽喉頭腔の食物残渣や唾液貯留の有無，咽喉頭の知覚低下の有無も評価します．次に液体や食物を用いて，嚥下動態の評価や嚥下の姿勢，嚥下法の指導による嚥下動態の変化も確認します．
- ただし，嚥下時には咽頭の絞扼運動のために視野が真っ白になってしまうため，嚥下中の観察はできません．

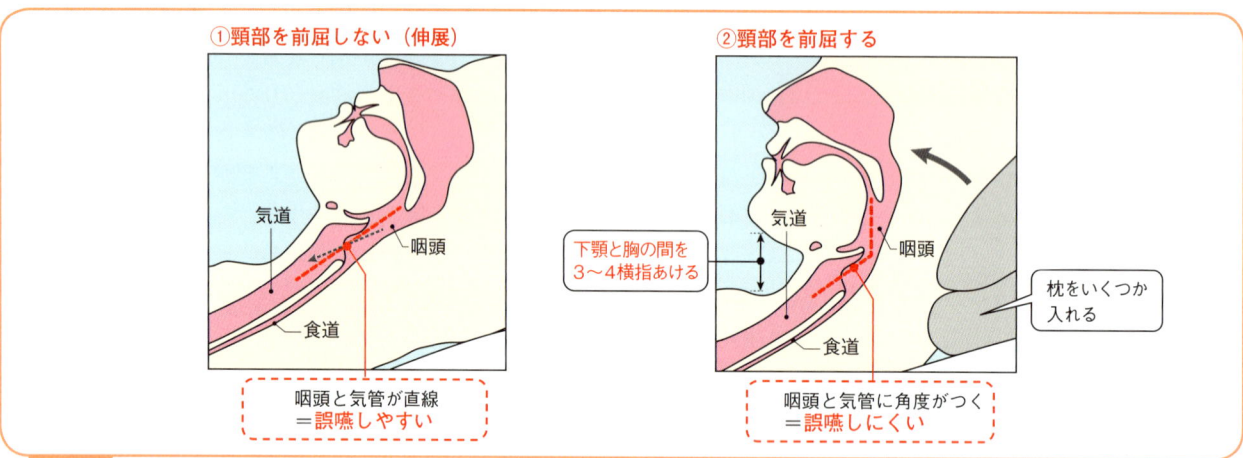

図4 誤嚥しやすい姿勢（左），しにくい姿勢（頸部前屈位）

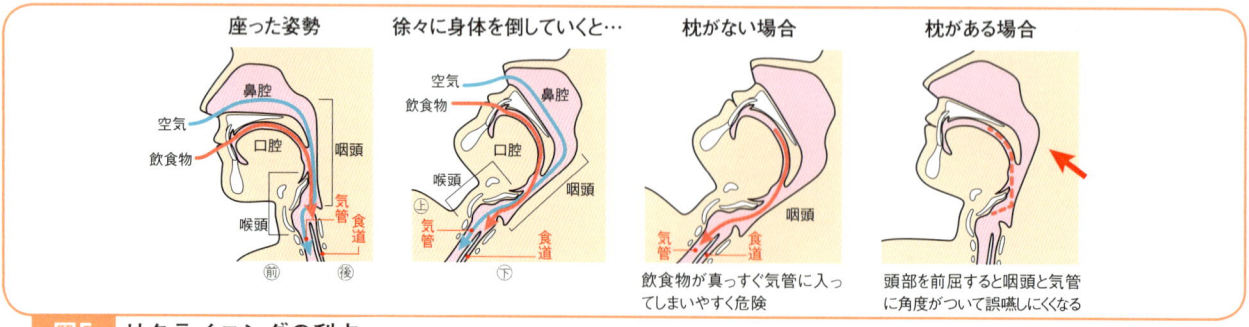

図5 リクライニングの利点

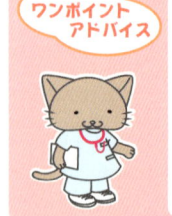

ワンポイントアドバイス
脳血管障害患者は，損傷部位により摂食・嚥下障害の内容や程度が異なってきます．患者さんを目の前にして「どこに問題がありそうか？」と見当をつけ，病態を考慮した援助が必要です．

参考文献

1) 才藤栄一 他 監：臨床編Ⅲ 1章 成人期・老年期の疾患と摂食・嚥下障害の評価・対処法 1. 脳血管障害．"摂食・嚥下リハビリテーション 第2版"医歯薬出版，pp276-284, 2007
2) 市村久美子 他：リハビリナースの摂食・嚥下障害看護．リハビリナース 19：137-148, 2010
3) 三鬼達人，鮫島奈緒，都築智美：摂食スタートの悩みを解決！ エキスパートナース 268(2)：32-61, 2010
4) 鮫島奈緒：食事介助時の患者の姿勢の整え方は？ エキスパートナース 増刊11月号，27：53, 2011

9章 脳卒中とリハビリテーション──障害へのアプローチ

Q86 認知症：昼夜逆転には，どう対処したらよいですか？

A 安易な睡眠薬や鎮静薬の使用は，改善がないばかりか，夜間不眠やせん妄の助長，転倒リスクを上げてしまいます．まずは，日中の活動量を増やすなど，概日リズムの乱れを正常に戻すように対応しましょう．

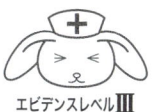

エビデンスレベルⅢ

回答者：輪千督高，長谷川 浩

- 認知症患者は，場所や時間，人などがわからなくなる見当識障害のため，入院や施設入所などの環境の変化に対応する能力を失っています．そのため，環境変化により自分のいる場所がどこだかわからないといった不安・焦燥により，せん妄状態になりやすいといわれています．
- 昼夜逆転および夜間せん妄は，体の不調により起こっている場合が多くみられます．環境変化に対する不安・焦燥に加え，特に急性期病院に入院するような疾患（脳梗塞，急性心筋梗塞，心不全，肺炎などの感染症）では身体的ストレスが強く，それにより夜間せん妄が生じやすくなります．また，泌尿器疾患や心不全加療に伴う頻尿，下痢などの消化器症状により生じる不快感，肺疾患に伴う低酸素による呼吸苦などが原因となり得ます．
- 一部の薬剤で，せん妄がみられる場合があります（表1）．

1 薬剤以外の対応

- 原因がはっきりしている場合は，これを除去することが先決です．
- 夜間に低酸素であれば酸素投与，下痢などの不快感であれば症状が落ち着くまではおむつ交換の頻度を増やすなどのケアを行う必要があります．
- 日中の覚醒をあげるため，積極的に車いす移乗の時間を増やす，リハビリテーションをするなど日中の活動量を増やすこと．また，概日リズムは日中光照射による夜間のメラトニン分泌が関係していることから，患者さんが日中に太陽光を浴びることも重要

です．本人の状態が可能であれば，簡単な作業をお願いすることもひとつの方法と考えられます．
- 本人の生活リズムの記録（車いす移乗時間や，またその時の本人の状態，薬の服薬状況，夜間の睡眠状況）を客観的・総合的にみることにより，改善に何が必要かを分析・判断しやすくなります．

2 薬剤による治療と注意点

- 様々なケアを行っても改善の乏しい夜間不眠に対しては，睡眠導入薬や抗不安薬，抗精神病薬の導入が必要になります（表2）．
- レヴィー小体型認知症という認知症の場合には，薬に対し過敏性が高く，症状が悪化する場合があるので注意が必要です．
- それぞれの薬には副作用があり，特に日中の傾眠，パーキンソン症状（顔の表情が乏しくなる，関節の動きが固くなる，小刻みに歩くなど），めまい，ふらつきなどの出現があれば，内服を控えるべきです．それらによる転倒や誤嚥で，全身状態が悪化することは避けなくてはなりません．
- 与薬により昼夜逆転が改善されたと考えられても，実際は環境に慣れた，身体的に落ちついたなど，時間経過が解決した可能性も考え，長期間の睡眠導入薬の服用も避ける必要があります．
- 昼夜逆転や夜間せん妄がひどい場合には，看護師，医師，薬剤師，作業療法士，栄養士などで多職種カンファレンスを行い，その患者さんの問題点を多面的に探り，一緒に対処方法を考えることも有効なことがあり，重要な点です．

表1　せん妄を起こしうる薬剤

薬剤分類	薬剤例（商品名の例）
H_2受容体拮抗薬	シメチジン（タガメット®），ファモチジン（ガスター®）
抗コリン作用のある薬剤	アトロピン（硫酸アトロピン®），三環系抗うつ薬，フェニトイン（アレビアチン®）
降圧薬	カプトプリル（カプトプリル®），レセルピン（アポプロン®）
ドパミン作動薬	アマンタジン（シンメトレル®），ブロモクリプチン（パーロデル®）
β遮断薬	プロプラノロール（インデラル®），チモロール（チモプトール®）
抗不整脈薬	ジソピラミド（リスモダン®），リドカイン（キシロカイン®）
抗菌薬	アミノグリコシド系，セフェム系，バンコマイシン
抗ウイルス薬	アシクロビル（ゾビラックス®），ガンシクロビル（デノシン®）
GABA作動薬	ベンゾジアゼピン系薬剤
非ステロイド性抗炎症薬	イブプロフェン（ブルフェン錠®），インドメタシン（インドメタシン坐剤®）
交感神経刺激薬	テオフィリン（テオドール®）
その他	副腎ステロイド薬，ジギタリス製剤

（文献4を参照して作成）

表2　BPSD（昼夜逆転）に用いる治療薬

薬剤分類	薬剤名（商品名の例）
抗精神病薬（非定型的神経遮断薬）	リスペリドン（リスパダール®），オランザピン（ジプレキサ®），クエチアピン（セロクエル®），ペロスピロン（ルーラン®），アリピプラゾール（エビリファイ®）
抗精神病薬（定型的神経遮断薬）	ハロペリドール（セレネース®），スルピリド（ドグマチール®）
ジスキネジア治療薬	チアプリド（グラマリール®）
抗不安薬（睡眠薬）	タンドスピロン（セディール®），ベンゾジアゼピン系抗不安薬（リーゼ®，デパス®など），ブロチゾラム（レンドルミン®），ゾルピデム（マイスリー®）
抗うつ薬	セルトラリン（ジェイゾロフト®），トラゾドン（レスリン®），フルボキサミン（デプロメール®），パロキセチン（パキシル®）
その他	ラメルテオン（ロゼレム®）

（文献3を参照して作成）

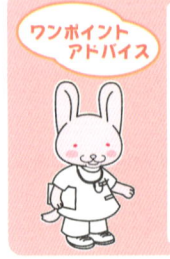

ワンポイントアドバイス

昼夜逆転の改善には，時間や労力がかかりますが，個々の状況をよく観察し，これらに合わせた対応により薬が不要となることもありますので，根気よいケアが必要です。
多職種カンファレンスも，役に立つことがあります。

参考文献

1）鵜飼克行：昼夜逆転・夜間せん妄（Night delirum）．"BPSD初期対応ガイドライン"服部英幸 編．ライフサイエンス，pp65-67，2012
2）鈴木智子：昼夜逆転で夜間不眠．月刊ナーシング31（13）：56-59，2011
3）鈴木達也 他：認知症の周辺症状（BPSD）への対応．日医大医会誌6（3）：135-139，2010
4）玉井英子 他：せん妄を起こしやすい薬剤と薬剤調整．がん患者と対症療法22（1）：19-25，2011

9章 脳卒中とリハビリテーション――日常生活動作へのアプローチ

Q87 歩行の評価と訓練：歩く時，杖と脚はどっちを先に出すのですか？

A 脳卒中片麻痺の患者さんが杖を使って歩く場合，「杖（健側上肢に持って）→麻痺側下肢→健側下肢」の順番で出すことが基本です．その際，杖の種類・介助する位置などを確認することが重要です．

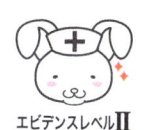

エビデンスレベルⅡ

回答者 神山裕司，岡島康友

1 片麻痺歩行の特徴

- 脳卒中による片麻痺によって，半身は自由に動かしにくくなるだけでなく（片麻痺），動かそうとすると半身全体の筋緊張が高まり（痙縮），他の関節まで動きます（共同運動，Q80参照）．
- 麻痺が強く，弛緩状態の場合，脚を前に振り出すことが難しく，さらに膝は体重も支えきれません（膝折れ）．膝折れを避けるために膝を反り返らせて歩く癖がついてしまい（反張膝），膝痛の原因になります．
- それほど強い麻痺でなくとも，つま先を地面に引きずることが多く（下垂足），つま先を引っ掛けないように脚を外へ分回す歩行（分回し歩行），健側で背伸びするような歩行（伸び上がり歩行）になります（図1[1]）．
- 痙縮は"つっぱり"と表現され，下肢では足首が底屈し（内反尖足），足趾も屈曲して（槌趾），歩くと体重が趾先にかかり痛むようになります．

2 杖の種類と長さの調整[2]

- 杖は，麻痺や痙縮の程度により3種類が使われます（図2）．まずT字杖を代表とする単脚杖です．安定性に欠けますが，携帯でき，階段など幅広い環境で使用できます．次に4点杖などの多脚杖です．支持面が広く，単脚杖より安定する分だけ重くなります．最後に，多脚杖よりさらに広い支持面をもつ，サイドケイン（side cane）です．歩行訓練導入後間もない患者さんに有用です．
- 適切な杖を選択した後は，長さの調整が必要です．杖を床面に着け，持ち手部分を大転子の高さ（図2D）にすることで，最も力が入れやすくなります．短すぎると姿勢が前傾になり，長すぎると十分な支えにならないため注意してください．

3 杖歩行の仕方

- 杖歩行には，2動作歩行と3動作歩行があります（図3[2]）．
- 2動作歩行は麻痺の軽い患者さんや歩行訓練が順調に進んだ患者さんが対象になります．杖と麻痺側下肢を同時に前方へ出し，その後に健側下肢を出す方法で，リズムをとるのに「いち，に，いち，に……」と掛け声をかけると良いでしょう．
- 一方，歩行訓練導入直後の患者さんには3動作歩行を行います．「杖→麻痺側下肢→健側下肢……」の順で行い，運動麻痺がどちら側にもよりますが「杖→右脚→左脚……」または「杖→左脚→右脚……」の掛け声でリズムをとります．
- 杖歩行の介助は，必ず転倒しやすい麻痺側につきましょう．患者さんと脚の運びを合わせると，スムーズに介助できます．
- 介助量は重症度によりますが，軽介助（軽く触れる程度），中等度介助（しっかりつかむ），重介助（しっかりつかみ，しっかり支える）と，段階を分けて介助が過小にも過大にもならないよう，患者さんにとって適切な介助量ということが重要です．

4 易転倒の判定

- 急性期の治療が完了し，リハビリを集中して行う回

脳卒中看護とリハビリテーション

復期リハビリ病棟において脳卒中患者が転倒する確率は，13～47%と報告されています[3]．
- 転倒の原因は多岐にわたり，一口に予測といっても難しいので，下肢筋力などの身体機能は理学療法士（PT），危険の判断や視認知など高次脳機能については作業療法士（OT）と相談のうえ，個別にリスク管理することが重要です．

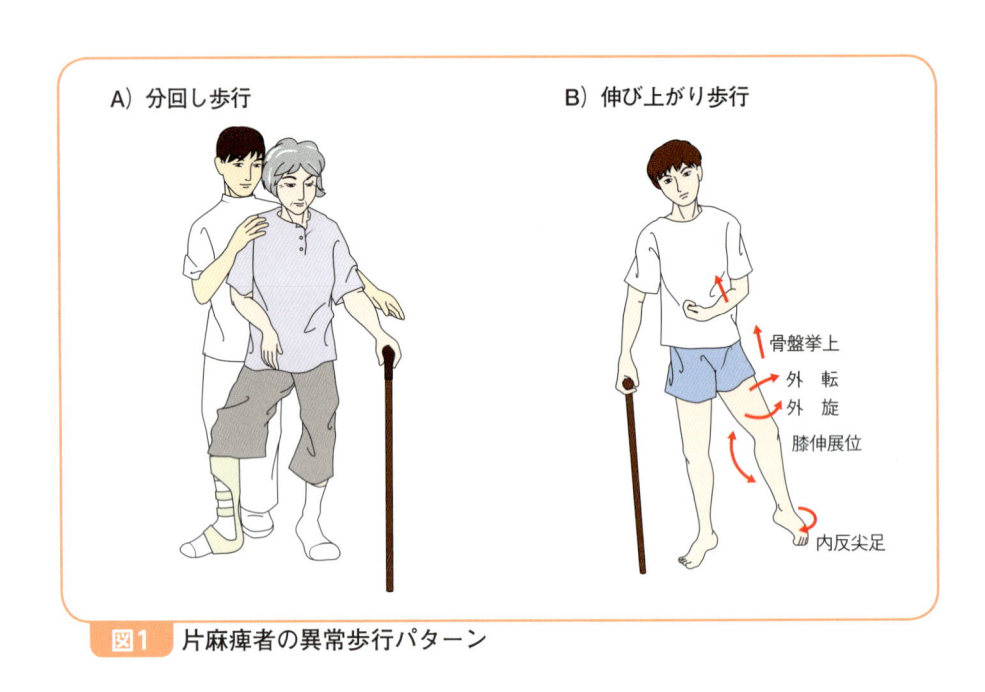

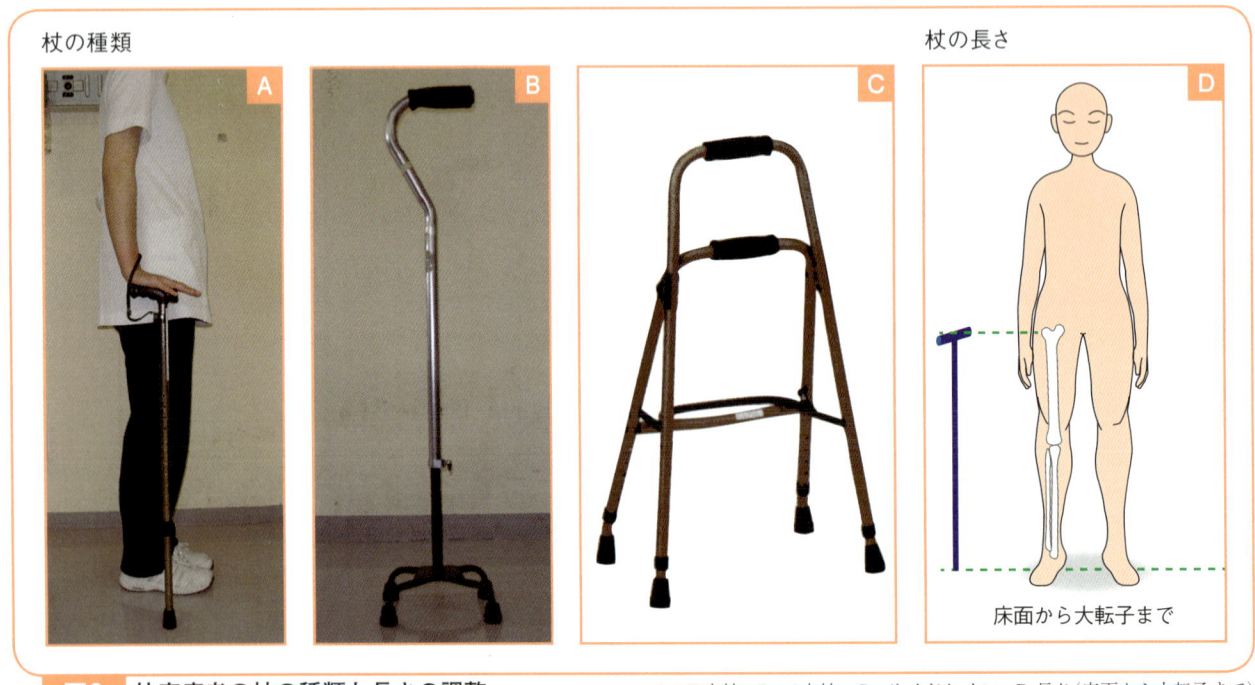

図1 片麻痺者の異常歩行パターン

A）分回し歩行
B）伸び上がり歩行
骨盤挙上／外転／外旋／膝伸展位／内反尖足

図2 片麻痺者の杖の種類と長さの調整

A：T字杖　B：4点杖　C：サイドケイン　D：長さ（床面から大転子まで）

A：2動作歩行（2点1点歩行）杖・患側下肢→健側下肢

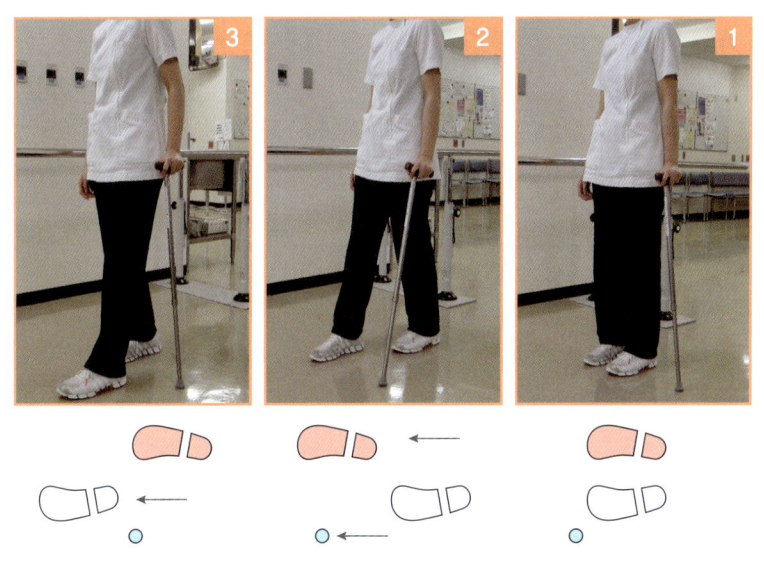

B：3動作歩行（常時2点歩行）杖→患側下肢→健側下肢

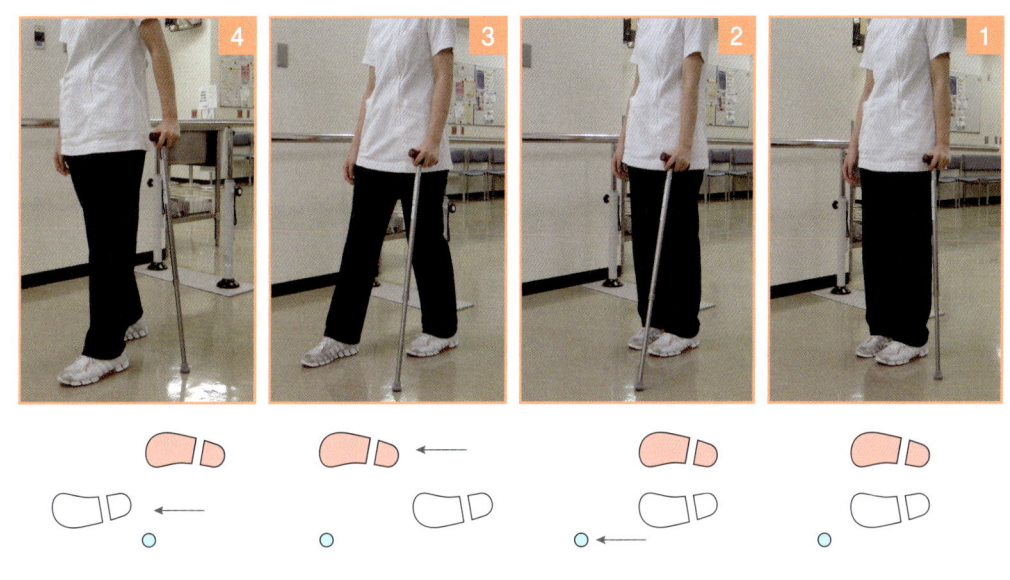

図3 杖歩行の仕方

ワンポイントアドバイス

歩行動作は，運動麻痺や高次脳機能障害の重症度に左右されます．加えて，治療・リハビリの進行により日々変化しますので，主治医・リハビリ医，担当のPT・OTと相談のうえで病棟生活（トイレ移動，食堂への移動など）に取り入れていくと，効果的なケアにつながります．

参考文献

1）栢森良二：第2章 麻痺性疾患・神経筋疾患 1.脳卒中．"装具治療マニュアル"加倉井周一 他 編，医歯薬出版，pp43-86, 2000
2）松田淳子：[2]運動療法の種類と手技 歩行補助用具と歩行．"図解 理学療法技術ガイド第2版"石川 齊 編，文光堂，pp575-581, 2004
3）森尾裕志，大森圭貴：第6章 加齢と転倒 1.転倒の概念 a.転倒の現状．"理学療法リスク管理マニュアル 第3版"聖マリアンナ医科大学リハビリテーション部，三輪書店，pp298-332, 2011

9章 脳卒中とリハビリテーション——日常生活動作へのアプローチ

Q88 ADLの評価と訓練：日常生活動作の改善と介護の仕方のポイントは？

A ADLの改善は，「できるADL」と実際に「しているADL」の差を評価したうえで，介入を行うことが大切です．介護の仕方のポイントは，対象者の能力を評価し，段階づけをしながら行うことです．

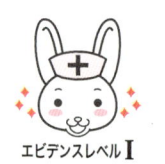

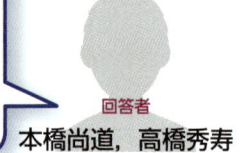

エビデンスレベルⅠ

回答者：本橋尚道，高橋秀寿

1 ADLの評価について

- 脳卒中のADLの評価法として，わが国ではBarthel Index（BI）や機能的自立度評価表（Functional Independence Measure：FIM）が広く使用されています．
- BIでは，対象者のADL能力（できるADL）を評価します．ADLを10項目に分け，それぞれ自立・部分介助・全介助の3段階で評価します．評価は簡便で，5〜10分程度で可能です．しかし，環境が十分に整った状況下での評価になるため，実際のADLと乖離することが多いです．
- FIMでは，実際のADL場面での必要な介助量（しているADL）を評価します．ADLを運動項目13項目，認知項目5項目の計18項目に分け，すべてを完全自立の7点から全介助の1点までの7点法で評価します．ADLの変化について，鋭敏に評価できます．入院後3日以内に評価することが推奨されています．

2 ADLの介助と改善の流れ

①対象者の身体・認知機能を知る
②段階づけを行った介入
③介助量軽減，安全性の向上
④主体的活動の拡大，自信・意欲の回復

3 ADL介助方法について

a）食事

- ポイント
①全身状態が安定している場合は，できるだけいすや車いすに移乗する．
②食堂やデイルームへ誘導する．
③安全に食事ができることが大切．難しい場合は，介助で行うことを優先する．
④姿勢を整えることが必須．崩れた場合はすぐに直す．

- 食事姿勢の基本（図1）
①両側の足底面が床面にしっかりついている．
②身体が前傾できる姿勢．
③机の高さがへその高さ．
④できるだけ左右が対称となった姿勢．麻痺側上肢はテーブルに乗せる．

- 脳卒中の場合，嚥下障害や高次脳機能障害，認知症を合併することが多いため，まずは安全に行えることが重要です．
- 特に急性期では，片側が麻痺した状態での食事，非利き手での食事に慣れていないこともあり，無理な姿勢での食事動作を行うことで，誤嚥のリスクが高まります．

b）整容

- ポイント
①洗面所やデイルームで行うよう誘導する．
②生活リズムをつくるためにも，決まった時間に行う．

- 認知機能低下や高次脳機能障害を合併している嚥下障害の患者さんの場合，うがい動作をうまくできないこと（うがいのための水を飲んでしまうなど）が多いため，配慮が必要です．
- また，失行を呈している場合，道具をうまく使えな

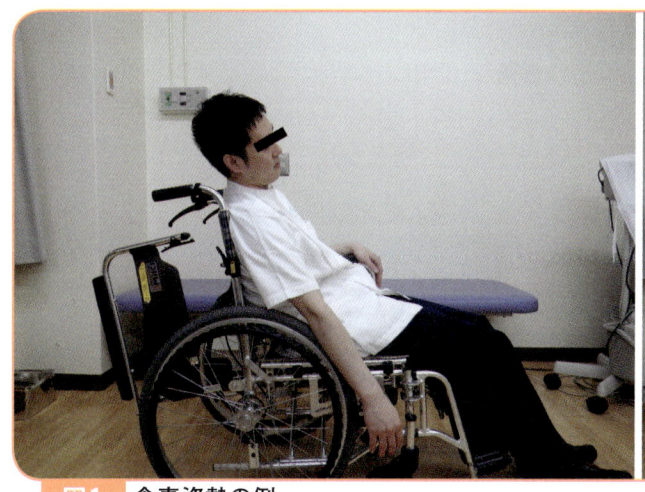

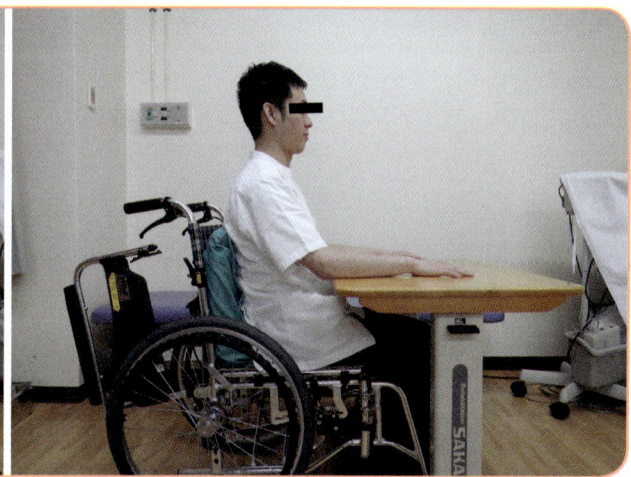

図1　食事姿勢の例
左：悪い食事姿勢，右：良い食事姿勢

い可能性もあるため，カミソリなどの刃物やドライヤーなどの電気製品は使用時に，十分気をつける必要があります（カミソリを歯磨きのように使用するなど）．

c) 排　泄

● ポイント

① 動的座位・立位が安定していない場合は，2人介助も検討する．

② 座位が安定していない場合は，トイレ内も付き添う．立位が安定していない場合は，すぐに介助できる位置に待機する．

③ 失禁が多い患者さんや尿便意を訴えない患者さんは，時間誘導を行っていく．

● 急性期では，尿閉や便秘，失禁，尿便意が自覚できないなど，問題が起こっている場合が多いです．介助にて誘導を行っていくことが大切です．

d) 清　拭

● ポイント

① 座位・立位・歩行が安定していない場合は，シャワーチェアーやシャワーキャリーなどを利用する．

② 事前に，替えの服やタオルなどを準備した状態で行うこと．

③ 介助者が必ず1人は患者さんを見守り，患者さんを独りにしない．

● 入浴動作は，麻痺のある患者さんの場合，手すりを持っていても，浴室内は滑りやすく，転倒の危険が高いです．

e) 移　乗

● ポイント

＊2人介助の場合（1人介助の場合は，前方の介助者のみの行動）

〈前方介助者〉（図3）

① 足の向きが，移乗後真っ直ぐになるよう，座位の時点で殿部を車いすに近づける．

② 膝折れを防止するため，患者さんの膝を自分の両膝で軽く挟む．

③ 患者さんと介助者の距離をできるだけ少なくし，重心ができるだけ近くなるようにする．

④ 患者さんの頭が，両側のつま先を結ぶ線を越えるまで前傾させる．

⑤ 殿部を持ち上げ，身体を回旋させる．

⑥ できるだけゆっくり，座らせる（勢いよく座ってしまうと，患者さんが脊椎圧迫骨折を起こすリスクが高くなる）．

〈後方介助者〉

① 患者さんが後方に倒れないように支える（手すりなどはあらかじめ下げて行う）．

② 前方の介助者が殿部を車いすに近づける際，患者さんの身体を回旋させフォローする．

③ 車いすと患者さんを結ぶラインの真ん中に移動．

④ 患者さんの殿部が持ち上がった際に，身体の回旋をフォローする．

⑤ できるだけゆっくり，座らせる．

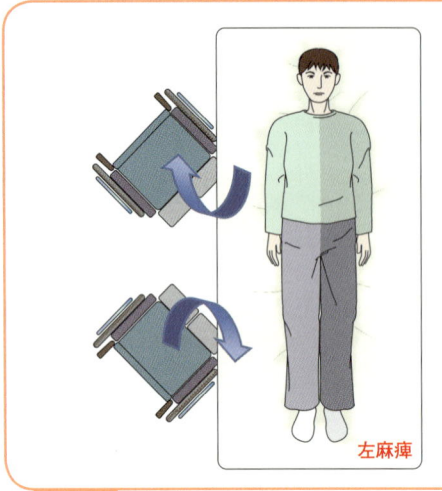

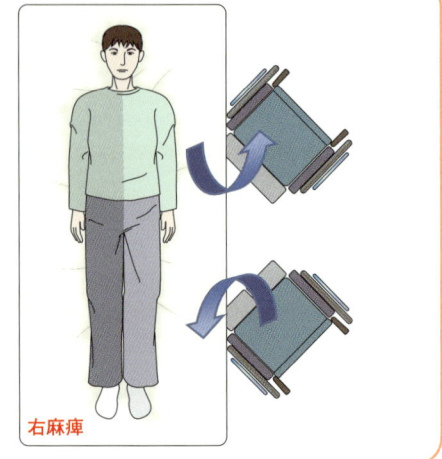

図2 車いすの位置
非麻痺側を支点に移乗を行うことが大切．

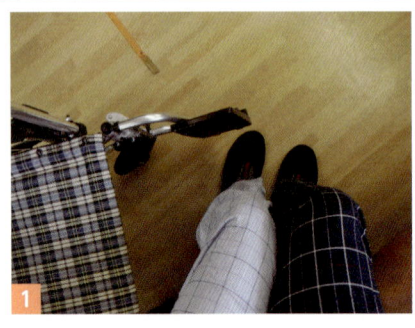

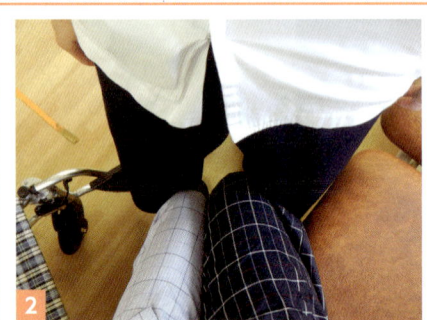

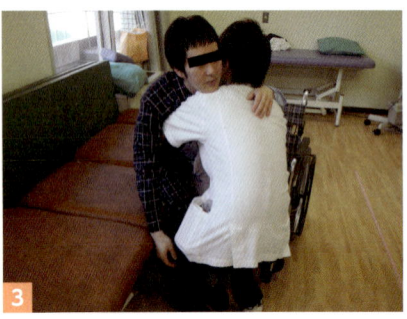

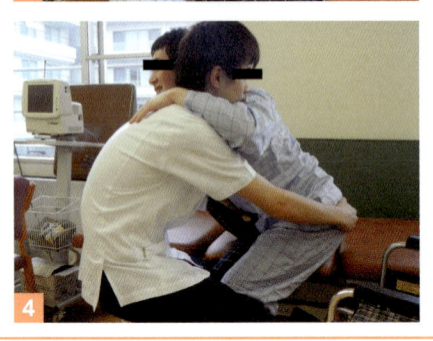

図3 右片麻痺患者さんの移乗の場合
①足の向きが，移乗後真っ直ぐになるよう，座位の時点で殿部を車いすに近づける．
②膝折れを防止するため，患者さんの膝を自分の両膝で軽く挟む．
③患者さんと介助者の距離をできるだけ少なくし，重心をできるだけ近づける．
④患者さんの頭が，両側のつま先を結ぶ線を越えるまで前傾させる．

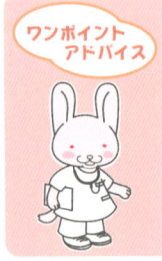

ワンポイントアドバイス
脳卒中後は，今まで通りに動作ができないことが多いです．また，脳機能の変化により，ADL能力も変わることが多いです．常にADL能力を評価し，多種職で介入方法を検討することが，ケアするうえで重要です．

参考文献

1) 千野直一 編："脳卒中患者の機能評価—SIASとFIMの実際" シュプリンガー・ジャパン，1997
2) 土屋弘吉 他："日常生活活動(動作)—評価と訓練の実際—第3版" 医歯薬出版，1992

9章 脳卒中とリハビリテーション――日常生活動作へのアプローチ

Q89 下肢装具と車いす：下肢装具は、どんな場合に使うのですか？

A 脳卒中片麻痺で内反尖足がある患者さんに、歩行の改善のために短下肢装具を用いることが勧められています。十分なリスク管理をもとに、できるだけ脳卒中発症早期から、早期座位・立位、装具を用いた歩行訓練など積極的なリハビリを行うことが推奨されています。

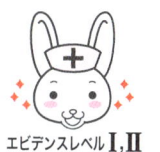

エビデンスレベルⅠ、Ⅱ

回答者：團 志朗、高橋秀寿

1 下肢装具の処方目的

- 脳卒中で片麻痺が生じ、筋力・バランスが低下して不安定な下肢に対して、運動を単純化し、歩行を獲得するために装具は作製されます。

2 片麻痺患者に多く処方される装具

- 麻痺の程度、痙縮の程度に合わせて、長下肢装具（knee-ankle-foot orthosis：KAFO）、両側支柱付短下肢装具、シューホン型プラスチック短下肢装具（shoe horn brace：SHB）、継手付プラスチック短下肢装具、簡易型短下肢装具などが作製されます（図1）。
- 装具作製は自費ではなく、公費が使えます。健康保険による治療用装具と、身体障害者手帳取得後に、身体障害者福祉法による更生用（日常生活用）装具に分けられます。
- 脳卒中発症後、早期から活動量を高めることは、下肢や体幹の運動機能回復を促し、麻痺の改善をはかることにつながります。下肢装具作製に当たり、下肢装具の特性（表1）を生かして、歩行・膝の安定が得られ、さらに患者さん自身に受け入れられる下肢装具を作製することが重要です。
- 病院にある短下肢装具を試用して、退院近くになってから更生用装具として作製する方法もあります。

3 装具の適合の確認

- 装具は、基本的に三点固定の原則（図2）を取り入れています。踵部が適切な位置におさまり、十分に

表1 下肢装具比較

	簡易型短下肢装具	継手付プラスチック短下肢装具	プラスチック短下肢装具（SHB）	両側支柱付短下肢装具	長下肢装具（LLB）
図1	①	②	③	④	⑤
Brunnstrom stageの目安	Ⅴ	Ⅲ、Ⅳ	Ⅲ、Ⅳ	Ⅲ	Ⅱ
適応	変形・痙縮が軽度で下肢の支持性も高い場合	膝折れしない	痙縮、内反尖足が比較的弱い	痙縮が強い、もしくは強くなりそう	下肢支持性がない場合の早期立位訓練
用法	既製品		プラスチックの厚みやトリミングの仕方の調整で底背屈制動を行う	足部内反に対してTストラップ使用訓練用	支持性が出てくれば、膝継手部分を外して短下肢装具として使用
長所	軽量で装着しても目立たない	しゃがむことが可能		重度痙縮に対応可能	
短所	足変形に対応困難	重度痙縮に対応困難 継手が大きい	重度痙縮に対応困難 修正がきかない	重い	実用性は乏しく、訓練用 高価

ストラップで止められているかどうかが重要です．
- 骨突出部の皮膚の発赤・圧迫痕の確認を行います（図3）．また，痙縮による内反尖足・槌趾に伴い，外踝・足趾先端や外側足底に胼胝（たこ）を形成することがあるので留意が必要です．

4 車いすの使い方

- 最初は，病院に備え付けのものを使用します．両足が床にしっかり接地する高さのものが望ましいです．移乗動作を考慮して，ベッドと車いすの座面の高さをなるべく同じにする必要があります．
- 座位保持が困難な患者さんには，リクライニング車いす，あるいは，座位保持装置が必要となります．頭部や体幹保持のためのサポート機構などが必要となります．

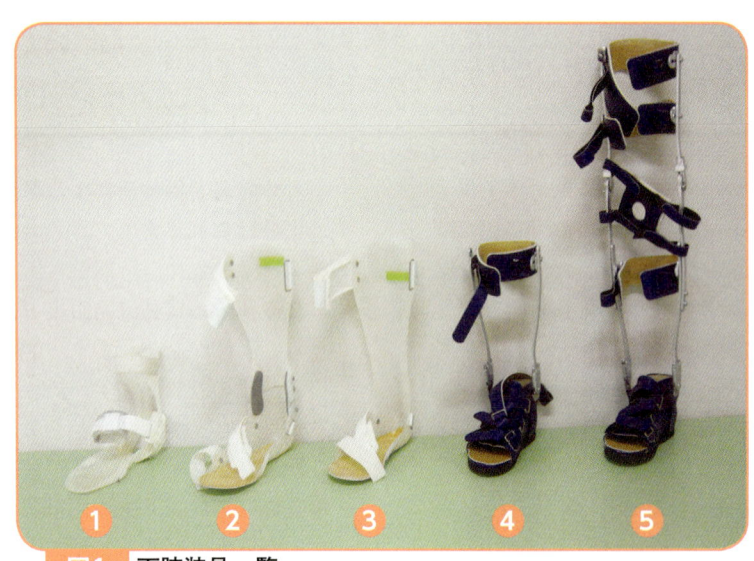

図1 下肢装具一覧
①簡易型短下肢装具（オルトップLHプラス®），②オクラホマ継手付プラスチック短下肢装具，③プラスチック短下肢装具（SHB），④両側支柱付短下肢装具，⑤長下肢装具（LLB）

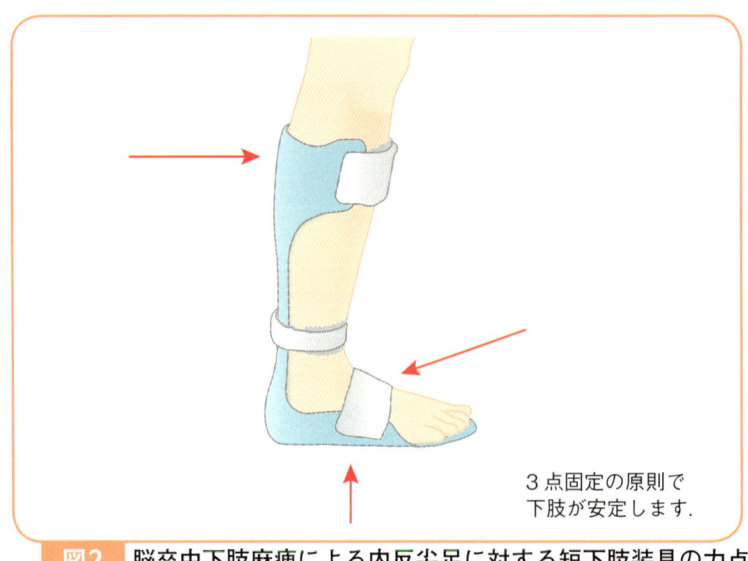

図2 脳卒中下肢麻痺による内反尖足に対する短下肢装具の力点

3点固定の原則で下肢が安定します．

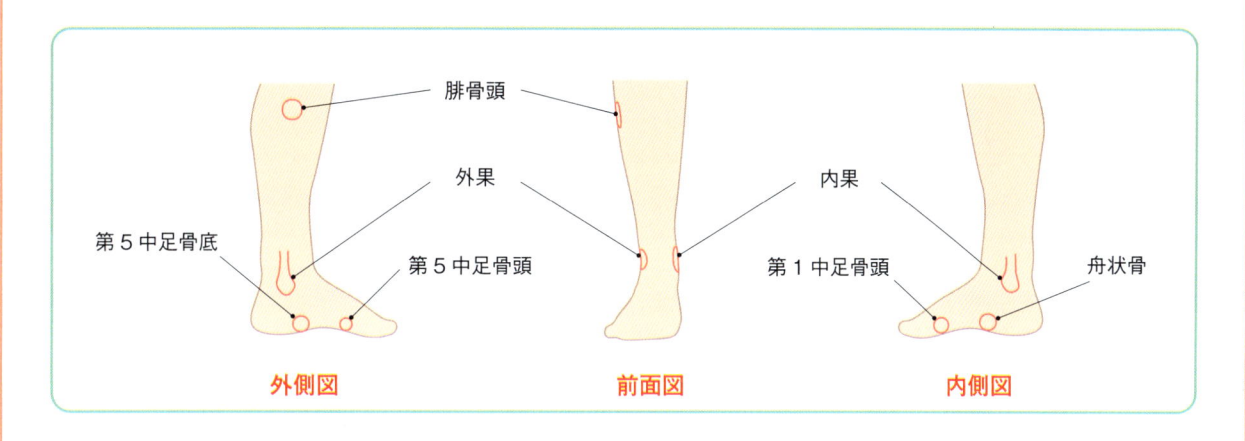

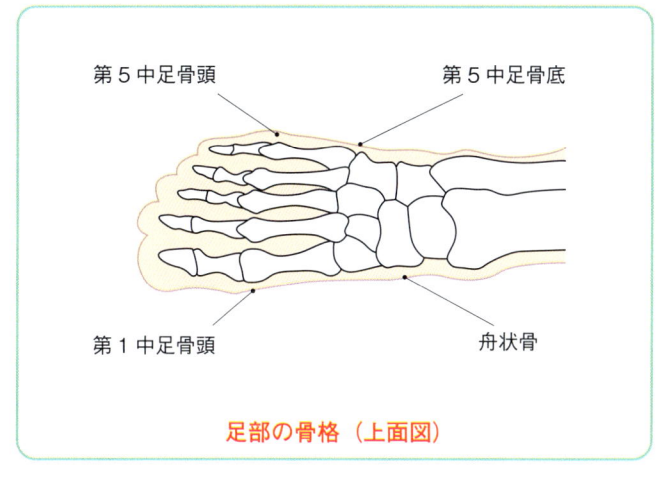

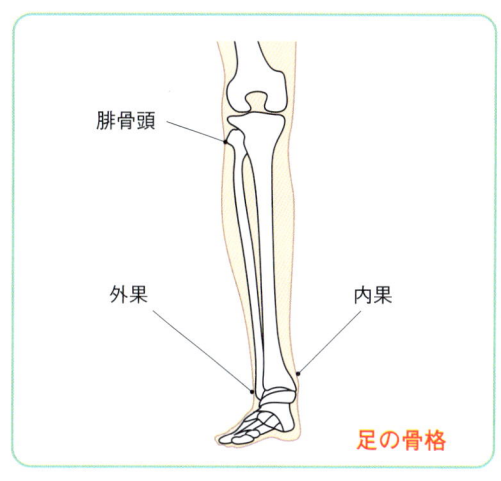

図3 装具の適合チェック

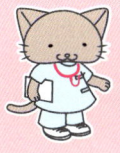

外側図: 腓骨頭／外果／第5中足骨底／第5中足骨頭
前面図: 外果／内果
内側図: 内果／第1中足骨頭／舟状骨

足部の骨格（上面図）: 第5中足骨頭／第5中足骨底／第1中足骨頭／舟状骨

足の骨格: 腓骨頭／外果／内果

ワンポイントアドバイス

入院中とは異なり，在宅生活ではリハビリの頻度が低下し，痙縮・活動量などの変化によって足部の状態が変化します．したがって，環境要因による下肢機能の変化を見越した装具作製が必要です．

参考文献

1) 才藤栄一 他：脳卒中患者の治療用装具．日本義肢装具学会誌　28：87-92, 2012
2) 相澤病院リハビリテーション科：6章　急性期から回復期で行うリハビリテーション．"脳卒中リハビリテーションポケットマニュアル"原　寛美 監, 医歯薬出版, 2007

9章 脳卒中とリハビリテーション——日常生活動作へのアプローチ

Q90 自宅復帰：自宅復帰のためには，何が必要なのでしょうか？

A リハビリを集中的に行うことで，ADLが向上し，自宅復帰率が上がることがわかっています．ADLが自立できず要介護レベルにとどまる場合には，患者さんやご家族の自宅復帰への不安を解消するために，介護法の指導，介護保険サービス内容の具体的な説明，障害に合わせた住宅改修・福祉用具の説明，また退院前の試験外泊がポイントとなります．

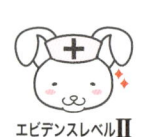

エビデンスレベルⅡ

回答者　西川順治，岡島康友

1　自宅復帰のために

- 自宅復帰に向けては，麻痺や失語症などの回復を予測し，歩行やADLが自立に至るか否か，要介護レベルにとどまる場合にはその介助量（肉体・精神的負担，頻度）を示すことが必要になります．
- 特に大きな問題は，食事介助，ベッドから車いすなどへの乗り移り介助，排泄介助です．
- なお自立は難しいと思われても，環境を整え，福祉・介護用具を用いると自立することはよくあります．また，介護保険サービスによって，ご家族の負担は大きく軽減できます．ご家族ができる介護内容を想定して，介護支援することが自宅復帰の鍵になります．

2　試験外泊の意義

- 環境によって，自立度・介護度は変わります．病院でADLが自立しても，自宅ではできなくなることも多く，実際に外泊してADLをチェックすることが重要となります．
- 何がどういう状況でできないのか，どうすればできるようになると思うかをご家族にメモ書きしてもらい，帰院してから対策を検討します．
- 外泊に先立って，畳生活者ではベッドの確保，安全に歩行ができない患者さんでは車いすやポータブルトイレの確保，排泄の介護法の指導は最低限，必要となります．
- なお，家屋改修には時間がかかり，入院中に完了しないことも多く，しばしば自宅復帰後になってしまいます．入院中に退院時のADLを予測して着手を促すことが重要です．

3　家屋改修のポイント

- 改修のポイントは，トイレ，浴室で，手すりの取り付けは必須です．扉は自身で開け閉めできるように引き戸やカーテン式に変更します．玄関の上がり框や室内段差解消は，歩行できる患者さんだけでなく車いす使用者にも必要です．絨毯は，足先を引っ掛けて転倒につながりますので避けます．
- また，改修に併せて，ベッド，車いす，ポータブルトイレ，収尿器，シャワーチェアなどの福祉用具の必要性も評価します．ベッドには，その一部でいいので柵があると便利で，起き上がったり，立ち上がることが容易になります．
- 浴室では，浴槽の出入りが難問でいろいろな工夫を要しますが（図1A），浸かることを諦めてシャワーチェアとシャワーだけで対応するのもひとつの方法です（図1B）．
- なお，2階住まいの場合には，階段昇降ができるようになったとしても，将来を見据えて居室を1階に移動することを進言します．介護保険では，住宅改修補助金が支給されます．補助額の上限はありますが，1割が利用者負担です．また，補助の対象となる改修には制限があるので注意が必要です．

4　介護保険サービスの利用

- 在宅時のリハビリの目標は，獲得した機能をできるだけ長期に維持することです．
- 介護保険のサービス利用には，ケアマネジャーとの相談によりケアプランの作成が必要で，訪問介護，

訪問入浴介護，短期入所，訪問看護，通所・訪問リハビリなどを組合せます．なお，介護用具の貸与や家屋改修も対象となります．

5 ホームプログラムの実際

- 自宅で陥りやすいのが，廃用症候群です．拘縮は，痙縮（つっぱり）の方向に起こりやすいので肩挙上，肘・手指の伸展，足関節背屈ストレッチが，ホームプログラムの基本となります．
- 筋力低下予防は，健側下肢がポイントになります．
- いすからの立ち上がりの繰り返しは，歩行能力維持のためにも必須となる訓練です（図2）．

A 入浴の場合

手すり（水平＋垂直）
バスボード
シャワーチェア
滑り止めマット（浴槽内も必要）

患者さんは健側を浴槽側にしてシャワーチェアに座り，健側からバスボードに移乗し，バスボードから浴槽内に浸かる．手すりの水平部分は浴槽内でつかまり，垂直部分は出入りに使う．

B シャワーの場合

シャワーだけで済ませる場合

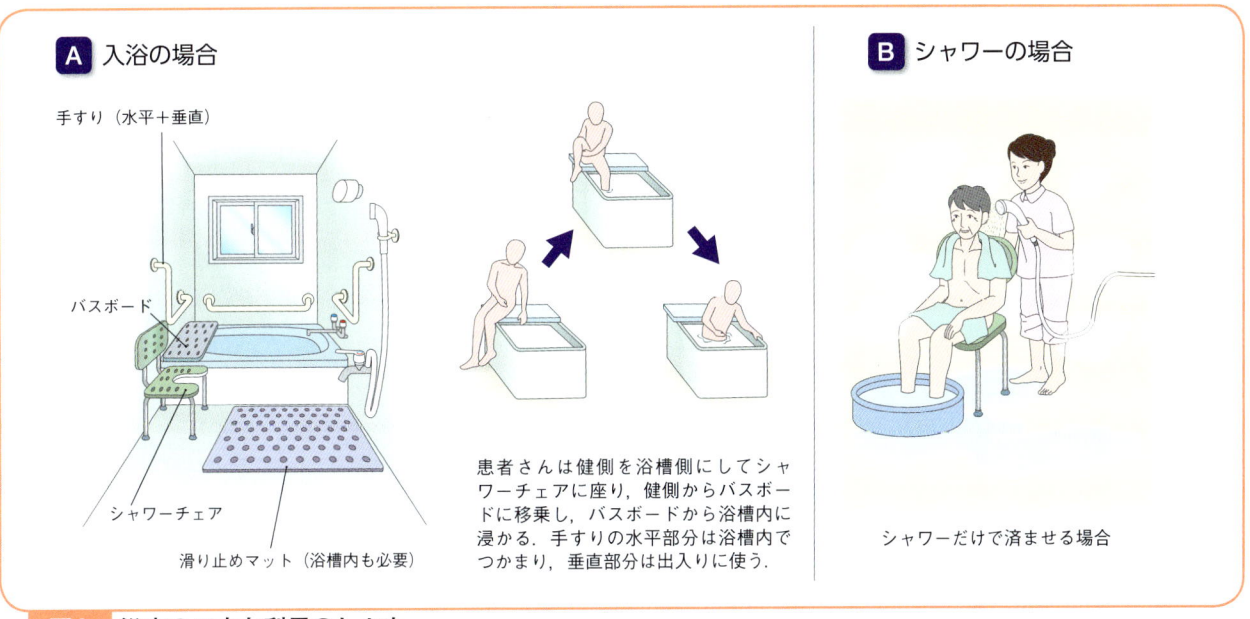

図1 浴室の工夫と利用のしかた

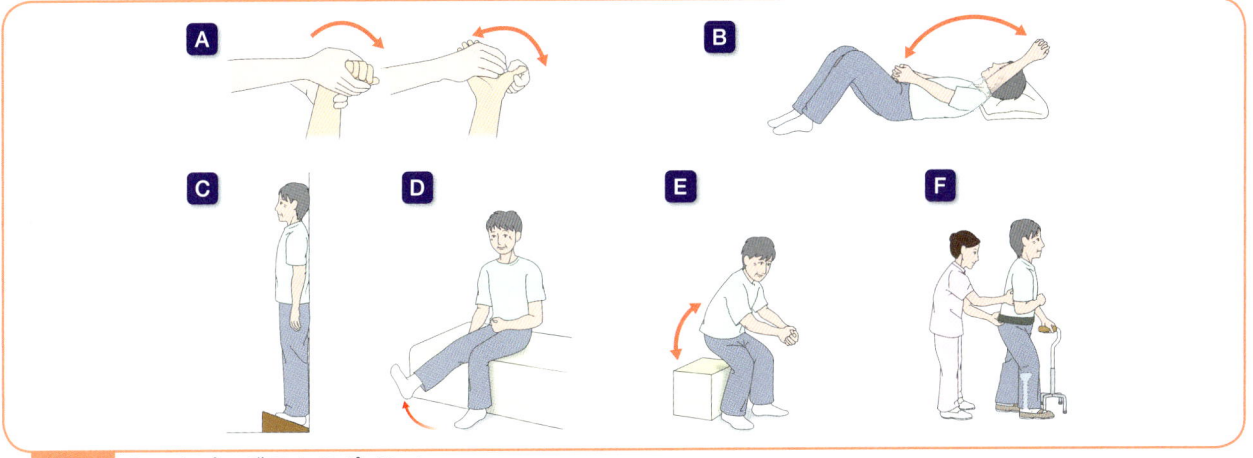

図2 ホームプログラムのポイント
A：麻痺手を開く，B：麻痺側の肩を健側で持上げる，C：足首に電話帳などを楔型にして入れて壁にもたれることでストレッチ，D：膝を伸ばす筋のトレーニング，E：いすからの立ち上がり，F：付き添ってもらい安全を確保しての歩行

ワンポイントアドバイス
ホームプログラムを指導しても，自宅復帰後に廃用症候群に陥ってしまう患者さんはいるのが常です．プログラム実行を確実にするためには，プログラム自体を簡単に安全な内容にすること，ご家族のなかにkeyとなる監視者を設けること，日記などの記録をつけること，リハビリを担ってくれる介護保険従事者にプログラムの実行を褒めてもらうことが重要です．

9章 脳卒中とリハビリテーション——日常生活動作へのアプローチ

Q91 社会参加：どういう場合に，就労/復職を考えるべきなのでしょうか？

A 若年で復職意欲があること，セルフケア・歩行が自立していること，同僚・家族の支援があることが復職に有利な要因であり，復職を考える時は就労能力の評価，必要に応じて職業リハビリを行います．

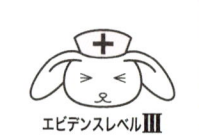

エビデンスレベルⅢ

回答者：西川順治，岡島康友

1 就労/復職への道程

- 機能回復は多くの場合，半年でプラトーに達します．手指や歩行能力の回復がみられる3～6ヵ月の間から就労率が上昇することが知られていますので[1,2]，それまでに就労/復職したいのか，できるのか否かを，患者さん自身だけでなく，就労環境を含めた雇用者側の方針とともに総合的に判断する必要があります．
- 患者さんの要因としては，就労/復職意欲が最も大事で，身体障害と高次脳機能障害（精神機能障害）の程度によって，目標としている就業内容の実行が可能なのか否かを評価します．
- しかし，病院で評価できることは限られ，雇用者側の産業医の介入が必要になることが多いのが現状です．医学的リハビリの段階でも，作業療法の一部として職業前評価・訓練を行うことはできます．
- 回復とともに医学的支援より社会的支援に重層的に移行し，就労支援につなげる努力が重要です（図1）．

2 就労への社会的支援

- 障害者総合支援法は，障害者が自立した日常生活/社会生活を営むことを目的とした法律ですが，医学的リハビリの延長線上に近い機能訓練，生活自立訓練を行うことで，福祉就労や保護的環境での就労への移行を進め，さらに就労継続支援を行い，一般企業への就労（特例子会社などへの一般就労）を目指すという流れがあります（図2）．
- 一方，障害者雇用促進法は，企業が一定割合で身体あるいは精神障害手帳をもった人材を雇用しなければならないとする法律で，障害者雇用率向上，職業リハビリ促進などが謳われています．
- 両者がかみ合うと，適材適所の就労が可能になります．

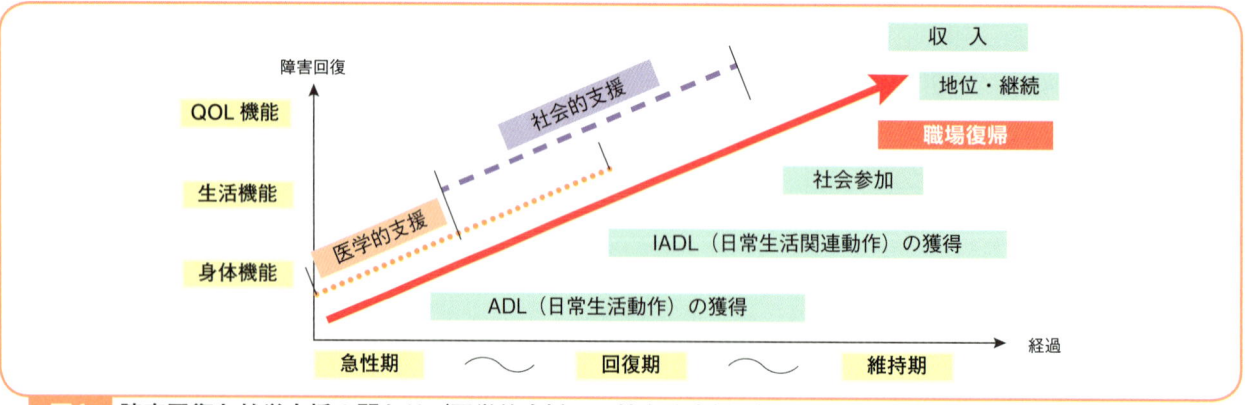

図1 障害回復と就労支援の関わり（医学的支援から社会的支援へ）
脳卒中の発症後，早期のうちに再就労を念頭に置き，ADL訓練，IADL訓練という医学的支援を始め，徐々に社会的支援に移行していくことが大切である．そうすることで復職が現実的な目標になる．

（文献3を参照して作成）

- 若い障害者では，両親を含めた家族も参加する患者会も，情報交換の場として重要な役割を果たしています[3]．

3 就労までの経済的支援

- 健康保険に加入している勤労者が疾病やけがで労務不能となった時に，給与に替わって支払われるのが傷病手当金です．療養中の生活の保障として，休業1日につき，標準報酬日額の2/3が支給されます．受給期間は，支給開始より1年6ヵ月です．それ以降も労務不能の状態が続く場合には，障害年金の受給が可能となります．障害の程度によって額が決まります．
- 身体障害者手帳は，片麻痺や運動失調であれば肢体（上肢，下肢，体幹）不自由，また，失語症や構音障害であれば音声言語機能障害の申請を行います．「永続する機能障害」が対象となるので，発症後6ヵ月を経ないと申請できないことになっていますが，障害の内容，経過によっては発症後3ヵ月を過ぎると申請できる場合もあります．
- 指定医の診断を受け，居住地の市区町村の障害福祉担当課で交付申請を行い，障害程度の審査後に手帳が交付されます．自治体により，また，障害の等級により受けられるサービスは様々ですが，主なサービスは社会参加支援としての交通費の割引や自動車改造費助成，施設利用（自立訓練，就労移行訓練，地域活動支援センターなど），医療費助成，補装具費用の支給（下肢装具や車いすなど）です．

4 障害者職業訓練の実際

- 職業評価，職業訓練を専門とする機関は，国立職業リハビリテーションセンターなどの広域障害者職業センターや各県にひとつある地域障害者職業センターがあり，ハローワークなどの支援相談により紹介されます．
- 職業訓練の内容としては，機械操作の訓練やデスクワークやデザインのためのコンピュータ操作の訓練があります．

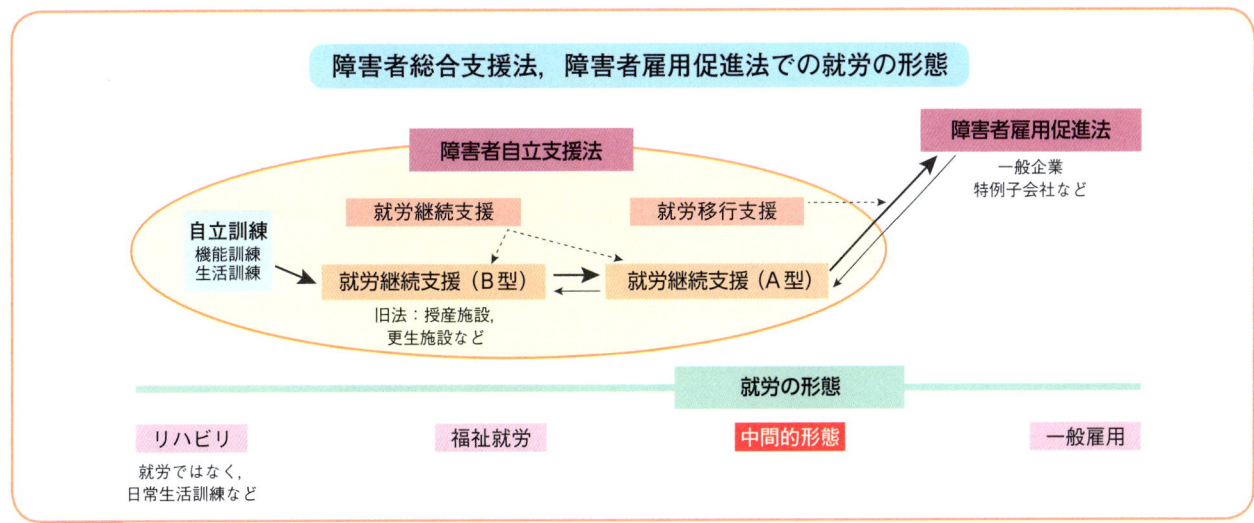

図2 障害者の就労支援の流れ（福祉より一般就労への移行）
就労支援機関〔公共職業安定所（ハローワーク），高齢・障害者雇用支援機構，障害者雇用促進センター，障害者就業・生活支援センター〕で相談，支援をし，適切なレベルの就労支援を行う．障害の程度によるが，リハビリに近い自立訓練から始め，就労継続支援（B型），就労継続支援（A型）を経て，特例子会社などへの就労を目指す．一般就労への移行に向けて，作業，適正評価を行い，職場探し，職場への定着をはかる．
（文献4を参照して作成）

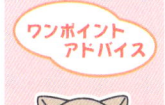

ワンポイントアドバイス
就労／復職のためには，医学的リハビリだけではなく，社会的支援の活用，そして職業リハビリが必要です．
復職を目標に，早期より訓練，支援に関わることが成功の鍵となります．

参考文献

1) 佐伯　覚：脳卒中患者の職業復帰．日職災医誌　51：178-181，2003
2) 豊永敏宏：中途障害者の職場復帰　労災疾病等13分野研究普及サイト
http://www.research12.jp/22_riha/
3) 日本脳卒中協会
http://www.jsa-web.org/
4) 障害者の就労支援に関する今後の施策の方向性（厚生労働省ホームページ）
http://www.mhlw.go.jp/shingi/2004/06/s0621-7c.html

9章 脳卒中とリハビリテーション——合併症対策・脳卒中ケア

Q92 廃用症候群とは？：容易に陥ってしまい，かつ脱しにくいのが廃用症候群

A 安静臥床が長時間続くと，身体が衰えて自立した生活を妨げる要因となります．廃用症候群とは，身体の「不動」，あるいは「不使用」に伴って生じる様々な現象を包括的に示す概念として用いられている用語です．

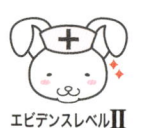

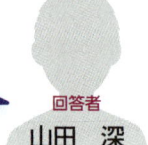

エビデンスレベルⅡ

回答者　山田　深

1　主な廃用症候群の症状

- 長い間の臥床が続くと，心身に様々な変化を生じます（表1）．廃用症候群の結果，歩行が困難となり，やがてはベッドの端に座ること，立ち上がること，つかまって立っていることができなくなり，日常生活動作に著しい支障をきたすことになります．
- 筋肉は，使わないと線維が縮んで細くなり（萎縮），筋力が低下してしまいます．また，線維自体の体積のみならず，その質も変わるとされています（いわゆる遅肉が早筋に変わり，筋肉が疲労しやすくなります）．下肢や体幹など，重力に逆らって姿勢を保持している筋肉ほど影響を受けます．
- 筋肉が縮むと，関節の動く範囲（関節可動域）が制限されます．靱帯や皮膚などを含めた関節周囲の組織が短縮して関節可動域が制限されることを拘縮と呼びます．拘縮は関節を動かすことで改善をはかることができますが，関節を構成する軟骨や関節包そのものが変化してしまうと改善が難しくなります．
- 運動が不足すると，心臓の働きも弱くなり，いわゆる体力・持久力も低下していきます．また，血圧も高くなる傾向がみられます．一方で，まったくのいわゆる"寝たきり"状態がつづくと，体を起こした時に血圧が低下する起立性低血圧につながります．
- 体重の負荷がかからないと，骨が脆くなることも知られています．特に片麻痺患者では麻痺側の骨量低下が進みやすく，転倒と骨折に対して注意を払わなければなりません．
- 仮性認知症，うつ，発動性低下などの精神活動低下も廃用症候群の概念には含まれており，精神活動も身体活動低下の影響を受けると考えられています[1]．

表1　脳卒中患者で注意すべき廃用症候群に関わる病態

- 血圧の変動（安静時の血圧上昇，起立時の血圧低下）
- 誤嚥性肺炎（臥床時に下部となる背側に炎症が起こりやすい）
- 骨量低下，尿路結石（尿からカルシウムが排泄される）
- 筋力低下，筋持久力の低下（主に下肢，体幹）
- 関節可動域の低下（特に麻痺側足関節，肩関節）
- 消化管機能低下（便秘）
- 褥瘡（特に仙骨部，大転子部，踵．感覚障害があればさらに注意）
- 体力の低下（心機能低下），免疫機能低下
- 耐糖能異常（糖尿病の管理に注意）
- 視力・聴力の低下（特に高齢者）
- 睡眠障害（生活リズムの乱れ），夜間せん妄，うつ傾向

2 廃用症候群を予防するために

- 脳卒中患者の多くは，麻痺や意識障害などのために体を動かすことができず，安静を必要とする場合もあることから，廃用症候群に陥りやすい状態にあるといえます．
- 廃用症候群の予防のためには，まずは体を起こすこと，すなわちベッドのギャッジアップから始めて，端座位，車いす座位，立位，歩行と離床をすすめていくことが必要です．歩行ができない場合でも座位をとっていることが大切で，体が横に崩れてしまうような場合は，クッションや背もたれなどを工夫して姿勢を保持します．
- 関節の拘縮が進まないように常に適切な姿勢を保つようにし，ストレッチを適宜行います．特に麻痺側の足関節で，筋肉の緊張が高まっているような場合は注意が必要です．
- 片麻痺患者における歩行能力の向上をはかっていくうえで，麻痺がない側の筋力を保っておくことも極めて大切です．車いすからの立ち上がり練習（図1）を繰り返すだけでも，こうした筋力低下の予防に有用です．また，筋肉を萎縮させないためには，適切な栄養管理も忘れてはなりません．

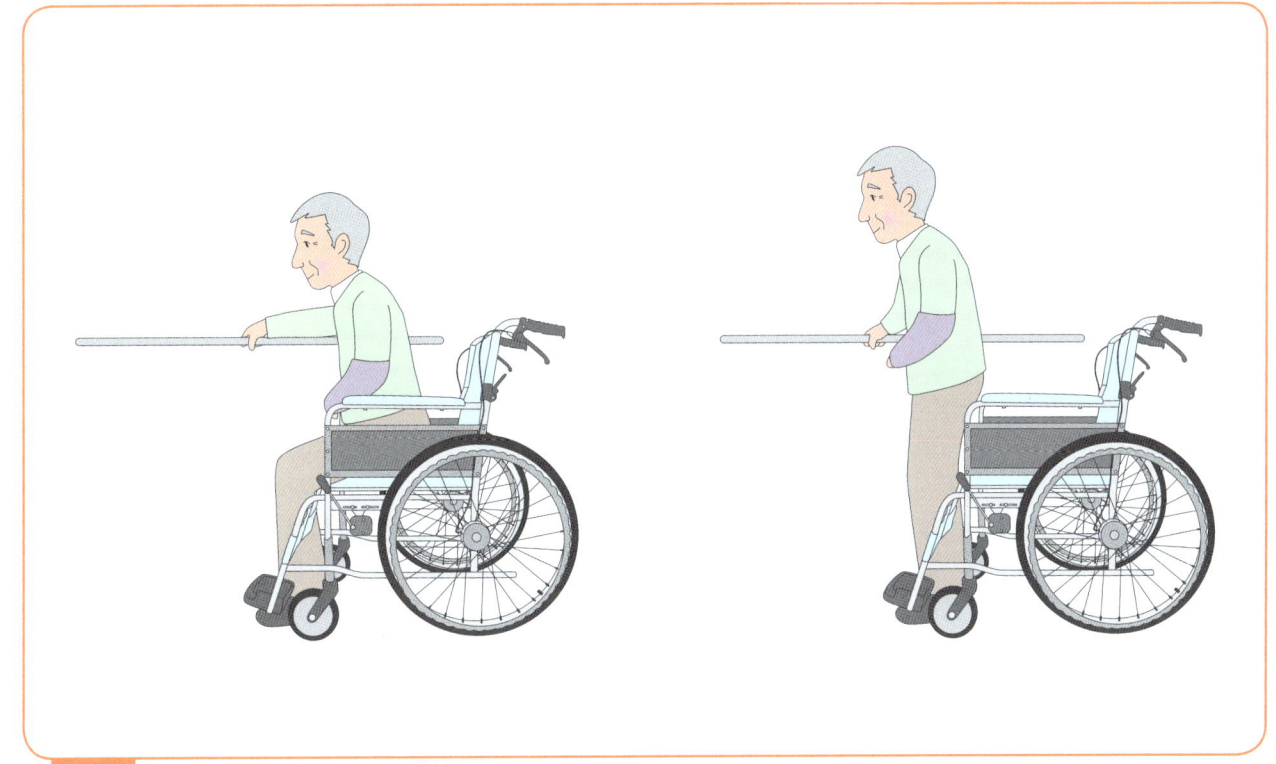

図1 車いすからの立ち上がり訓練
廊下の手すりなどで実施が可能．理学療法士や作業療法士に相談のうえ，安全に実施できる方法を検討し，必要に応じて看護師などが付き添って行うとよい．

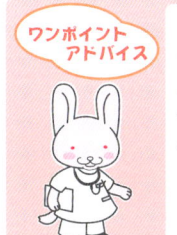

ワンポイントアドバイス
リハビリの時間だけが廃用症候群の予防ではありません．トイレでの動作，車いすへの移乗など，日常生活動作の一つひとつが廃用の予防につながることを忘れずに，日々のケアのなかでも体を動かす工夫をしましょう．

参考文献
1) 矢崎 章：症例にみるアプローチ ケース④精神障害．臨床リハ 17：149-154, 2008
2) 石田 暉：機能障害の評価とリハビリテーション．"現代リハビリテーション医学 第3版"千野直一 編，金原出版，pp129-137, 2009
3) Bortz WM：The disuse syndrome. West J Med 141：691-694, 1984

9章 脳卒中とリハビリテーション──合併症対策・脳卒中ケア

Q93 肩手症候群とは？：肩が痛くて，手が腫れてからでは遅い肩手症候群

A 脳卒中片麻痺患者では，感染を起こしているわけでもないのに麻痺側の上肢が腫れて痛み，関節の拘縮や皮膚の萎縮をきたすことがあります．肩手症候群とは，上肢にかかわるこのような一群の症候を指します．

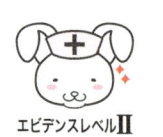

エビデンスレベルⅡ

回答者 山田 深

1 肩手症候群の症状

- 脳卒中における肩手症候群は，発症後数週から半年ぐらいの間，すなわち，いわゆる"回復期"にあたる時期によくみられます．基本的には疼痛を伴い，皮膚に少し触れただけでも激しく痛みを訴えることがありますが，疼痛を伴わない場合もあります．
- 手指は腫れて，皮膚の色調が変化します．赤みを帯びて熱感を伴うこともあれば，反対に血の気が引いて青白くなり，冷たくなっていることもあります．肩手症候群でみられる症状を表1にまとめます．
- なお，骨折や外傷の後に疼痛が遷延する病態は複合性局所疼痛症候群（complex regional pain syndrome：CRPS）とも呼ばれますが，肩手症候群はこのCRPSが脳卒中片麻痺に合併したものとして解釈される場合もあります[1]．

2 発症のメカニズム

- 肩手症候群の発症には，神経の障害に基づく炎症反応が関与するものと考えられていますが，明確な仕組みは明らかになっていません．しかし，肩関節の亜脱臼との関連が示唆されており，関節周囲の筋肉が麻痺して緩くなってしまっている肩関節に不用意な力が繰り返し加わると，神経が刺激されて発症のきっかけになるとも考えられています[2]．

3 予防と治療

- 肩や上肢を乱雑に扱うことはよくありませんが，関節が動く範囲を保てるように他動的に動かすこと，すなわち受動的関節可動域訓練は肩手症候群の予防に効果があるとされています[3]．激しい痛みのために上肢を動かせないような時でも，場合によっては非ステロイド性抗炎症薬を内服してできるだけ症状の軽減をはかり，痛みのひどくならない範囲で関節を動かすようにします．
- 上肢を吊り下げるスリングは，亜脱臼そのものを予防する効果については明らかになっていないものの，痛みを軽減する効果は期待できます[3]．使用する際は，ずっと吊り下げたままで関節を動かさなくなってしまうことがないよう，注意が必要です．
- ステロイド薬の低用量経口投与は肩手症候群に効果があるとされており，速やかに投与を検討することが奨められています[3]．
- そのほか，肩手症候群に限らず脳卒中後の肩関節痛に対する治療として，ステロイド薬の局所注射や電気刺激療法，抗うつ薬や抗けいれん薬の内服，また，物理療法として水と温水に交互に浸かる交代浴などが行われることもありますが，これらの方法については必ずしもその有効性が確立しているとはいえません．

表1　肩手症候群における麻痺側上肢の症状

感覚障害・疼痛	自発痛・運動痛 アロディニア （異痛症：通常は痛みと感じない刺激でも痛いと感じる） 異常感覚
外　観	浮腫・腫脹 色調変化（発赤，紅潮もしくは蒼白，チアノーゼ） 光沢のある皮膚，脱毛 筋肉，爪，軟部組織の萎縮
その他	局所熱感，冷汗 発汗異常

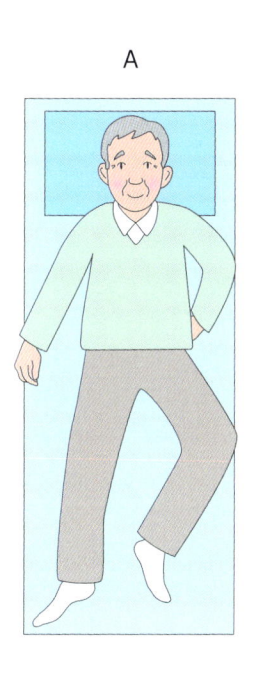

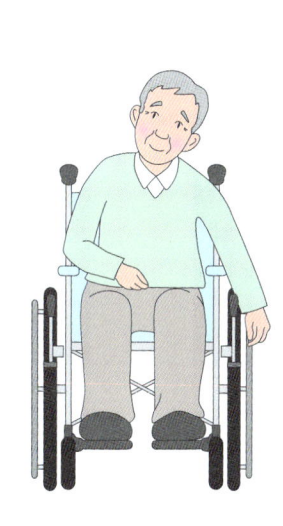

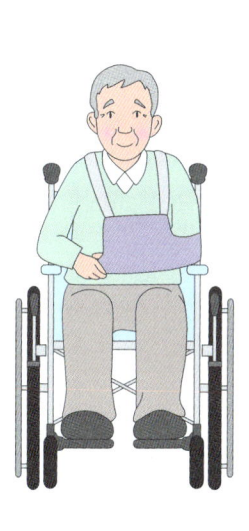

図1　麻痺側上肢の管理
A：仰臥位で麻痺側上肢が体の下になり，過度に内旋している．
B：車いす座位で麻痺側上肢が垂れ下がり，車輪にぶつかっている．
C：アームスリングを着用し，上肢を適切な位置に保持．

ワンポイントアドバイス
失認や注意障害のために，麻痺している手の管理に対して患者さんが配慮できない場合は特に要注意．
麻痺した上肢が臥床時に体の下になっていたり，座っている時に肘掛の脇から垂れ下がっていたりしていませんか？（図1）

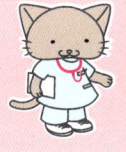

参考文献
1）住谷昌彦，柴田政彦，眞下　節 他：CRPSの診断と治療．Anesthesia 21 Century 10(3)：13-18，2008
2）脳卒中診療ガイドライン委員会：片麻痺側の肩に対するリハビリテーション，篠原幸人 他 編，"脳卒中診療ガイドライン2009" 協和企画，pp 313-315，2009
3）Pertoldi S，Di Benedetto P：Shoulder-hand syndrome after stroke．Euro Medicophys 41：283-292，2005

9章 脳卒中とリハビリテーション――合併症対策・脳卒中ケア

Q94 ポジショニングとは？：褥瘡予防だけではありません．肺炎や深部静脈血栓症の予防も大切です

A ポジショニングとは，体位変換で患者さんを安定して安楽な姿勢に整え，種々の合併症を予防するケアです．脳卒中発症後に合併しやすい誤嚥性肺炎（合併頻度＝22％），褥瘡（21％），拘縮・深部静脈血栓症（deep-vein thrombosis：DVT，2％）などの予防に有効です[1]．しかし，予防したい症状によってポジショニングの方法は変わりますので，目的別に確認していきましょう．

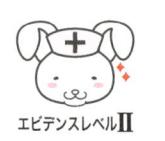

エビデンスレベルⅡ

回答者
神山裕司，岡島康友

1 誤嚥と誤嚥性肺炎

- 誤嚥性肺炎とは，唾液，食物，胃液などと口腔内常在菌が一緒に気管から肺に入ることで起こります．よって，口腔内容を誤嚥させないことに加えて口腔内の清潔を保つこと（Q95参照）が予防に必要です．
- 脳卒中では，手足だけでなく喉（のど）の筋肉も麻痺し，嚥下障害（Q85参照）が起こります．ポジショニングでは，唾液などを飲み込ませず「口から出しやすい姿勢」をとります．
- 側臥位の場合，顔が横を向くよう①体の角度は60°，②首が過度に後屈していないこと，そして③頭と体と脚にねじれがないこと，が基本です（図1）．唾液や痰が，頬から外に出るように，しっかりと顔を横に向けます．

2 褥瘡と拘縮

- 褥瘡は，同じ姿勢を取り続け，一部の皮膚の血流低下が起こることで発症します．意識障害や運動・感覚障害を基礎に，長時間の同一姿勢をとることで起こり，皮膚にかかる圧力・せん断力（ズレ），低栄養（血清アルブミン値の低下）などが関わります．
- 通常は，皮膚から骨が直接触れる仙骨部，大転子部，後頭部，踵，足関節外果などに好発します．
- 皮膚に，圧力・せん断力が集中することを避けるため，①クッション・枕などを使用し接触面積を広くとり，②無意識の体動で姿勢が崩れて褥瘡好発部を圧迫することを回避し，そして何よりも③定期的に

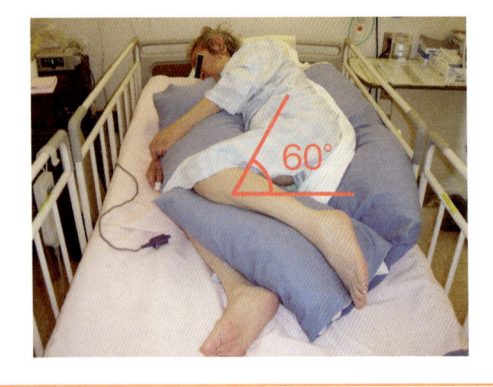

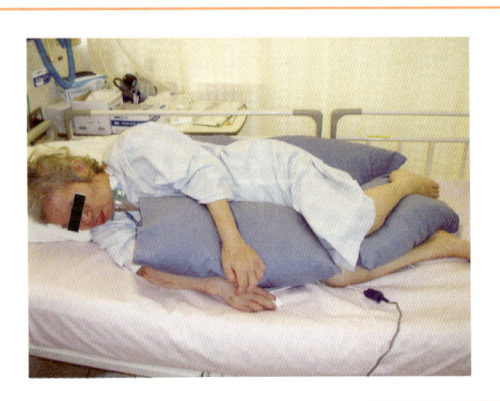

図1 誤嚥予防のポジショニング

体位交換を行うことが重要です．
- 拘縮とは，麻痺などのために関節を動かさないでいることによって，関節包や靱帯が縮んで関節の可動制限が起こることです．
- 脳卒中では，痙縮のために上肢は屈曲方向へ，下肢は伸展方向へ拘縮を起こしやすく，肘や手首，手指が曲がって開きにくくなり，膝は曲がり，足は尖足になります．したがって，臥位では腋に枕を入れて肩を外転位に保ち（腋窩枕），手には巻いた小タオルをつかませ（ハンドロール），尖足予防の足パッドを当てます（図2）．基本的には，膝窩に枕を置いて膝を曲げないようにしましょう．
- なお痙縮は，苦痛・痛み・息苦しさを伴う姿勢によって悪化します．よってポジショニングでは，①安定していて安楽なこと，②痛みを伴わないこと，に注意をすると良いでしょう．

3 深部静脈血栓症

- 深部静脈血栓症とは，長期の臥床などにより血流うっ滞することによって起こります．臨床的にはほとんどが下肢の深部静脈に血栓形成し，それが下大静脈，右心房・右心室を経て肺に達することで肺塞栓症という致命的な合併症をひき起こします．
- 臥床安静と運動麻痺による血流うっ滞に対して，脚を地面につき下肢の関節運動をすることが最大の予防です．全身状態が安定したら，なるべく早期に介助下で立ち上がり，車いす移乗を行い，足を地につけた車いす生活を確立します．
- なお当院では，リスクマネージメント委員会が作成した深部静脈血栓症予防マニュアルがありますので紹介します[2]．リスクファクターおよび対処法（表1，2），病棟での運動方法（図3）をもとに，看護の一環として実践しています．

表1 深部静脈血栓症のリスクファクター

A群（各1点）		B群	C群
高齢（60歳以上） 長期臥床（72時間以上） 重症感染症 肥満（BMI≧25，30以上で1点追加） 妊娠 産褥 ホルモン補充療法 経口避妊薬 ステロイド使用	心筋梗塞 心機能低下（EF＜40％） 大腿静脈カテーテル留置 炎症性腸疾患 ネフローゼ症候群 骨髄増殖性疾患 悪性腫瘍 抗がん剤投与 人工呼吸器使用 静脈血栓塞栓症の家族歴	麻痺を伴う脳卒中 脊髄損傷	静脈血栓塞栓の既往 血栓性素因

表2 リスク別対処法（非手術症例）

リスクファクター	リスクレベル	推奨される予防方法
リスクなし	低リスク	早期離床，積極的な運動
リスクA群	中リスク	弾性ストッキング
リスクB群	高リスク	弾性ストッキング＋間欠的空気圧迫法
リスクC群	最高リスク	弾性ストッキング（または間欠的空気圧迫法） ＋低用量ヘパリン

注：A群のリスクファクターの合計が3点以上の場合には，リスクレベルを1ランク上げる．

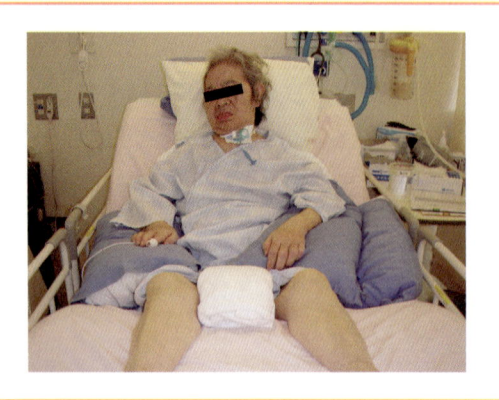

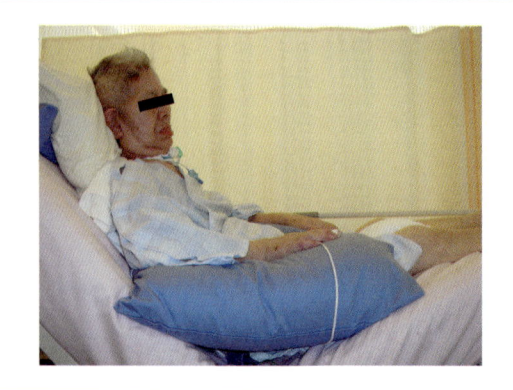

図2 誤嚥予防のポジショニング

足の運動のすすめ

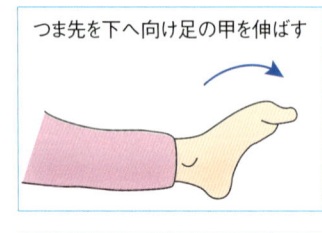

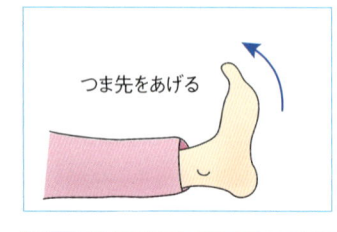

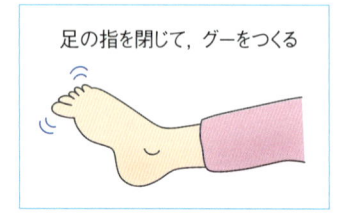

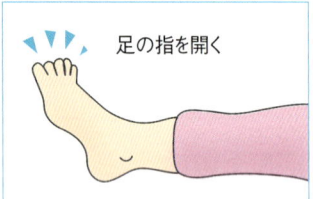

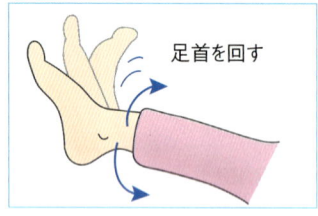

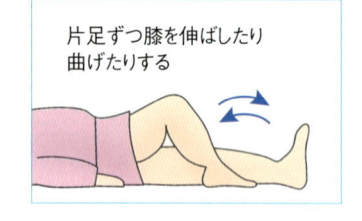

| | つま先を下へ向け足の甲を伸ばす | つま先をあげる | 足の指を閉じて、グーをつくる |
| | 足の指を開く | 足首を回す | 片足ずつ膝を伸ばしたり曲げたりする |

	1	2	3	4	5
月　日	□□□□□	□□□□□	□□□□□	□□□□□	□□□□□
月　日	□□□□□	□□□□□	□□□□□	□□□□□	□□□□□
月　日	□□□□□	□□□□□	□□□□□	□□□□□	□□□□□

各運動5回ずつ行ってください．6種類運動して1セットです．1日5セット行いましょう．運動をしたらチェックしてください．

図3 病棟で行う深部静脈血栓予防の運動

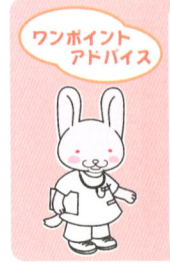

ワンポイントアドバイス

2時間に1回の体位交換は，業務のなかで一番行うケアかもしれません．一人ひとり特徴の違う患者さんをアセスメントし，予防したい症状に合わせて，目的をもったポジショニングを行いましょう．
効果的なポジショニングにより無用な合併症を予防し，治療・リハビリがスムーズに進みます．

参考文献

1) 脳卒中合同ガイドライン委員会："脳卒中治療ガイドライン2009"協和企画, p11, 2009
2) 杏林大学医学部付属病院 リスクマネージメント委員会："深部静脈血栓症予防ガイドライン" 2004

9章 脳卒中とリハビリテーション——合併症対策・脳卒中ケア

Q95 口腔ケアとは？：誤嚥性肺炎だけではありません．多くの病気の予防のために

A 口腔は，摂食や発声，呼吸と様々な役割があり，口腔ケアはこれらの機能維持に必要です．近年では，菌血症や動脈硬化，早産などと口腔内の汚染との関連が指摘されています．口腔ケアは，患者さんの全身状態管理の一環とも考えられます．

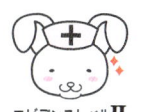

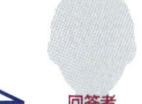

エビデンスレベルⅡ

回答者：中村みゆき，高橋秀寿

- 脳卒中患者は，麻痺や高次脳機能障害により，自分で十分な口腔ケアができない場合が多く，口腔ケアにおける看護師の役割は大きいと考えます．

1 不顕性誤嚥と口腔ケアの重要性

- 不顕性誤嚥とは，誤嚥をしても咳がない場合，あるいは咳が非常に遅れる場合をいいます[1]．
- 通常は，異物が気道内に侵入すると咳をして，取り除こうとする生理的反応が起きます．しかし，脳血管障害（多くは大脳基底核）や加齢により，咳反射に必要なサブスタンスPといわれる物質が減少することで咳反射が低下し，喀出が困難となります．また，サブスタンスPは嚥下反射にも必要です．
- 食事摂取していなくても，ヒトは1日に約1.0～1.5Lの唾液を分泌し，それを嚥下しています．そのため，嚥下反射の機能低下により，唾液を誤嚥しやすくなります．また，日常的に誤嚥を生じることで，全身状態の悪化時に肺炎をひき起こします．
- 誤嚥を起こさないことが最も重要ですが，口腔清掃の実施により細菌感染を起こさないことで，誤嚥性肺炎の予防をすることができます[2]．

2 歯周病の知識

- 歯周病とは，歯を支える周囲組織（歯周組織）に起こる疾患の総称です[3]．口腔細菌は，歯周病がある場合に血管内に入り込み，全身性に影響を及ぼします．
- 歯周病原性菌による細菌性心内膜炎はよく知られていますが，近年，動脈硬化は，口腔バイオフィルム細菌を含む微生物感染が引き金となる疾患としても捉えられるようになってきました．
- また，歯周病原性菌の内毒素がインスリンの抵抗性を上昇させ，糖尿病の血糖コントロール不良や肥満の原因となることや，破骨細胞を活性化させ骨粗鬆症の原因となることも，近年の研究でいわれています[3]．

3 口腔ケアの方法

① **体位を整える**：「体位が安楽であり，実施者がケアを行いやすいこと」が大切です．可能であれば坐位で行い，不可能であればベッドを30°挙上した仰臥位で頸部前屈位をとります．それも不可能であれば健側を下にした側臥位で行うと良いでしょう．その場合も，誤嚥を防ぐために顎を引き頸部前屈とすることが重要です（図1）．

② **口腔内の観察**：開口の程度，汚染（プラーク・歯石・舌苔など）の有無・程度，潰瘍や歯肉炎などの炎症やう歯の有無・程度などを観察します．

③ **保湿**：乾燥したままのケアは，汚れが取れにくいだけでなく，粘膜を傷つけてしまいます．口腔内が乾燥している場合は，口腔ケアを始める前に口唇・口腔内に保湿剤を塗布することで，ケアを行いやすくします（図2）．

④ **粘膜ケアとブラッシング**：頬の内側や歯と口唇の間にある食物残渣を，湿らせたガーゼや粘膜用のブラシで粘膜をマッサージするように拭き取り，舌や口蓋の汚れも同様に拭き取ります．次に，歯をブラッシングします．義歯は外して義歯専用のブラシで磨

きましょう（図3）.
⑤**義歯の調整**：口腔の廃用や体重減少により合わなくなった義歯は，早期の調整が必要です．噛み合わせが良くなり，咀嚼力や嚥下力が向上します．

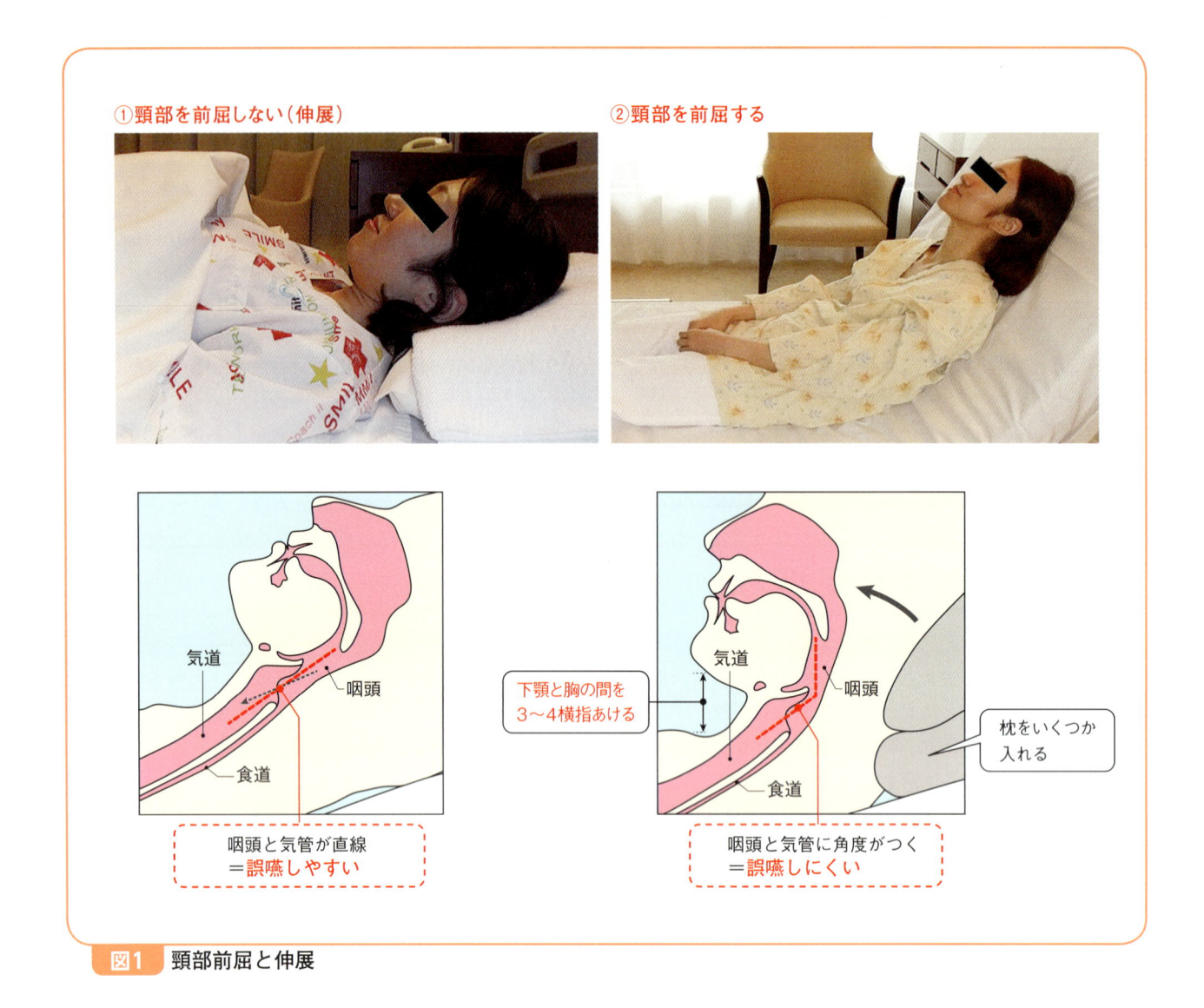

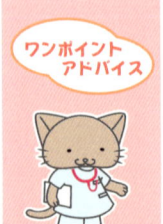

①頸部を前屈しない（伸展）　　②頸部を前屈する

下顎と胸の間を3～4横指あける

枕をいくつか入れる

咽頭と気管が直線
＝誤嚥しやすい

咽頭と気管に角度がつく
＝誤嚥しにくい

図1 頸部前屈と伸展

> **ワンポイントアドバイス**
> 脳卒中患者の場合，突然発症し，入院してくることが多いです．
> 発症時点で口腔内が汚染されていることで肺炎や全身状態の悪化につながり，その後の治療に影響を及ぼしかねません．口腔内のケアも全身状態の管理のひとつといえます．

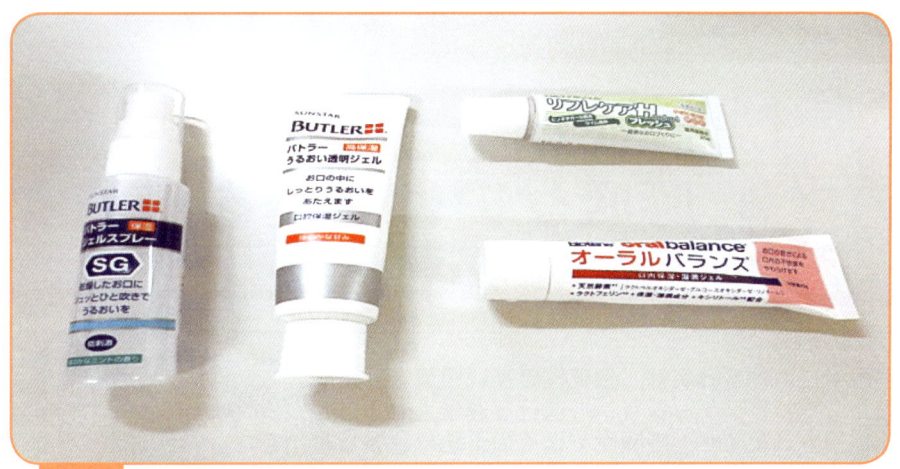

図2 保湿剤のいろいろ

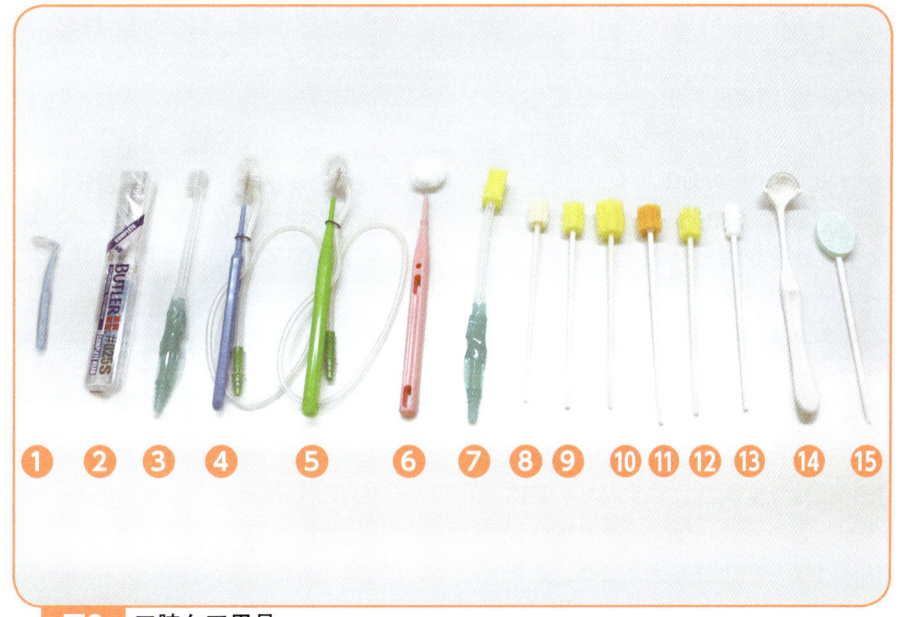

図3 口腔ケア用具
①歯間ブラシ，②歯ブラシ，③ディスポーザブル歯ブラシ，④くるリーナブラシ，⑤ＩＣＵブラシ，⑥モアブラシ，⑦ディスポーザブル吸引ブラシ，⑧〜⑫ディスポーザブルスポンジブラシ，⑬口腔ケア綿棒，⑭舌ブラシ，⑮ディスポーザブル舌ブラシ．

参考文献

1) 馬場　尊：臨床編 II 1章　摂食・嚥下障害の評価・検査・診断　1. 診療 "摂食・嚥下リハビリテーション 第2版" 才藤栄一 他 監. 医歯薬出版, p132, 2007
2) 日下和代 他：高齢者肺炎の予防について―誤嚥性肺炎と口腔ケアの関連―. 千葉県立衛生短期大学紀要 25(2), 2006
3) 吉田和市 他：徹底ガイド口腔ケアＱ＆Ａ―すべての医療従事者・介護者のために―. ナーシングケアQ&A：12-13, 2009
4) 吉田和市 他：徹底ガイド口腔ケアＱ＆Ａ―すべての医療従事者・介護者のために―. ナーシングケアQ&A：18-19, 2009

9章 脳卒中とリハビリテーション──合併症対策・脳卒中ケア

Q96 呼吸ケアとは？：呼吸ケアは肺炎を予防するために必要です

A 脳卒中患者における肺炎は，致死性の高い重篤な合併症として，また，リハビリテーションの進行を遅延させることからもその合併が危惧されますが，呼吸ケアはその予防に重要な役割をもっています．

エビデンスレベルⅡ

回答者　木村雅彦

- 併存症の有無にかかわらず，肺炎は生命予後に大きく影響する呼吸器合併症として危惧されます．
- 特に脳卒中の急性期には意識障害や口腔機能障害ならびに睡眠時無呼吸に基づく誤嚥によって，また人工呼吸管理を要する症例では人工呼吸器関連肺炎（ventilator associated pneumonia：VAP）が発生します．
- 一般に肺炎は，発熱，白血球数や炎症性蛋白の上昇，画像所見などによって確認されますが，顕在化する前に，無気肺から肺障害が進展して感染を併発したり，不顕性誤嚥が起きたりしていることを見逃さないようにしなければなりません．
- 呼吸ケアという語は，気道管理や酸素療法ならびに人工換気療法なども含めた広い概念として用いられることもあり，その正確な定義としては未だ不明確な部分がありますが，ここでは，体位の管理やいわゆる呼吸理学療法手技ならびに口腔ケアについて考えましょう．

1 異常の早期発見と予防が重要

- 肺炎が発生した場合，ガス交換の改善と排痰を促進するために，適切な体位管理と呼吸理学療法（呼吸介助）手技を併用することがありますが，肺炎治療の主体はあくまでも適切な抗菌薬を中心とする薬物療法であり，呼吸理学療法手技単独では肺炎を改善し得ません．
- もちろん肺炎を生じていても，換気血流比や局所の換気を補うことによってガス交換を改善し，酸素化を維持改善することは重要ですが，最も重要なことは，肺炎の発生を未然に防ぐため，異常を早期に発見することです．
- そのためには，まず視診，聴診，触診，打診，といったフィジカルアセスメントを十分に行って，無気肺や肺炎の予備軍である換気の低下部位が生じていないかどうかを詳細に観察することが必要です．
- 特に聴診は，背部まで十分に行い（図1），副雑音の有無だけでなく，肺胞呼吸音の減弱や消失，肺胞呼吸音の気管支音化にも十分注意しましょう（図2）．

2 呼吸理学療法および口腔ケア

- 適切な体位の管理（良肢位保持）が基本的なケアとして重要となります．30～45°のベッドアップは，VAPの発生頻度を有意に減少させます．しかし，急性期には脳血流の自動調節能が障害されていることを理解し，十分な血圧管理のもとに実施しなければなりません．
- また，ガス交換効率の改善を主目的に考えると，より良い状態の肺を下にする体位が推奨されますが，さらに，数時間おきに再評価して最適な体位に変換することも推奨されています．
- 一般には，40°以上の側臥位の反復が肺炎のリスクを低減しますし，愛護的に行えば，頭蓋内圧の変化もバッグ加圧換気や吸引操作よりも少ないといわれています．そのうえで，局所の肺胞換気量が十分に得られない場合や，排痰を促進するためには呼吸介助手技を必要に応じて併用しますが，あくまでも十分なアセスメントに基づいた適応の判断が求められます．
- また，感染経路として最も危惧されるのは口腔であり，頻繁な口腔ケアや，人工気道がある場合はカフ

上の吸引が推奨されています.
● これらの呼吸ケアは,単独では十分な効果を証明できていないものもありますが,近年は肺炎を予防するために必要であるとの認識が高まっています.人工呼吸管理に関連して,適切な体位管理や鎮静を解除しての意識状態,自発呼吸状態の評価,消化管潰瘍や深部静脈血栓症の予防,ならびに肺炎予防のための口腔ケアを"ventilator bundle"というひとつの必須ケアパッケージとするスタッフ教育が有効であることも示されています.これらが,脳卒中患者さんにも共通する重要なケアであることはいうまでもありません.

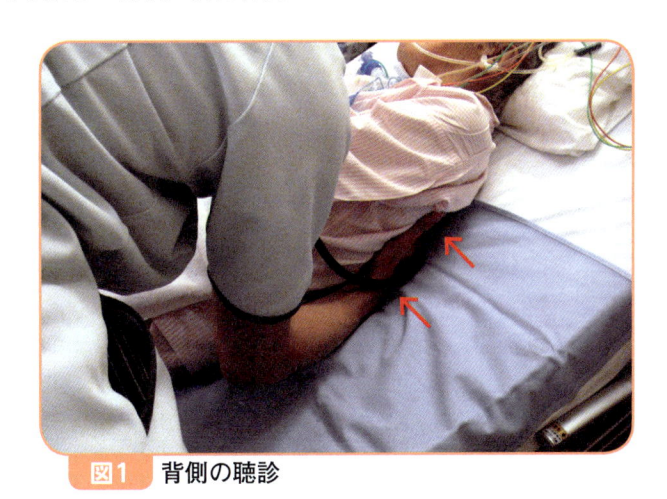

図1 背側の聴診

図2 肺音の分類

(文献3を参照して作成)

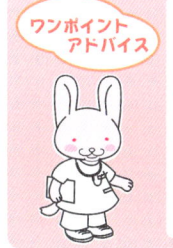

ワンポイントアドバイス

肺炎を予防することにまさる治療はありません.脳卒中患者の肺炎に対する呼吸ケアとは,アセスメントに基づいた,体位管理,換気補助,口腔ケア,栄養の管理を大前提とする,予防的な看護なのです.

参考文献

1) Tablan OC et al : Guidelines for preventing health-care--associated pneumonia, 2003 : recommendations of CDC and the Healthcare Infection Control Practices Advisory Committee. MMWR Recomm Rep 26 : 1-36, 2004
2) Tolentino-DelosReyes AF et al : Evidence-based practice : use of the ventilator bundle to prevent ventilator-associated pneumonia. Am J Crit Care 16 : 20-27, 2007
3) 巽 浩一郎 他 監：聴診."病気がみえる vol. 4 呼吸器"メディックメディア, p282, 2007

9章 脳卒中とリハビリテーション──合併症対策・脳卒中ケア

Q97 気管切開患者のケアは？：痰の吸引では何に注意したらよいですか？

A 一般的には，低酸素血症や無気肺，気道粘膜の損傷に注意することです．脳卒中患者においては，低酸素の状態は脳神経細胞の不可逆的な変化や頭蓋内圧亢進を助長させる原因ともなるため，注意が必要です．また，吸引により，血圧や心拍数の変動をきたす可能性があります．患者さんの状態に合わせた援助が必要です．

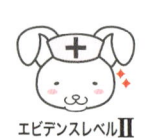

エビデンスレベルⅡ

回答者　中村みゆき，高橋秀寿

- 経口気管内挿管は，チューブが声帯を圧迫し，損傷する危険性があるので，挿管の期間は1〜2週間が限度といわれます[1]．このため，挿管が長期にわたる場合には，気管切開法を行います．

1 気管切開患者のケア

a) 気管孔のケア
- 気管チューブが気管切開孔と接するところには，切れ込みが入ったガーゼを置きます．これは，気管切開部の創面を保護する役割や，カニューレ周囲への分泌物の貯留を予防する目的があります．
- 痩せた患者さんでは，切り込みガーゼを重ねて入れることで，気管壁に当たらないように正しい位置にすることができます．
- 通常は，1日1回程度交換し，汚染を認めた際は，気管切開孔を生理食塩水または1/2強度の過酸化水素水で濡らした綿棒やガーゼで，切開部を清潔にしてから[2] 切れ込みガーゼを交換します．

b) 固定方法
- 気管チューブの固定は，綿製の紐か気管切開用のカニューレホルダーで留めます．
- 固定の強さは，頸部と紐の間に指が1本分入る程度にします．きついと頸部の皮膚損傷や患者さんに苦痛が生じ，ゆるいとチューブの先端が気道壁にあたって気道を損傷する危険性があります．

c) カフ圧の管理
- カフ圧は，20〜25mmHg程度が適切といわれています．
- カフ圧が高すぎると，粘膜の血流を阻害する粘膜壊死や気管狭窄，反回神経麻痺の原因となります．特に，粘膜壊死は気管壁の壊死をひき起こし，腕頭動脈損傷をひき起こす可能性もあるので注意が必要です．
- 逆にカフ圧が低すぎると，人工呼吸器による十分な換気ができなくなることや，誤嚥物が下気道へ流入する危険性が高くなります．

d) 気管切開患者が不得意なこと[3]
- **声を出すことができない**：呼気が声門を通過しないため，コミュニケーションがとりにくくなります．ただし，スピーチタイプのカニューレを使用すれば，話すことができるようになります．
- **喉頭機能の低下**：吸気，呼気ともに声門を通過しないため，喉頭粘膜の知覚低下や，咳による喀出力の低下をひき起こします．そのため，誤嚥のリスクや気管内へのたれ込みを考えたうえで，ケアを行う必要があります．
- **力むことが困難になる**：重いものを持ち上げにくくなったり，排便の困難が生じます．また，咳嗽も困難となります．
- **嗅覚障害**：吸気が鼻腔内を通らないために起こります．
- **麺などをすすることができない**：口腔を通して吸気できないため，すすれません．
- **お風呂やプールに入ること，シャワーを浴びること**：水が気管内に入ってくる可能性があるため，入浴やシャワーの介助時は十分注意する必要があります．

カフ付きカニューレ
気管切開後の気道確保のために使用する

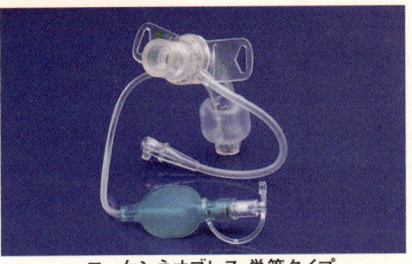

コーケンネオブレス 単管タイプ
吸引機能付きカフ付きカニューレ

〔カフあり：発声不可〕
- 使用の対象
  ・人工呼吸器による呼吸管理が必要な患者
  ・誤嚥があり，かつ発声ができない患者

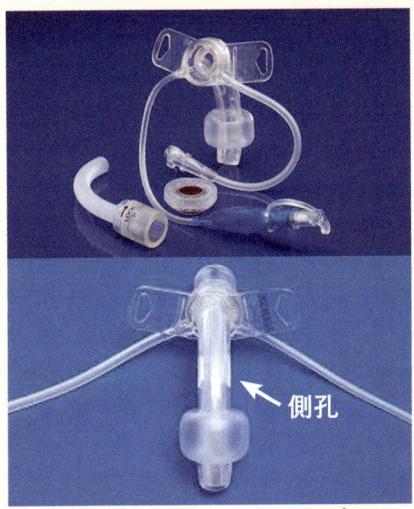

コーケンネオブレススピーチタイプ
発声を目的とした側孔付きカフ付き内筒付きカニューレ

←側孔

〔カフあり：発声可能〕
- 使用の条件
  ①意識がはっきりしている患者
  ②自発呼吸がある患者
  ③喉頭の機能が残っている患者
- 使用の対象
  ・自発呼吸があるが誤嚥があり，カフ付きカニューレから離れられない患者
  ・日中は人工呼吸器を外し，自発呼吸にて呼吸をしているが，夜間，就寝時には人工呼吸器による呼吸管理が必要な患者
  ・自発呼吸のある患者で，咳嗽などの喉頭機能の低下防止のために呼気を喉頭のほうに送ることが必要な患者

カフなしカニューレ
一般的にカフなしカニューレは人工呼吸器による呼吸管理がない，誤嚥がない患者へ使用する

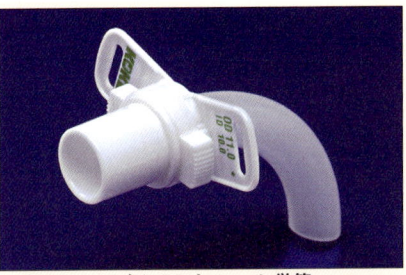

コーケンPPカニューレ単管

コーケンPPカニューレ複管

〔カフなしカニューレ〕
- 使用の対象
  ・意識がはっきりしている患者
  ・常時自発呼吸がある患者
  ・嚥下障害が改善され，誤嚥がほとんどない患者

図1 いろいろなカニューレ

2 痰吸引の注意点

- カフ付きのカニューレの場合は，カフ上 → 口腔や鼻腔 → 気管孔の順番で行います．先に口腔や鼻腔，気管孔を吸引すると，咳嗽の刺激でカフと気管壁に隙間ができ，カフ上の貯留が気管へたれ込む原因となります．
- 気管切開患者の吸引では，カテーテル挿入の長さは5～10 cmを目安とします．必要以上に挿入すると，気道粘膜を傷つける原因となります．
- また，側孔があるタイプのカニューレは，側孔から吸引チューブが出て気管壁を刺激することで，肉芽形成の原因となってしまうので注意が必要です．

3 迷走神経反射

- 迷走神経とは，脳神経のひとつで，自律神経のうち，副交感神経として作用します．
- 迷走神経反射は，ストレスや疼痛，不安，排泄などにより血管拡張や徐脈を生じ，一過性に脳血流量が減少し，失神してしまうという現象です．
- 吸引が誘因となる場合がありますので，吸引時間はできるだけ短く，また手技も的確に行うよう注意が必要です．

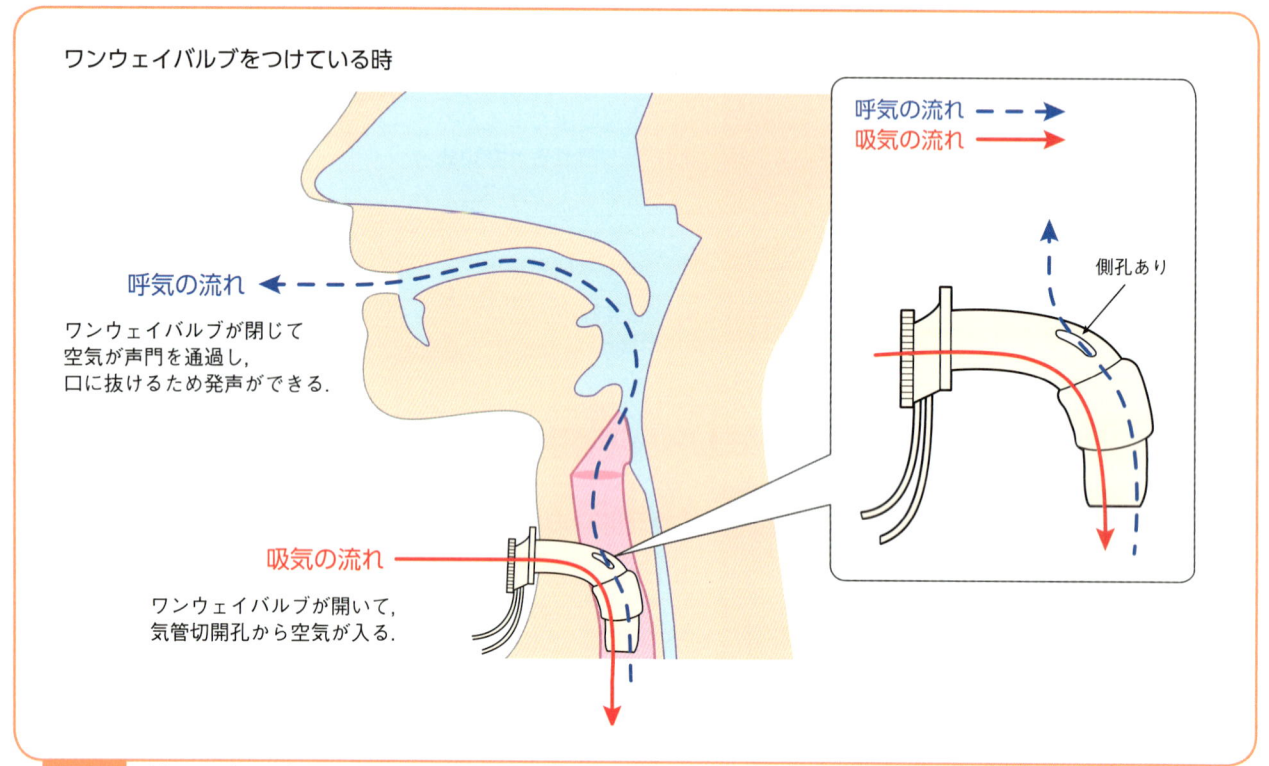

図2 呼気・吸気の流れ

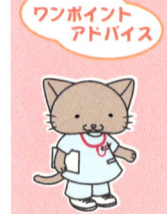

ワンポイントアドバイス
カフ付きカニューレを使用しても，完全に誤嚥が防げるわけではありません．肺炎を防ぐには，口腔ケアの実施や，栄養状態を含めた全身状態の管理が必要となります．

参考文献

1) 奥宮暁子："図でわかるエビデンスに基づく呼吸困難のある人への看護ケア"，中央法規出版，p55，2006
2) Theresa Lynn Griffin：気管チューブおよび気管切開チューブの管理．"Q & Aで学ぶ重症患者ケア" Schell HM et al，井上智子 監訳．エルゼルビア・ジャパン，p170，2008
3) 高研パンフレット：気管カニューレの種類とその使い分け．p7

9章 脳卒中とリハビリテーション——合併症対策・脳卒中ケア

Q98 胃ろうのケアは？：胃ろうは怖くありません

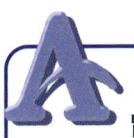

A 胃ろうの仕組みや胃ろう管理方法を理解できれば，経鼻胃管栄養や経静脈栄養より管理しやすいといわれています．

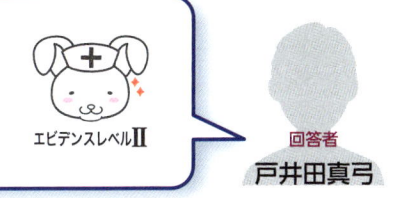

エビデンスレベルⅡ

回答者
戸井田真弓

1 胃ろうの仕組み

- 経皮内視鏡的胃ろう増設術（percutaneous endoscopic gastrostomy）は，開腹せずに腹壁外と胃内腔との間にろう孔を形成する内視鏡治療手技です．
- 胃ろうカテーテルには，バルーン型とバンパー型があり，またそれぞれにチューブ型とボタン型があります（図1）．

2 胃ろうの適応と合併症

a) 適 応

- 必要な栄養を自発的に経口摂取できず，4週間以上の生命予後が見込まれる成人と小児が最も多い対象とされています．
  - ・脳血管障害や認知症などのため自発的に経口摂取が困難な例
  - ・神経疾患などのため嚥下不能または困難な例
  - ・経口摂取ができても，誤嚥性肺炎を繰り返してし

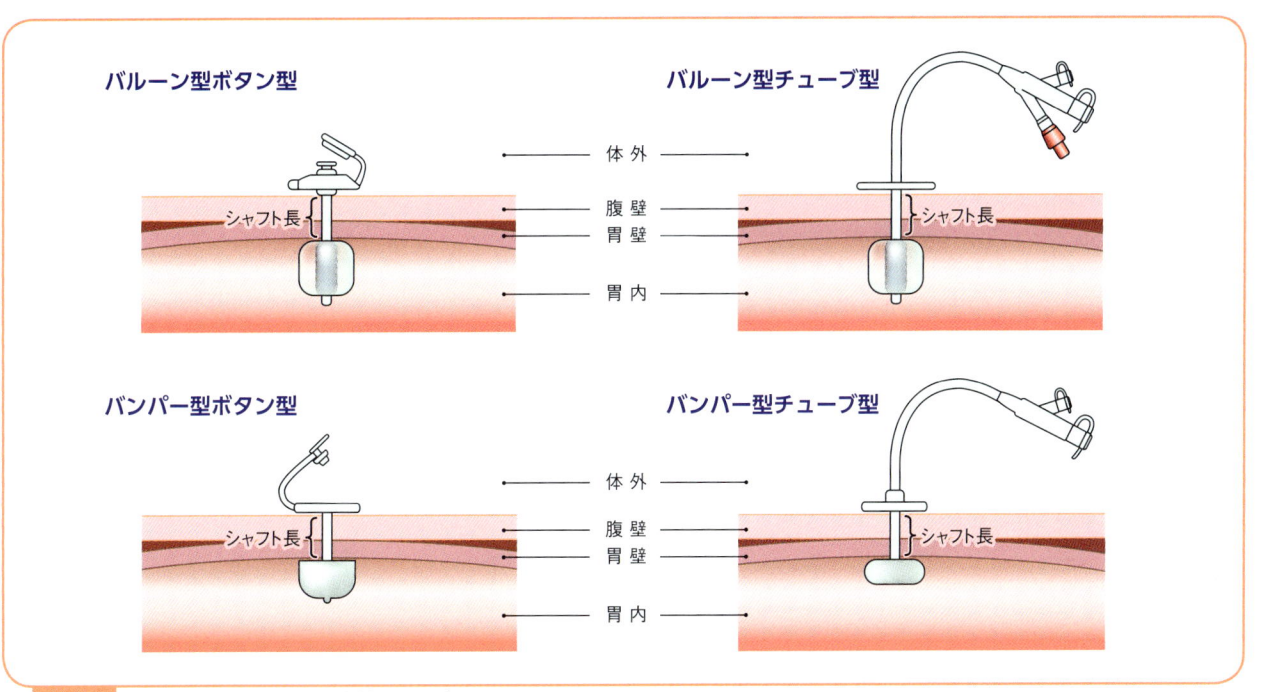

図1 胃ろうカテーテルの種類としくみ

まう例

b) 合併症

- 合併症には，胃ろう造設術に伴う合併症，胃ろう造設術後に起こる合併症，カテーテル交換時に起こる合併症があります（表1）．

3　胃ろうの利点

- 胃ろうは，経鼻胃管栄養や経静脈栄養に比べて管理がしやすいため，在宅患者のQOLを向上させることができます．
- 経鼻胃管栄養は，チューブが常にのどを通っているため，不快感があります．それに対して，胃ろうはお腹にカテーテルを入れているため，不快感が軽減できます．また，のどにチューブがないので，経口摂取の訓練がしやすくなります．

4　胃ろうケアの実際

a) スキンケア

- ろう孔は胃に通じているため，多少のアルカリ性の粘液が滲出しています．皮膚のpHは酸性であるため，そのままにしておくと常在菌が起炎菌となり，感染の原因となってしまいます．そのため，皮膚の清潔を保つことが必要です．
- 術後は，ろう孔が安定するまでの1週間は石鹸などの洗浄剤は使用せず，1日1回微温湯で洗浄または湿らせたガーゼで清拭をしましょう．
- 術後1週間経過すればシャワー浴が可能となり，ろう孔が安定する2週間後以降は，入浴も可能となります．ろう孔周囲の皮膚を丁寧に洗いましょう．

b) ストッパー管理

- 外部ストッパーの局所圧迫は，スキントラブルや局所圧迫壊死の原因になります．チューブ型カテーテルの場合は，ストッパーの位置が調節できるので，造設翌日にはストッパーを1〜1.5cm程度緩めます．ボタン型カテーテルの場合は調節ができないため，適切なシャフト長（内部ストッパーと外部ストッパーの間の距離）を選択する必要があります．
- また，定期的にカテーテルを回転させ，外部，内部ストッパーによる同一部位への圧迫を解除します（図2）．

c) バルーン管理

- バルーン型カテーテルの場合，水が自然蒸発してしまったり，稀に破損してしまったりすることがあります．
- 栄養剤や薬を注入する際は，カテーテルを軽く引っ張って，バルーンが破損していないかを確認します．
- また，1〜2週間に1度，バルーンの蒸留水の入れ替えが必要です．

d) チューブの事故抜去時の対応

- チューブが，何らかの原因によって抜けてしまうことがあります．ろう孔は，時間の経過とともに自然に塞がってしまいます．抜けてしまった場合は，ろう孔が閉じる前に抜けたチューブや代用のチューブを挿入して，応急処置をする必要があります．
- 患者さん自身がチューブを自己抜去してしまうリスクがある場合は，ミトンを装着したり，腹帯でチューブを保護したりすることで，抜きにくくすることができます．

5　家族指導

- 胃ろうの管理は，入院中と変わりありません．家族には，わかりやすくパンフレットやチェックリストなどを作成して，指導を進めていきましょう．また，胃ろうカテーテルが抜けてしまった時や，カテーテルの中が詰まってしまった時など，トラブルが発生した時の対応方法も指導しておくことが必要です．

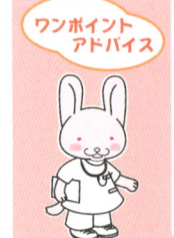

ワンポイントアドバイス　胃ろう造設後から，胃ろう挿入部の観察を行いましょう．胃ろう周囲の日常的ケアによって，スキントラブルや感染を予防することができます．

表1 胃ろうに伴う合併症

胃ろう造設術に伴う合併症
誤嚥，咽頭けいれん
腹膜炎，敗血症，創感染
胃穿孔，内臓誤穿刺
心・呼吸停止
胃ろう造設術後に起こる合併症
チューブの閉塞
逸脱（バルーンの脱気，破裂），誤抜去
カテーテルによる局所圧迫壊死，バンパー埋没症候群
栄養剤の漏れ
創感染
イレウス，胃潰瘍
カテーテル交換時の合併症
出血
誤挿入

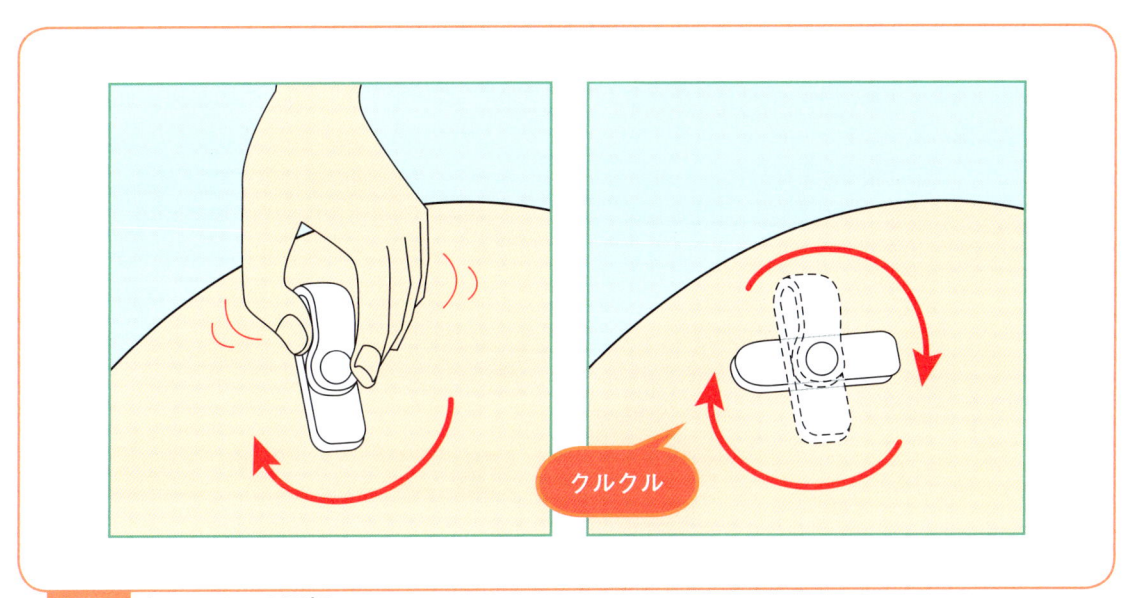

図2 カテーテルの回転

参考文献

1) 仙石真由美：PART4 胃瘻のスキンケアと観察 日常ケア．北海道胃瘻研究会"病院から在宅までのPEG（胃瘻）ケアの最新技術"岡田晋吾 監，照林社，pp80-87, 2010
2) 西口幸雄：1 胃瘻の基礎知識．"PEG器具の種類とマネージメント―ケアにおける要点とQ&A"西口幸雄 編，フジメディカル出版，p8, 2008
3) 池田健一郎：Q14 PEGの利点は？"徹底ガイド胃ろう（PEG）管理Q&Aナーシングケア Q&A 37"東口髙志 編，総合医学社，pp34-35, 2011

9章 脳卒中とリハビリテーション——合併症対策・脳卒中ケア

Q99 排尿ケアは？：バルーンから解放しましょう

A 尿道留置バルーンカテーテル挿入状態で，簡易型膀胱内圧測定などで膀胱容量，膀胱の活動性を把握します．できるだけ早期にバルーンをはずし，抜去後は，排尿・水分摂取記録，残尿測定を行い，膀胱，尿道括約筋についてそれぞれ病態を把握し，適切な薬物療法を選択します．尿回数が日常生活の妨げにならず，残尿が50mL以下にすることが目標です．

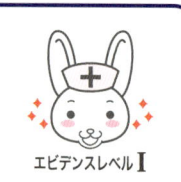

エビデンスレベルⅠ

回答者 高橋秀寿

1 脳卒中の排尿障害の特徴

- 脳卒中では，急性期には低活動性膀胱を呈することが多く，そのために尿閉になる傾向があります．しかし，次第に過活動性膀胱へと変化して，尿失禁や頻尿が出現します．
- 急性期，尿失禁の始末や排尿誘導の煩わしさを回避するため，尿道留置バルーンカテーテル（以下，尿道カテ）やおむつを長期間使用する傾向にあります．
- しかし，排尿管理の放置が，身体機能の回復に大きな妨げとなっていることは，あまり知られていない事実です．
- 特に，脳の障害部位が広範囲な場合，尿失禁は治らないものと決めつけられている傾向にありますが，尿道カテを抜去して自排尿を促すことによって意欲が向上し，歩行能力が上達して自宅への退院が可能となった症例は少なくありません．
- また，脳卒中患者では，前立腺肥大症や膀胱頸部硬化症などの合併症を有する場合が少なくありません．さらに，長期臥床や尿道カテ留置よる膀胱炎，膀胱結石なども加わり，症状が複雑化していることも念頭に置く必要があります．

2 膀胱機能検査

- ベッドサイドで，膀胱内圧のみを簡単に測定するには，尿道カテ，500mLの生理食塩水，点滴セット，点滴架台，メジャーを用いて測定する方法があります（図1）．
- 膀胱に生理食塩水を滴下し，点滴袋を徐々に下げて点滴が落ちなくなった時点の点滴袋の水面の高さが膀胱内圧です．
- 膀胱に入った生理食塩水の量をX軸，その時の膀胱内圧をY軸にプロットすれば，膀胱内圧が測定できます．
- 正常では，我慢している際の膀胱内圧は15cmH₂O以下であり，300～400mLの蓄尿が可能で，排尿時の膀胱内圧は60cmH₂O以上になります．
- 一方，蓄尿期の過活動性膀胱とは，膀胱内注入量が300mLに達する以前に不随意な内圧上昇（無抑制収縮）がみられた場合をいいます．また，排尿期の低活動性膀胱とは，最大尿意時に60cmH₂O以上に内圧を上昇させることができない場合をいいます．
- 以上の結果をふまえて，薬物療法や治療方針を決定することができます．

3 臨床症状の観察と診断

- 上記検査で，膀胱機能を把握したうえで，尿道カテを抜去します．そして，1回当たりの自尿量，その際の残尿量，1日当たりの排尿回数を測定します．
- 24時間の排尿・水分摂取記録用紙（表1）を作成すれば，排尿のあった時間，排尿間隔，頻尿の程度が一目瞭然です．
- 残尿とは，排尿後排出されず膀胱内に残った尿のことをいいます．残尿が多いと，細菌の培地になり，尿路感染を生じやすい状態になりますので，残尿量を50mL以下にすることが目標となります．
- 残尿量測定は，排尿直後にネラトンカテーテルなどを用いて導尿することによって行いますが，挿入時

図1 正常の膀胱内圧曲線

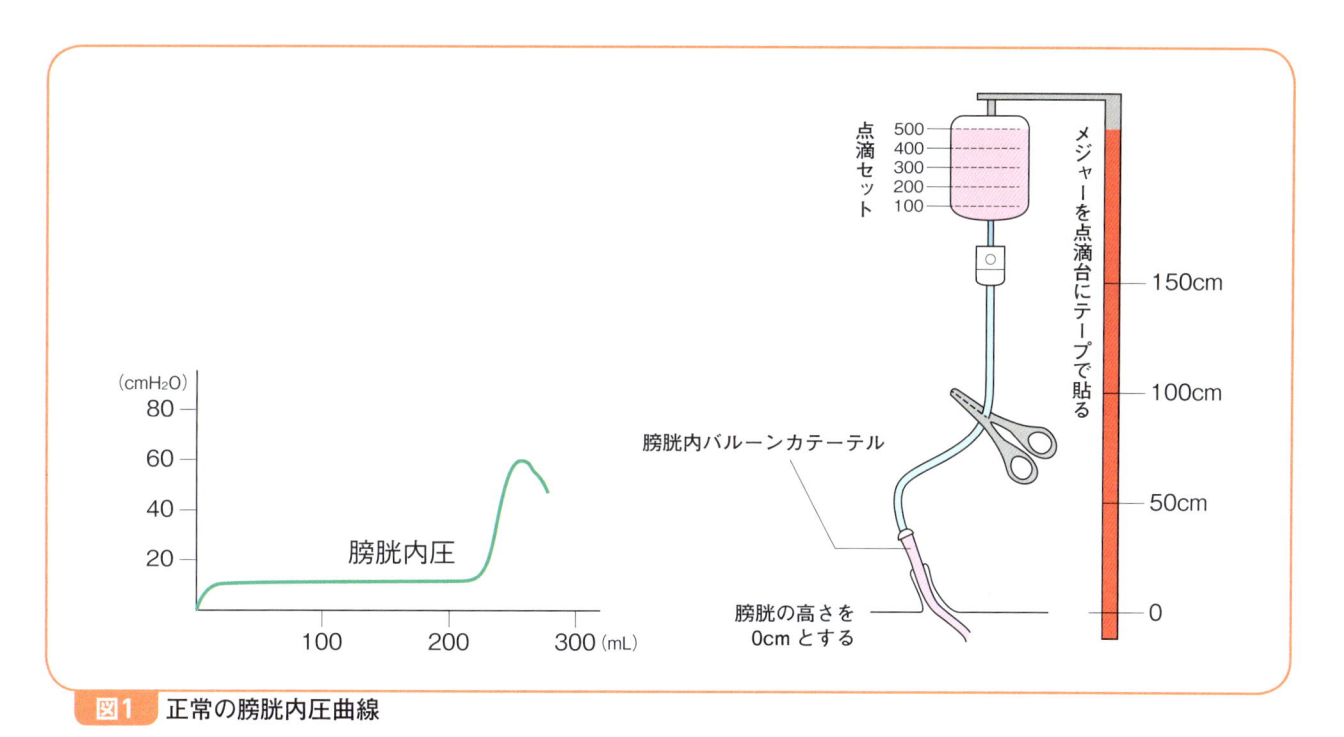

表1 排尿・水分摂取記録用紙

時刻	イベント	排尿量(mL)	尿量(mL)	水分摂取(mL)
1		自尿 80	80	
2				
3		自尿 70	70	
4				
5				
6	起床	自尿 150＋残尿 150	300	150
7	食事			200
8		自尿 90	90	
9	リハビリ			
10	リハビリ	空振り 2回		
11		自尿 80	80	
12	食事	空振り		200
13		自尿 100＋残尿 100	200	
14	リハビリ			
15	リハビリ			150
16				
17		自尿 120	120	
18	食事	空振り		200
19		自尿 150＋残尿 120	270	
20				100
21				
22				
23				
合計		尿回数 8回，空振り 4回	1,210	1,150

解釈　1. 膀胱容量は300mL以上ある．
　　　2. 残尿が100mL以上ある．
　　　3. 自尿が少なく，その後空振りが多い．導尿後は空振りが少ない．
病態　尿排出障害，特に尿道括約筋弛緩不全が考えられる．
治療　1. 尿道括約筋を弛緩させるために α ブロッカーを処方する．
　　　2. α遮断薬の副作用である起立性低血圧に注意．
　　　3. 1日3回の残尿測定を継続する．

に痛みを伴うため，現在では超音波を利用した計測法も徐々に取り入れられています．数日間の測定結果を排尿記録表に記載し，医師と看護師によって検討します．
- 以上の臨床的評価を通じて，排尿管理が大半は可能となります．

ワンポイントアドバイス

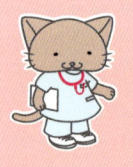

排尿障害で，尿失禁と残尿のどちらが重要でしょうか？ 答えは，残尿です．残尿が多いと，尿路感染，腎不全の原因になります．一方，尿失禁は，体には害がありません．しかし，精神的には患者さんが落ちこむので，そのケアも大切にしてください．

参考文献

1) 椿原彰夫：排泄障害の評価とリハビリテーション．"現代リハビリテーション医学 改訂第3版" 千野直一 編．金原出版, pp189-196, 2009
2) 正門由久：脳卒中の症状とその対応―排尿障害．"脳卒中マニュアル〈エキスパートナース ムック〉" 千野直一 編．照林社, pp66-72, 1998
3) 小林由紀子，赤星和人：神経因性膀胱の検査と治療を知る．リハビリナース 17：17-22, 2009
4) 高橋秀寿：脳卒中に見られる障害の特徴―排尿障害―．看護技術55：52-56, 2009

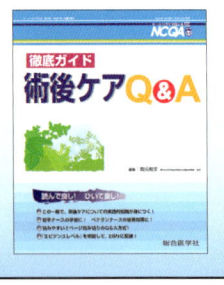

9章 脳卒中とリハビリテーション——合併症対策・脳卒中ケア

Q100 排便ケアは？：便秘の対応は下剤だけではありません

A 便秘には，「の」の字を描く腹部マッサージや，第4腰椎を中心に温罨法すると効果的といわれています．それでも効果がない場合は，便秘のアセスメントを行い，その状況に応じて摘便や浣腸を行う必要があります．

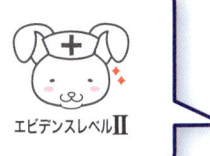

エビデンスレベルⅡ

回答者 稲村亜紀

1 便通の生理学

a) 排便のメカニズムとは（図1）

- 食べたものは，口腔内で唾液中の消化液により，デンプンは糖に分解されます．
- 食物が胃に入ると，水分・アルコール，蛋白質は消化され，胃壁から吸収します．ほとんどの食物は小腸に送られます．
- 十二指腸では，胆汁と膵液により，蛋白質，糖質，脂質を分解し，小腸で栄養素として吸収します．食物に含まれる栄養素の消化・吸収はほとんど小腸で行われ，その後の食物残渣が大腸へ運ばれます．
- 大腸では，水分，ナトリウムやカリウムといった電解質を再吸収し，腸内細菌の働きで未消化分が分解され，固形の便を形成します．
- 直腸に便が入ると，壁が伸びて，その重さと圧が刺激となって，仙髄にある排便中枢から脊髄神経を経て大脳に伝わり，便意を感じ，肛門を締めて一時的に蓄便します．
- 普段は内肛門括約筋により，意識しなくても肛門は閉まっています．便意を生じると横紋筋である外肛門括約筋を働かせ，トイレに行くまで我慢するように，便が出るのを抑えようとします．
- 便を出す際には，直腸の収縮力（平滑筋）といきむ力（横紋筋）が大きく関与しており，2つの協調作業で排便が行われます．

2 作用機序別の主な下剤，主な坐薬・浣腸

- 主な下痢，坐薬・浣腸について，作用機序別に表1に示します．

3 便秘を起こす薬剤例

- 薬剤の副作用によって便秘が生じることもあります．薬剤の種類によって，便秘を起こす原因が異なります．
  - ・麻薬や鎮咳薬 ➡ 腸の蠕動運動を抑制
  - ・降圧薬 ➡ 消化管運動を低下
  - ・抗ヒスタミン薬・向精神病薬・抗うつ薬 ┐
  - ・抗パーキンソン薬・抗不整脈薬・抗コリン薬 ┘ ➡ 消化管の緊張を低下
  - ・制酸薬や鉄剤 ➡ 収れん作用により粘膜への刺激が弱まり蠕動運動を抑える
- 脳卒中で使用する便秘を起こしやすい薬剤は，塩酸ニカルジピン，塩酸ドパミン，硫酸アトロピンなどの薬剤が挙げられます．

4 排便介助と摘便

- 意識障害で寝たきりの患者さんでは，臥床状態が続くことで蠕動運動が低下し，腸内容物の通過が遅くなるため，水分が吸収されて硬便になるため便秘に陥りやすいです．また便意を催しても努責をかけることが困難なため，便秘となりやすいといえます．経管栄養の患者さんは，水分不足が生じやすく，食

物繊維不足などの要因から便秘となるため，脳卒中患者において排便介助はとても重要です．
- 便意が訴えられない場合は，嵌入便になる可能性があるため直腸診により確認し，便が詰まっている場合は，浣腸や**摘便**を行います．
- 脳卒中の急性期の患者さんは浣腸や摘便などの排便ケアを行うことで，怒責がかかり，頭蓋内圧亢進や血圧上昇を招く可能性があるため，医師の指示を確認しましょう．便秘にならないように水分管理や腹部マッサージなどを活用し，予防的なケアをしていくことが大切です．
- 摘便は，直腸に指を入れて，栓となっている便の向きを変えて便を出しやすくしたり，指の刺激で排便反射を促す行為です．麻痺によって効果的に圧力がかけられない患者さんや，直腸に貯留した便が硬くなった（宿便）ために自力で排便ができない時に行います．
- 麻痺や高次脳機能障害により自立して排泄が行えない患者さんのなかには，看護師への遠慮や羞恥心から，排泄を我慢する傾向にあります．また，排泄の回数を減らそうと，飲水量や食事量を減らそうとする患者さんもいます．排便のタイミングが合わないことや水分不足から便秘を招きやすいため，遠慮をさせないための配慮が必要です．

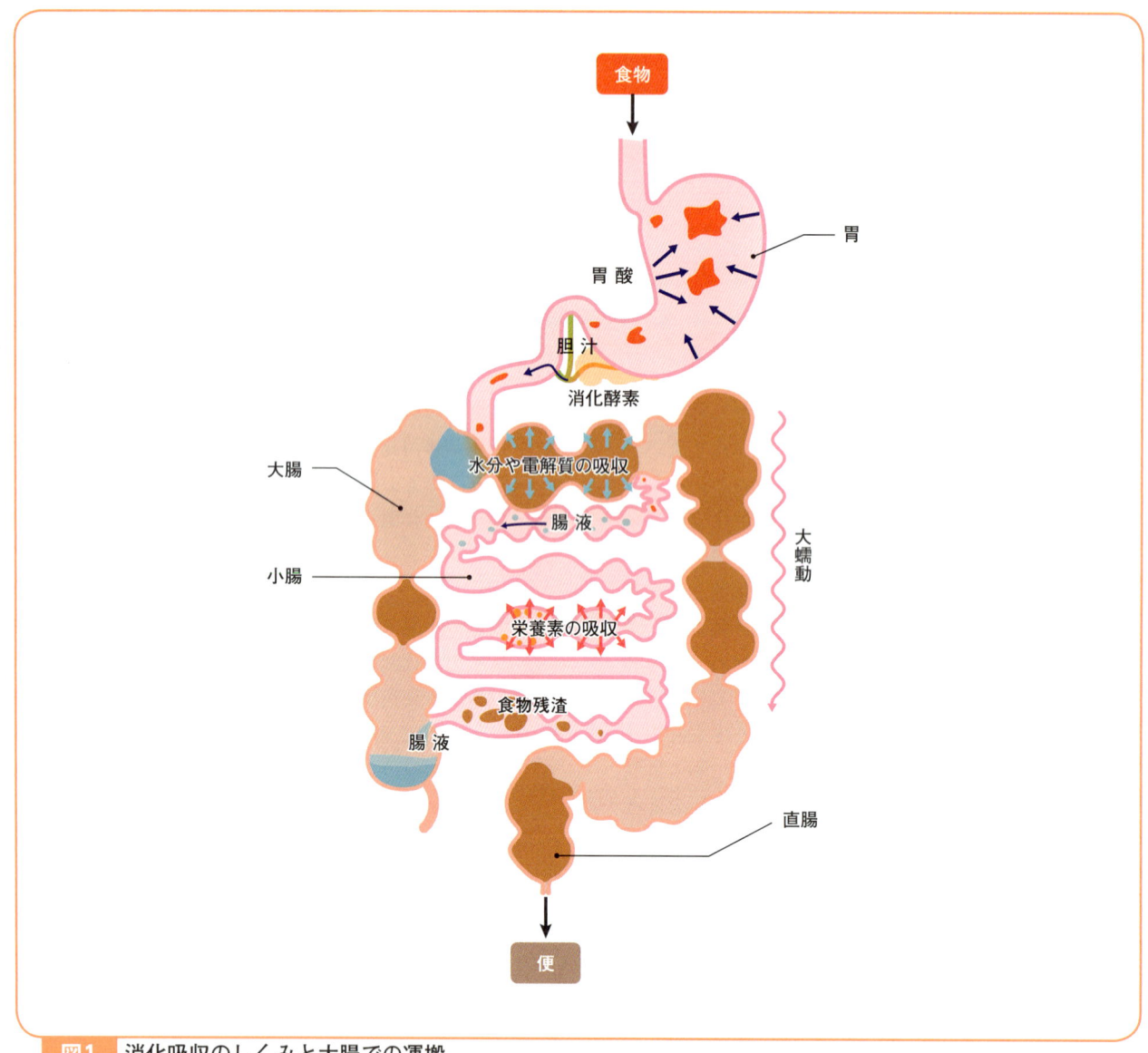

図1 消化吸収のしくみと大腸での運搬

表1 主な下剤，坐薬，浣腸の作用機序

分類	作用		薬剤名
整腸剤	腸の働きを助ける菌を増加させることで腸内環境を整える．		ビオフェルミン ラックビー ミヤBM など
緩下薬	塩類下剤	腸内水分の吸収を妨げて，内容物を多くして排便を促す．	酸化マグネシウム マグラックス ミルマグ 硫酸マグネシウム 乾燥硫酸ナトリウム マグコロール
	膨張性下剤	腸内で水分を吸収して，膨張して排便を促す．	バルコーゼ
	潤滑性下剤	腸内容の表面張力を低下させて，便を軟化させる．	ビーマスS
過敏性腸症候群治療薬	便に水分を与えて，便の形状を変化させて排便を促す．		コロネル ポリフル セレキノン
刺激性下剤	小腸刺激性	小腸粘膜を刺激して排便を促す．	ヒマシ油
	大腸刺激性	腸粘膜や神経叢を刺激して蠕動運動を促す．	ラキソベロン ピコダルム チャルドール ピコベン スナイリン アジャストA アローゼン プルゼニド センノサイド セチロ
漢方薬	腸の水分を調整する．		潤腸湯 麻子仁丸 大黄甘草湯 大建中湯
坐薬	直腸内で炭酸ガスを発生させて，腸を刺激する．		新レシカルボン
	結腸・直腸粘膜に選択的に作用して蠕動運動を促進し，排便反射を刺激する．		テレミンソフト
浣腸	直腸に注入して刺激する．便を軟らかくして出す．		グリセリン浣腸

（文献1, p39を参照して作成）

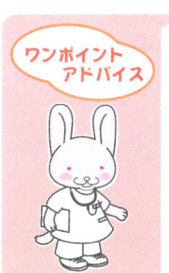

ワンポイントアドバイス
摘便をする際は，指を入れる前に肛門周囲を輪状にマッサージして刺激すると効果的です．女性の場合は，膣と肛門の間を圧迫すると出やすくなるといわれていますので試してみてください．

参考文献

1) 西村かおる：排便のメカニズム 他．"排便アセスメント＆ケアガイド"西村かおる 編，学研メディカル秀潤社，pp8-13, p39, pp46-50, 2009
2) 前田耕太郎 他：Ⅱ 便秘について．"徹底ガイド排便ケアQ＆A"ナーシングケアQ&A 14，総合医学社，pp48-49, 2006
3) 山田和雄 他：Ⅲ 遷延性意識障害への対応．5．排泄管理．"脳神経外科ナーシングプラクティス"山田和雄 他 編，文光堂，pp100-101, 2002
4) 西村かおる：2．便秘のメカニズム．"アセスメントに基づく排便ケア"中央法規出版，pp22-23, 2008

10章　退院支援と在宅医療

Q101 リハビリ病院との連携パスについて教えてください

A 時間をかけて集中的にリハビリを行う必要がある時には，専門の病院(病棟)への転院(転床)を考える必要があります．急性期病院とリハビリ専門病院などの連携を，効率的・効果的に進めるためのツールが連携パスです．

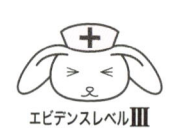

エビデンスレベルⅢ

回答者　山田　深

1　回復期リハビリ病院・病棟とは

- 脳卒中の発症後，おおよそ1〜2週間程度から3〜6ヵ月の間は積極的に機能の回復をはかるべき時期であり，便宜的に回復期と呼ばれています．脳卒中リハビリの流れを図1[1]に示します．
- 回復期において，リハビリを専門に行う病院が"回復期リハビリ病院"であり，医療保険制度上はADLの向上による寝たきりの防止と家庭復帰を目的としたリハビリを集中的に行うための仕組みとして"回復期リハビリ病棟"が規定されています．
- 回復期リハビリ病棟に入院中の患者さんは，1日当たりに行う理学療法・作業療法・言語聴覚療法の時間を多くとること（合計3時間まで）が認められています．回復期リハビリ病棟の特徴を表1にまとめました．

2　回復期リハビリ病棟の適応

- 回復期リハビリ病棟でのリハビリを受けるためには，発症後，もしくは手術後の状態から原則として2ヵ月以内（脳卒中ケアユニットで一定時間以上のリハビリを受けている場合に例外あり）に回復期リハビリ病棟に移ることが必要となります．
- 重症で様々な処置に時間を要したり，受け入れ先が見つからず2ヵ月以内に転院することが難しい場合は，回復期リハビリ病棟の適応から外れてしまうことになります．転院先のもうひとつの候補となる療養病床では，入院までの日数などに条件がない一方，回復期リハビリ病床と比べて実施できるリハビリの時間，提供されるリハビリの質が限られてしまいます．
- 回復期リハビリ病棟で入院を継続できる期間は，疾患群ごとに決められており，高次脳機能障害を伴った重症脳血管障害の場合は原則として180日，高次脳機能障害を伴わない場合は150日となっています．
- 回復期リハビリ病棟に入院中の投薬や検査にかかる費用などは，包括支払いの対象に含まれるため，これらが必要となる重症患者の受け入れが病院の利潤につながりにくいという問題があります．
- 重症患者も受け入れつつも，多くの患者さんをできるだけ早く自宅に退院させられることが，良いリハビリ病院の基本的な条件です．また，休日も含めたリハビリの対応なども病院によって異なります．

3　連携パスの役割

- 「急性期から回復期を経て早期に自宅復帰できるような診療計画を作成し，治療を受けるすべての医療機関で共通して用いるもの」[2]が連携パスであり，「複数の医療機関が，役割分担を含め，診療内容を患者に提示・説明することにより，安心して医療を受けることができるようにするもの」[2]とされています．
- つまり，連携パスは図1に示したリハビリの流れがスムーズに進行できるよう，診療に必要となる情報を，患者側の立場も含めて施設間でうまく共有していくための道具として使われています．

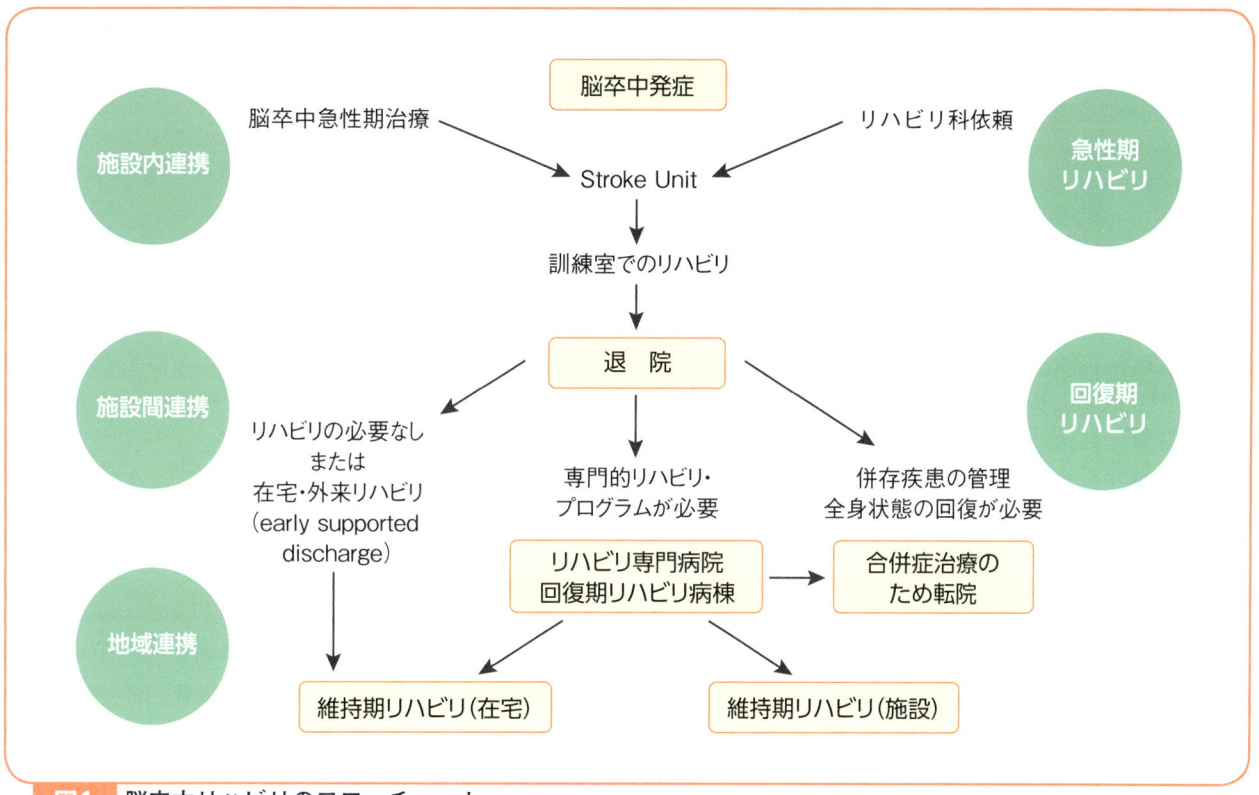

図1　脳卒中リハビリのフローチャート

- 施設内連携
- 施設間連携
- 地域連携
- 急性期リハビリ
- 回復期リハビリ

脳卒中発症 → Stroke Unit ←（脳卒中急性期治療／リハビリ科依頼）
↓
訓練室でのリハビリ
↓
退院
├─ リハビリの必要なし または 在宅・外来リハビリ（early supported discharge）
│　　↓
│　維持期リハビリ（在宅）
├─ 専門的リハビリ・プログラムが必要
│　　↓
│　リハビリ専門病院 回復期リハビリ病棟 → 合併症治療のため転院
│　　↓　　　　↓
│　維持期リハビリ（在宅）　維持期リハビリ（施設）
└─ 併存疾患の管理 全身状態の回復が必要

表1　回復期リハビリ病棟の特徴

人員配置	リハビリテーション科医師，理学療法士，作業療法士が適切に配置されている
リハビリの時間	1日当たり，少なくとも40分から，最大で180分のリハビリに対応
在院日数（算定上限日数）	脳卒中の場合は150〜180日 ※その他の疾患については別途規定あり
入院までの期間	原則として発症から2ヵ月以内に入院が必要
病棟患者	入院患者の8割以上が回復期リハビリを必要とする患者である
リハビリの体制	実施計画の作成，および適切なリハビリの効果，実施方法などを評価する体制がとられている
入院料（診療報酬）	原則として包括支払い（リハビリについては出来高） ※言語療法士や看護師も含めた人員配置，受け入れる重症患者の割合などによって施設基準が3段階に定められており，1日当たりの入院料が差別化されている（平成24年度診療報酬改定より）
その他	病室面積，廊下幅などにも規定あり

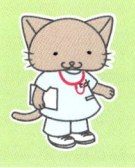

ワンポイントアドバイス

高次脳機能障害や失語症，嚥下障害に対するリハビリ，痙縮や装具療法に対する対応は，回復期リハビリ病院によって得手・不得手があります。
転院先の検討には，病院の質も含め，いろいろな条件を加味する必要があります。

参考文献

1) 正門由久：脳卒中リハビリテーションの流れと現状. "脳卒中リハビリテーション連携パス　基本と実践のポイント" 日本リハビリテーション医学会診療ガイドライン委員会，リハビリテーション連携パス策定委員会 編，医学書院，pp5-6, 2007
2) 厚生労働省：「医療計画の見直し等に関する検討会」ワーキンググループ報告書. 2004

10章 退院支援と在宅医療

Q102 看護師の役割は？

A 脳卒中患者および家族の多くは，後遺症や今後の介護の問題，経済的負担など，様々な不安を抱えています．そのため，家族背景・経済状況などを踏まえた専門医療チームによる包括的な退院支援を，入院早期から始めていくことが重要です．

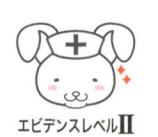

エビデンスレベルⅡ

回答者　松本由美

1 脳卒中患者の在宅療養支援における看護師の役割

- 脳卒中患者にとって，急性期は今後継続される看護・介護の出発点です．
- 入院早期から，段階的に支援を進めていきます（図1）．

①退院スクリーニング
- 脳卒中による障害が日常生活に及ぼす影響を踏まえ，まず，退院支援が必要な患者さんを把握します．

②看護介入
- 在宅療養を具体的にイメージし，患者さん・家族の不安や希望を踏まえ，継続した医療管理の必要性があるのか，生活・介護上の課題は何か，などを総合的にアセスメントし，必要な退院指導を行っていきます．
- 看護師のみならず，医療チームとしてそれぞれが専門的立場からどのような支援を行うのかを調整するためにも，退院に向けての**ケースカンファレンス**を行う必要があります（図2）．

③退院調整
- 継続する医療・介護のニーズに対して，どのようなサポートがあれば，介護者の負担を軽減し，継続した在宅療養が可能になるのかを考え，社会資源活用のための調整を行います．
- この段階では，医療ソーシャルワーカー（MSW）の関与が大きな鍵となります．MSWは社会福祉サービスや医療の知識をもち，医師や看護師，地域の医療機関と連携をとりながら，個々の患者さんの相談に乗り，問題解決に向けて援助します．

2 緊急対応の必要な病態

- 在宅療養中の脳卒中患者に，意識レベルの低下・麻痺などの神経学的所見の急激な変化，けいれん発作が起こった場合，**脳卒中の再発を疑い緊急対応が必要**となります．
- 脳卒中患者は，高血圧・糖尿病・脂質異常症・心房細動などの危険因子をもっているため，脳卒中の症状以外であっても緊急対応が必要な場合があります．
- 家族が緊急対応の必要な病態を理解し，緊急時には速やかに救急車を呼ぶなどの対応ができるように，退院前から緊急時の状況を設定した指導をしておく必要があります．
- 退院前のカンファレンスで，訪問医・訪問看護師・ケアマネジャーと共に，緊急時の受け入れはどの医療施設にするのかを検討し，患者さん・家族に受け入れ先への連絡方法を，伝達しておくことが重要です．

3 脳卒中患者が活用できる社会資源（図3）

- 退院後，医療保険や介護保険を利用し，様々なサービスを受けることができます．
- 急性期を過ぎ，病状が安定してきたら，介護保険の利用について情報提供します．専門的知識をもつ，MSWに説明を依頼することがあります．
- 介護保険のサービスを受けるには，市区町村にどの程度の介護が必要か申請を行います．市区町村は，要介護・要支援の認定を行います．
- 家族が介護保険の申請を行うと，市町村の認定調査

員が訪問し，日常生活の様子を調査します．入院中であれば，家族との面接に加え，看護師からも入院中のADLや記憶力・理解度などの情報収集を行う場合があります．

●認定調査の結果で，要介護・要支援の認定の区分，サービス内容が決まります．入院中の患者さんの様子を具体的に伝えられるようにしましょう．

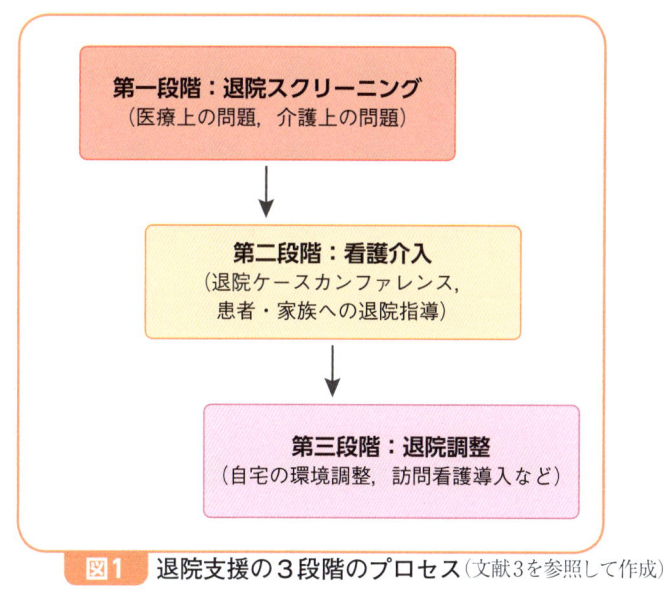

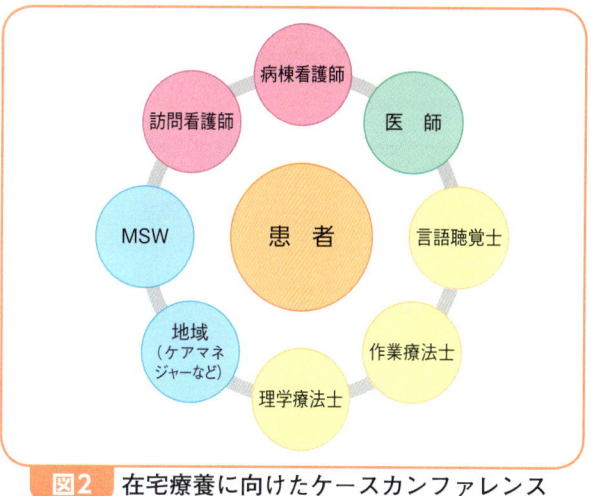

図1 退院支援の3段階のプロセス（文献3を参照して作成）

- 第一段階：退院スクリーニング（医療上の問題，介護上の問題）
- 第二段階：看護介入（退院ケースカンファレンス，患者・家族への退院指導）
- 第三段階：退院調整（自宅の環境調整，訪問看護導入など）

図2 在宅療養に向けたケースカンファレンス
治療経過，リハビリ経過から，「退院時のイメージ」のアセスメントを行い，各専門職が情報提供し，必要な支援内容を具体的に検討する．

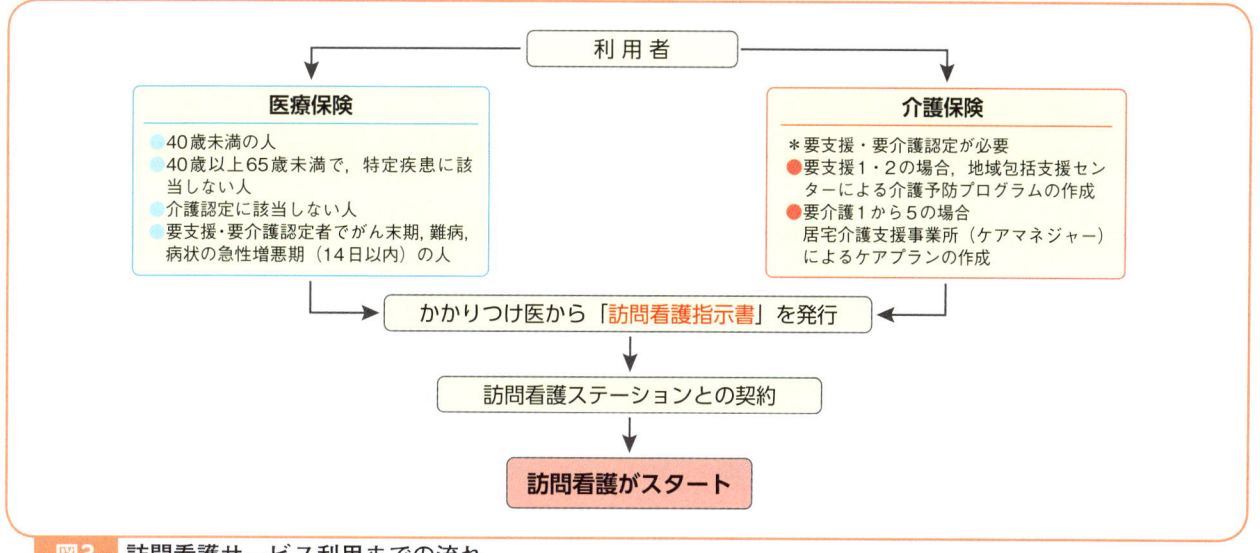

患者を中心に：病棟看護師，医師，言語聴覚士，作業療法士，理学療法士，地域（ケアマネジャーなど），MSW，訪問看護師

図3 訪問看護サービス利用までの流れ
介護保険・医療保険のどちらでも利用ができる．

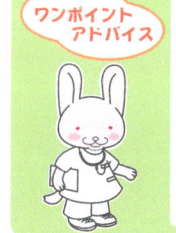

利用者
- 医療保険
  - 40歳未満の人
  - 40歳以上65歳未満で，特定疾患に該当しない人
  - 介護認定に該当しない人
  - 要支援・要介護認定者でがん末期，難病，病状の急性増悪期（14日以内）の人
- 介護保険
  - ＊要支援・要介護認定が必要
  - 要支援1・2の場合，地域包括支援センターによる介護予防プログラムの作成
  - 要介護1から5の場合 居宅介護支援事業所（ケアマネジャー）によるケアプランの作成

→ かかりつけ医から「訪問看護指示書」を発行
→ 訪問看護ステーションとの契約
→ 訪問看護がスタート

ワンポイントアドバイス
スムーズな退院支援実現のために，病棟看護師には，在宅療養に対する患者さん・家族の思いをくみ取り，在宅療養がイメージできるように支援していく役割があります．そのためにも介護保険や訪問看護の仕組みについて，理解しておく必要があります．

引用・参考文献

1) 脳卒中合同ガイドライン委員会：Ⅶ リハビリテーション．"脳卒中治療ガイドライン2009"協和企画，p294，2009
2) 宇都宮宏子，三輪恭子 編："これからの退院支援・退院調整ジェネラリストがつなぐ外来・病棟・地域"日本看護協会出版会，2011
3) 宇都宮宏子：退院支援チーム・在宅医療コーディネーターの有用性．"在宅医療ガイドブック"田城孝雄 編，中外医学社，pp104-108，2008

10章　退院支援と在宅医療

Q103 栄養士の役割は？

A 脳卒中の後遺症である麻痺は，患者さんの栄養管理に大きく影響します．脳卒中後，患者さんは経口からの食事を摂取することが困難となり，栄養状態の低下を招くことが多々あります．栄養士は，患者さんの栄養状態を評価し，食事形態や時には栄養補給ルートの変更などの提案を行っていく必要があります．

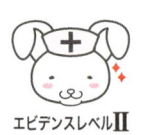

エビデンスレベルⅡ

回答者　塚田芳枝

1 栄養管理

- 嚥下機能に問題がある患者さんに対して，経口からの食事摂取が不可能もしくは困難な場合は，経口摂取以外の多面的な栄養補給方法も視野に入れ，必要な栄養量の確保を目指します．
- そして，経口摂取の状況の評価をもとに，経口以外の栄養補給量を調整します（図1）．

2 嚥下食

- 嚥下障害のある患者さんに対する食事の注意点は，嚥下困難な食品や料理の除去から始まります．サラサラした液体や，パサついた食品，弾力の強い食品，口の中でまとまりにくい食品などは，危険ですので除外すべきです（表1）．それら危険な食品を除外したうえで，調理を行う必要があります．
- また，料理方法としては，やわらかく調理することが重要です．咀嚼が困難な場合は，やわらかく調理した料理をさらにすり鉢やミキサーなどをつかって，ペースト状にします．
- そして，スープ類については，とろみ剤や片栗粉などを用いて，とろみをつけることが重要です．

3 とろみ剤

- とろみ剤は，いろいろなメーカーの商品があります．また，パッケージは1袋2g程度の小包装から1袋2kgの大容量があります．基本的に，大容量での包装のほうが低価格です．退院後の生活スタイルにあわせ，適切な商品を選択したいものです．
- 商品の開発も目覚しく，過去の商品と比べると格段に使用しやすいものになっています．最近のとろみ剤は，粘度の出現が早く，物性が安定しやすいことが特徴です．また，味・臭いも無味無臭に近くなっています．過去には，冷たいものや酸味の強いものには溶けにくい状況もありましたが，最近の商品はそれらの問題点を克服したものが多くなりました．メーカーによっては，使用方法に特化した商品を販売しているところもあるので，使い分けることも可能です．
- 経済的な面から，市販のとろみ剤の使用が困難な場合は，片栗粉の使用や調理の方法などから問題の解決ができるように支援を行うことも必要でしょう．

4 食事についての社会支援

- 退院後，介護力が乏しい患者さんに対しては，必要に応じて，嚥下機能に対応した宅配食や，レトルトタイプの食品を勧めます．
- 金額は様々ですが，宅配食の場合は1食800〜1,000円程度，レトルトタイプの食品の場合は1品100〜500円程度のものが一般的です．患者さんの経済的負担にも配慮しつつ選択することが重要です．

5 味付けのポイント

- 脳卒中を発症した経緯から，退院後の食生活での注意点として，減塩にも配慮したいものです．発症前は食塩を過多にとっていた例も多く，うす味だという理由から，摂取不良になるケースもあります．うす味を感じさせない工夫をしたいものです．

- 醤油やソースなどの調味料は"かける"はやめ，"つける"のスタイルに変えたり，薬味や香辛料を適宜，料理に利用することも効果的です．また，料理は，全体的にわたって均等な味付けをするよりも，表面に味付けを集中させる方法をとったほうがより効果的です．

6 水分管理のポイント

- 経口摂取が低下しやすいことから，脱水予防のためにも水分管理も重要です．
- 水分は，食事から摂取できる分を差し引いても，おおむね1,000mLは必要です．その他，目安としては，30〜35mL/kg×現在の体重(kg)や，1mL/kcal×必要エネルギー(kcal)が参考になります．

表1 嚥下困難な食品の特徴と具体例

特徴	具体例
サラサラした液体	水・お茶・ジュース・汁物・スープ類
酸味の強いもの	酢の物・柑橘類
パサつくもの	パン・ふかし芋・ゆで卵・クッキー
弾力の強いもの	こんにゃく・かまぼこ・いか・たこ
喉にはりつくもの	もち・のり・わかめ・ウエハース・団子
まとまりづらいもの	ナッツ類・せんべい
繊維の多いもの	ごぼう・れんこん・たけのこ・ふき
液体と固体が混ざるもの	大根おろし・高野豆腐・お茶漬け
異なる固さが混ざるもの	さつま揚げ

(文献1より引用)

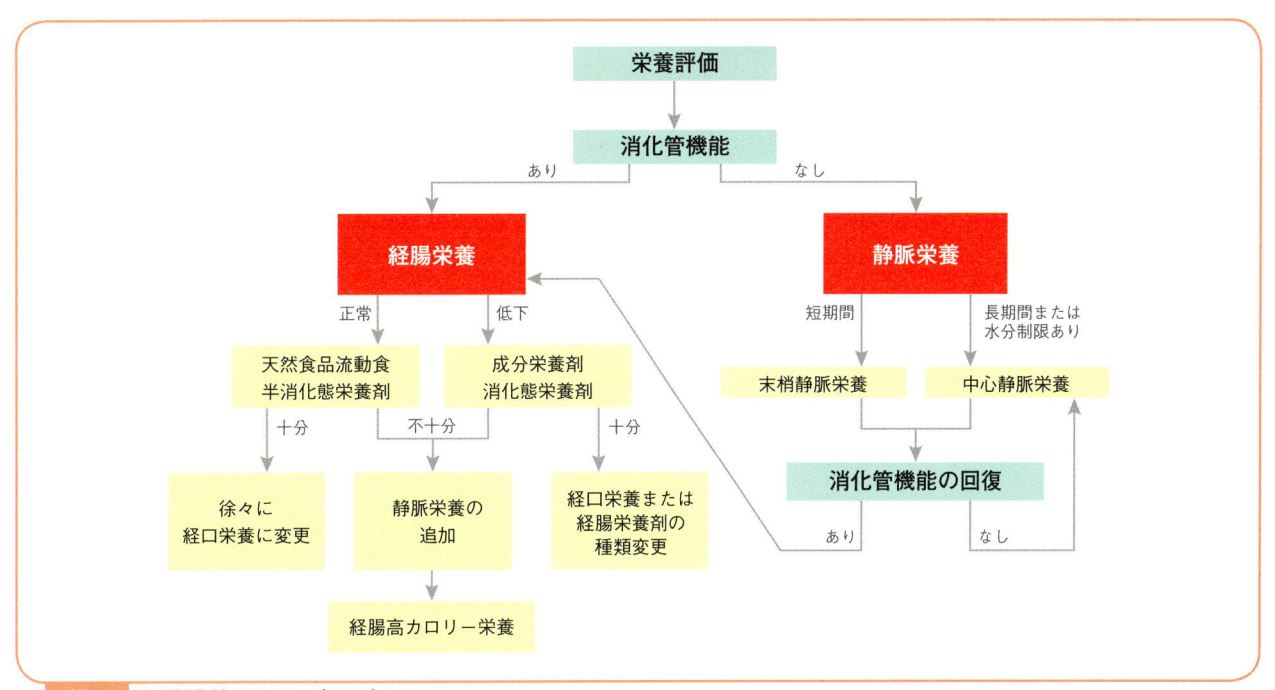

図1 栄養補給のアルゴリズム

(文献2を参照して作成)

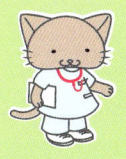

ワンポイントアドバイス

嚥下機能として，一度"摂取可能"と評価されたとしても，麻痺が残った例や高齢者などではさらなる観察が必要です．食事に時間がかかり途中で食事を中断してしまう例や，身体の麻痺のために上手に食事が口に運べず取りこぼしが多い例など，実生活のなかの食行動としては問題のある患者さんも多くいます．そのような患者さんには，それを補うためのサポートが重要です．

参考文献

1) 唐帆健浩 編："飲み込み(嚥下)が困難な方へ"杏林大学病院摂取嚥下センター，p6，2011
2) 松末 智：第1部 栄養療法の基礎 栄養治療計画の立案① 栄養療法の選択アルゴリズム．"NST完全ガイド・改訂版 経腸栄養・静脈栄養の基礎と実践"東口髙志 編．照林社，pp27-29，2009
3) 江頭文江：在宅における摂食・嚥下アプローチと食生活指導．"ベッドサイドから在宅で使える嚥下食のすべて"金谷節子 編．医歯薬出版，pp104-128，2006
4) 大塚純子：在宅・地域医療における摂食・嚥下障害者への嚥下食提供時の工夫と栄養管理・栄養サポート．"摂食・嚥下リハビリテーション栄養管理"宮野佐年，三上真弘 編．全日本病院出版会，pp94-100，2009

10章 退院支援と在宅医療

Q104 ソーシャルワーカーの役割は？

A 医療機関にいるソーシャルワーカーの役割は，患者さんやその家族が病気やけがの治療や介護に専念できるよう，社会資源や面接技術を活用して，環境調整を行うことにあります．

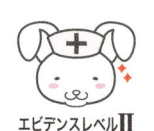

エビデンスレベルⅡ

回答者 加藤雅江

1 ソーシャルワーカーの仕事

- 外来の場面で，病気やけがをして，医療機関に来た人たちが，スムーズに治療を受けられるとばかりは限りません．
- 医療費の支払いが心配で治療を中断してしまう人もいます．仕事や学校が休めず，症状を悪化させてしまう人もいます．家族の介護や育児などが気になって，自分の治療に向き合えない人たちも多くいます．世の中にあふれている様々な情報のために，かえって治療を選択できなくなっている人もいます．
- 治療が効果的に提供できるように，患者さんが治療に専念できない理由を私たちソーシャルワーカーは，面接のなかで見つけていきます．社会資源やサービスの活用により課題が軽減できるのであれば，それを提案します．
- ただ，課題を解決していくのは私たちではなく，患者さんや家族自身です．つまり，課題を明確にし，解決のために患者さんや家族が取り組めるようサポートしていくのがソーシャルワーカーの仕事です．

2 患者さんのおかれている状況

- 入院している患者さんの支援を考えてみます．医療の進歩により，以前なら救命できなかった患者さんも，救命できるようになりました．また，急性期の医療機関ではそういった救命治療が優先され，そのためには空床確保が不可欠となり，入院期間が短縮されているという実情があります．
- 医療が進歩した結果，多くの患者さんが治療を受けながら，日常生活を送ることができるようになりました．以前であれば，救命できなかったであろう患者さんが救命されることは喜ばしいことではあります．しかし，反面，療養の長期化や後遺障害をもっての生活が避けられないものとなる場合もあります．このことは患者さんや家族にとって経済的・精神的な負担を強いることにもつながります．
- 患者さんや家族の考える治療の終了，つまり退院のイメージは，入院前と同じ，あるいはそれに近いものを想定します．「もう少し良くなったら退院します」の「もう少し」がずれていることがあります．そのずれを生じさせないためにも，治療のなかに患者さんや家族が主体的にかかわれるように働きかけていくことが重要になります．

3 支援のあり方

- 入院の早い段階から，退院時の生活をイメージして治療計画や看護計画が策定でき，それらを患者さんや家族と共通の目標としてもてるよう支援していくことがポイントになります．そのためには，患者さんや家族の生活を十分理解し，必要な社会資源を提案していくことが大切です（図1）．
- ただ，個々の制度は，利用に関しての制限や，条件があったり，制度自体が改正されることもたびたびあります．まずは病院のソーシャルワーカーを活用してみてください（図2）．

図1 社会資源の種類

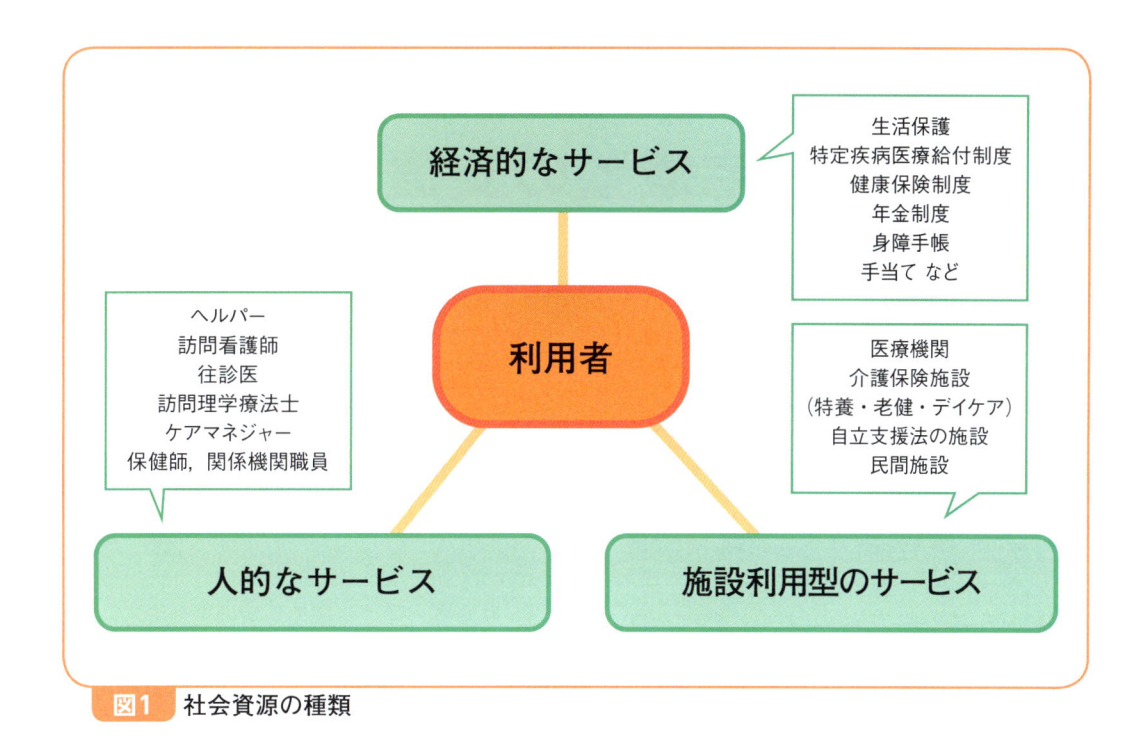

経済的なサービス
- 生活保護
- 特定疾病医療給付制度
- 健康保険制度
- 年金制度
- 身障手帳
- 手当て など

人的なサービス
- ヘルパー
- 訪問看護師
- 往診医
- 訪問理学療法士
- ケアマネジャー
- 保健師, 関係機関職員

施設利用型のサービス
- 医療機関
- 介護保険施設（特養・老健・デイケア）
- 自立支援法の施設
- 民間施設

利用者

図2 医療機関のなかになぜソーシャルワーカーがいるのか

- サービスの提供
- 地域との連携
- 医療と福祉をつなぐ

ワンポイントアドバイス

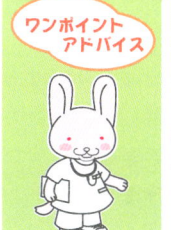

患者さんや家族が必要としている情報が何なのか, 何があれば助かるのか, そういったことが, うまくキャッチできるようにアンテナを張ってください.
相手の表情や言葉をしっかり受け止められるようなコミュニケーション能力が大切です.

参考文献

1) 細川 汀 他 編著：``現代医療ソーシャルワーカー論'' 法律文化社, 1989
2) 中西睦子 監：``家族看護学'' 建帛社, 2005
3) 森山美知子 編：``ファミリーナーシングプラクティス'' 医学書院, 2009

10章 退院支援と在宅医療

Q105 在宅療養の支援について教えてください

A 在宅療養の支援を行う際に,単に必要なサービスを入れて在宅調整を行うのではなく,その退院支援を通して,患者さんや家族がどのような療養生活を送りたいか,そしてその生活を選択した意味が考えられるように支援したい,と考えています.

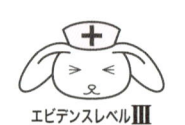

エビデンスレベルⅢ

回答者 加藤雅江

1 患者さんの生活に合わせた在宅支援を

- 退院計画が策定され,在宅療養を視野に入れた看護を提供する際には,入院前の患者さんの生活を十分理解し,家族が退院後の生活のイメージができるよう情報交換を行うことが大切になります(図1).
- 医療機関のなかだけで安静が保てたり,医療機関のなかでだけ適応できるADL(日常生活動作)では意味がないのです.患者さんの生活に合わせた療養支援が必要になるのです.
- もっといえば,患者さんであるその人が入院前にどんな役割をもち,どんなことを大切にして生活してきたのか,あるいは,地域のなかでどのようなサービスや支援を受けながら生活していたのか.これまでの患者さんの生活を知り,そのエッセンスを十分反映させたうえでの支援でなければ意味がないのです.

2 外泊時に調整することも

- 家族が退院後の生活をイメージしづらいのであれば,外泊を行い,大変だった点を確認し,必要なものやサービスを検討することもあります.課題が多く,見守りの体制が不可欠な患者さんの在宅療養の調整であれば,関係者間でカンファレンスを開催することもあります.
- 退院後の生活に無理なく移行するためには,地域の関係機関と連絡をとり,情報共有を行い,同じ視点で支援が継続できるように調整することも重要になります.受ける側の地域の関係者も,サービス提供までに日数を要することもあります.早めに,医療機関の支援目標を伝え,引継ぎがうまくできると,患者さんや家族の安心感も違います.
- 関係機関と連携をするうえで,「個人情報の保護」の視点も重要になります.特に,患者さんの医療情報や家族背景,社会的な課題については慎重に対応しなければいけません.専門職として守秘義務を守ることは当然ですが,患者さんや家族の同意を得,なぜ,情報提供をするのか,その目的を患者さん,家族と共有することが大切です.

3 介護保険の利用

- 高齢者の場合は,介護保険を利用することが多くなります.医療機関にいる時には利用できませんが,在宅療養を検討するのであれば早期に区市町村役場に申請を行い,主治医意見書の提出と認定調査の結果で介護度の認定を受けます.
- もともと認定を受けていた人でも,入院を契機に介護度が変わる場合があります.その場合は「介護度の区分変更」を申請します.介護度により受けられるサービスの内容や,頻度が変わってきます.患者さんの病状や家族の状況から必要なサービスを検討し,ケアマネジャーとの調整を行います.
- 必ずしも医療に詳しいケアマネジャーばかりではありません.医療現場の当たり前が通用しない場合もあります.共通の言語で情報が共有できるよう,コミュニケーションをとることを心がけましょう.

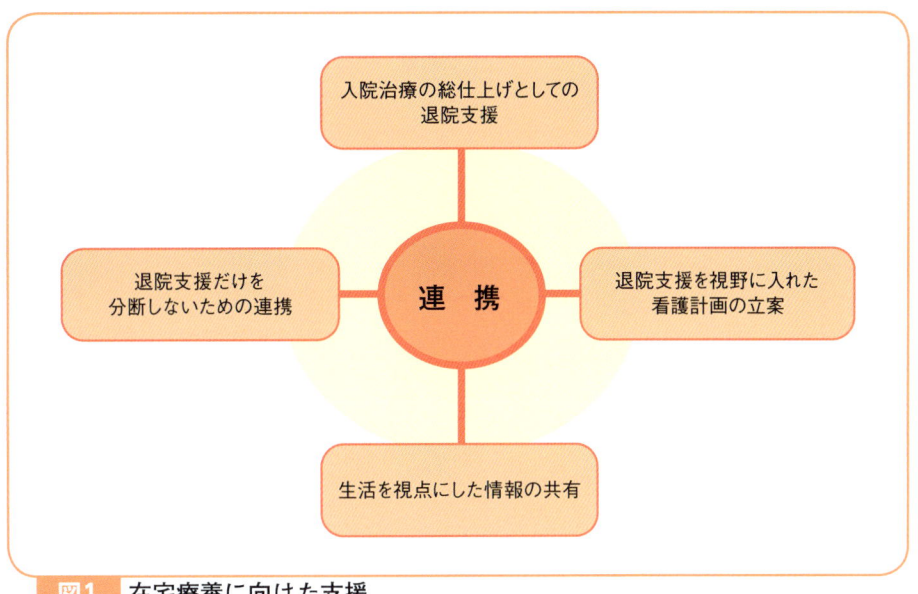

図1 在宅療養に向けた支援

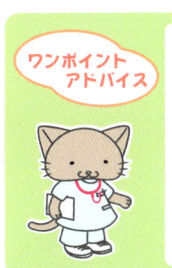

連携
- 入院治療の総仕上げとしての退院支援
- 退院支援を視野に入れた看護計画の立案
- 生活を視点にした情報の共有
- 退院支援だけを分断しないための連携

ワンポイントアドバイス

高齢者の在宅療養を支えていくためには，介護保険の活用が不可欠です．詳しい内容まで把握する必要はありませんが，申請の方法，ケアマネジャーとの連携の重要性，関係機関への効果的な情報提供の仕方について知っておくことが必要です．

参考文献

1) 日本医療ソーシャルワーク研究会 監："実践的医療ソーシャルワーク論"金原出版，2004

好評発売中！

Marianne Chulay
Suzanne M. Burns

AMERICAN ASSOCIATION of CRITICAL-CARE NURSES

AACN Essentials of Critical Care Nursing POCKET HANDBOOK 2nd.ed.

AACN 重症患者ケア ポケットブック

監訳：卯野木 健　櫻本 秀明
訳　：筑波大学附属病院ICU

B6変形／本文153頁
定価（本体2,600円＋税）
ISBN 978-4-88378-862-0

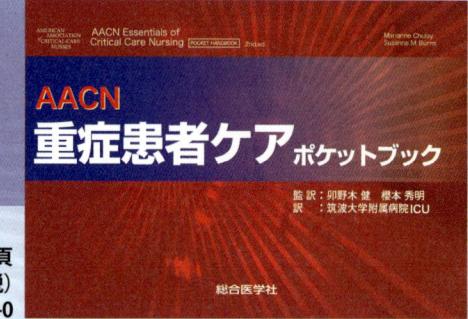

- ●AACN（米国クリティカルケア協会）によるICU看護のスタンダード！
- ●重症患者管理に必要な重要情報をわかりやすく掲載！
- ●便利なポケットサイズ！　ひと目でわかるレイアウト！

Section 1. 正常値の理解
正常値一覧表

Section 2. アセスメント
病院到着前・入院時クイックチェックアセスメント／入院時必要情報概要／組織別既往歴問診方法／症状アセスメントテンプレート／症状確認のための問診方法／胸痛アセスメント／重症疾患疼痛アセスメントツール／CAM-ICUワークシート／グラスゴーコーマスケール／皮膚感覚と脊髄神経支配／浮腫評価スケール／末梢動脈触知評価スケール／加齢による生理学的変化

Section 3. 心電図波形
3点誘導のリード貼付位置／5点誘導のリード貼付位置／12誘導心電図のリード貼付位置／胸部右側誘導のリード貼付位置／心電図の波・波形・間隔／心拍数の計算法／心電図の区画から心拍数を読む方法／推奨される持続心電図モニタリングの誘導／一般的な誘導とその利点／エビデンスに基づいた実践：ベッドサイドにおける不整脈のモニタリング／エビデンスに基づいた実践：ST変化のモニタリング／心臓のリズム, 心電図の特徴と治療ガイド／正常12誘導心電図波形／正常なST部分とT波／心筋の虚血, 傷害, 梗塞の範囲と心電図上の変化／心筋虚血による心電図変化／急性「心筋梗塞」による心電図変化／心筋梗塞による心電図変化／血漿検査値の典型的な変化／心筋虚血, 梗塞の臨床症状／ST上昇型心筋梗塞, 非ST型心筋梗塞の根拠に基づく治療／軸偏位の原因／心電図から異所性心室興奮を識別するための手がかり／ペースメーカーコード／デュアルチャンバーペーシングでのモード

Section 4. 心血管系
大動脈内バルーンパンピング（IABP）補助頻度1：2／大動脈内バルーンパンピング（IABP）補助頻度1：1／不適切なタイミングでの大動脈内バルーンパンピング（IABP）／二次救命処置（ACLS）心停止時のアルゴリズム／二次救命処置（ACLS）徐脈時のアルゴリズム／二次救命処置（ACLS）頻脈時のアルゴリズム／動脈カテーテル挿入時に起こりうる問題／不正確な動脈圧測定／肺動脈ポートの機能／PAカテーテルの高さ／循環動態モニタリングシステムの基準点とゼロ点設定／矩形波テスト（スクエアウェーブテスト）からのダンピングアセスメント／スワンガンツカテーテル挿入時に得られる波形／肺動脈波形と構成要素／肺動脈圧波形の人工呼吸換気による影響／測定ポイント：自発呼吸前の呼気終末／根拠に基づいた実践：肺動脈圧測定／肺動脈カテーテルに付随した問題／不正確な肺動脈圧測定／ボーラス心拍出量とトラブルシューティング／循環不安定時に用いる一般的な筋収縮薬／循環不安定時に用いる一般的な前負荷軽減薬／循環不安定時に用いる一般的な後負荷軽減薬

Section 5. 呼吸器系
正常な胸部X線／X線での縦隔構造の見方／COPDの胸部X線／気胸のX線／右下葉肺炎のX線／気管分岐部と右気管支のX線／肺動脈カテーテル, 気管挿管チューブ, 胸腔ドレナージチューブのX線／酸塩基平衡異常／人工呼吸の適応／肺機能におけるウィーニングクライテリア／バーンズウィーニングアセスメントプログラム（BWAP）／人工呼吸器のアラーム, 急性呼吸不全への対応アルゴリズム／COPD急性増悪の低酸素血症を改善するためのアルゴリズム

Section 6. 脳神経系
グラスゴーコーマスケール／脳神経の機能／ウイリス動脈輪／不全脊髄損傷症候群／脊髄損傷―各損傷レベル別機能到達目標／頭蓋内圧測定機器

Section 7. 薬剤表
鎮静・鎮痛薬／筋弛緩薬／血管作動薬

総合医学社
〒101-0061　東京都千代田区三崎町1-1-4
TEL 03(3219)2920　FAX 03(3219)0410　http://www.sogo-igaku.co.jp

索 引

あ
アーチファクト ……………… 91
アスピリン ……………… 122, 162
アセタゾラミド ……………… 108
亜脱臼 ……………… 204
アテローム ……………… 10
アテローム血栓 ……………… 33
アテローム血栓性脳梗塞 ……… 40
アナフィラキシー ……………… 106
アナムネ聴取 ……………… 67
アルガトロバン ……………… 124

い
意識障害 ……………… 44, 62, 78
萎縮 ……………… 202
一次運動野 ……………… 24
一過性脳虚血発作 ……………… 42
遺伝子異常 ……………… 19
遺伝性脳小血管病 ……………… 18
遺伝性脳卒中 ……………… 19
胃ろう ……………… 217

う
ウェルニッケ失語 ……………… 49

え
嚥下障害 ……………… 60, 184

お
嘔吐 ……………… 82
オザグレルナトリウム ………… 123
悪心 ……………… 82

か
外減圧術 ……………… 134
介護保険 ……………… 234
介護保険サービス ……………… 198
改訂水飲みテスト ……………… 185
開頭血腫除去術 ……………… 136
回復期 ……………… 226
過灌流症候群 ……………… 143
拡散強調画像 ……………… 98
下肢装具 ……………… 195
ガス交換 ……………… 212
仮性球麻痺 ……………… 60
仮性動脈瘤 ……………… 106
片麻痺歩行 ……………… 189
活動制限 ……………… 172
カニューレ ……………… 215
換気血流比 ……………… 212
看護師の役割 ……………… 228
関節位置覚障害 ……………… 172
観念失行 ……………… 54

き
気管切開患者 ……………… 214
偽性球麻痺 ……………… 60
機能障害 ……………… 172
機能予後 ……………… 22
急性期リハビリテーション …… 170
球麻痺 ……………… 60

く
空間無視 ……………… 51
くも膜下出血 ……………… 2, 6
クロピドグレル ……………… 123, 162

け
痙縮 ……………… 178
経頭蓋骨的ドップラー …… 142, 166
頸動脈ステント留置術 ………… 10
頸動脈超音波検査 ……………… 110
頸動脈内膜剥離術 ……………… 10
けいれん ……………… 88
血圧 ……………… 65
血圧管理 ……………… 72
血液凝固抑制因子異常 ………… 18
血液検査 ……………… 115
血管異常（脳）……………… 18
血管損傷 ……………… 106
血栓回収術 ……………… 146
ゲルストマン症候群 …………… 54
減圧開頭術 ……………… 134
減塩 ……………… 230

こ
コイル充填率 ……………… 140
コイル塞栓術 ……………… 104
降圧薬 ……………… 120
構音障害 ……………… 180
口腔ケア ……………… 209, 212
高血圧 ……………… 4, 38
高血圧性脳出血 ……………… 8, 136
高血圧治療 ……………… 120
拘縮 ……………… 202, 207
硬性鏡 ……………… 138
構成失行 ……………… 54
抗てんかん薬 ……………… 159

後腹膜出血	106	
硬膜下ドレーン	156	
誤嚥	212	
呼吸	65, 154	
呼吸理学療法	212	
骨量低下	202	

さ

座位保持装置	196
左右失認	54
参加制約	172
残尿量	220

し

シース	106
視覚失認	55
脂質異常症	4, 36
自宅改修	198
自宅復帰	198
失語	182
失行	54, 182
失語症	49, 180
失認	54, 182
しているADL	192
社会資源	232
若年者の脳卒中	16
若年性脳梗塞	16, 115
重積発作	88
就労支援	200
手指失認	54
術後創部痛	152
循環	154
小脳症状	82
情報収集	67
職業訓練	201

褥瘡	206
シロスタゾール	123, 162
心原性脳塞栓症	32, 40
人工呼吸器関連肺炎	212
身体部位失認	54
心電図	112
浸透圧性利尿薬	126
深部静脈血栓症	207
心房細動	4, 12, 112, 164

す

水頭症	56
水分管理	231
頭痛	74
頭痛診断（指標）	75
スフィンゴ糖脂質代謝異常	18

せ

正中偏位	96
生理的石灰化	90
脊髄ドレーン	156
せん妄	84

そ

ソーシャルワーカー	232

た

ダイアモックス®負荷試験	108
体位管理	212
退院計画	234
体温	64, 154
対光反射	150
体重測定	117
体性感覚誘発電位モニター	166
大脳皮質	24

宅配食	230
たこつぼ心筋症	113
多発性硬化症	20
ダビガトラン	125
痰吸引	216
炭酸脱水素酵素阻害薬	108

ち

チェックリスト	68
着衣失行	54
中枢性麻痺	174
昼夜逆転	187
聴診	212
超選択的血栓溶解術	144

つ

椎骨動脈	27
杖歩行	189

て

定位的血腫除去術	136
摘便	224
できるADL	192
てんかん	20
テント切痕ヘルニア	150

と

頭蓋内圧亢進	30, 74, 82, 96, 152
動眼神経	86, 150
瞳孔不同	86
糖尿病	4, 34
動脈解離	106
動脈瘤クリッピング術	132
閉じこめ症候群	62
特発性血栓症	18

と
トリグリセライド …… 36
とろみ剤 …… 230

な
内頸動脈 …… 27
内減圧術 …… 134
内視鏡下血腫吸引術 …… 136
内視鏡手術 …… 138
内中膜複合体 …… 110
軟性鏡 …… 138

に
尿道留置バルーンカテーテル …… 220
認知症 …… 187

の
脳幹 …… 25
脳血管性認知症 …… 56
脳血管造影 …… 104
脳血流自動調節能 …… 72
脳梗塞 …… 2
脳死 …… 63
脳室ドレーン …… 156
脳出血 …… 2, 8
脳静脈 …… 29
脳槽ドレーン …… 156
脳卒中急性期 …… 72
脳卒中治療ガイドライン …… 170
脳卒中の予後 …… 22
脳卒中ユニット …… 170
脳動脈瘤コイル塞栓術 …… 140
脳の血管異常 …… 18
脳浮腫 …… 126
脳ヘルニア …… 31, 86

は
バーセル指数 …… 22
肺炎 …… 212
バイタルサイン …… 64
排痰 …… 212
鼻指鼻試験 …… 176
半側空間無視 …… 51, 54, 182
半側空間失認 …… 172, 182
半側身体失認 …… 183
反復唾液飲みテスト …… 185
半盲 …… 51

ひ
病態失認 …… 54

ふ
ファイバースコープ …… 138
フィジカルアセスメント …… 212
フードテスト …… 185
不穏 …… 84
複合性局所疼痛症候群 …… 204
部分容積効果 …… 92
プラーク …… 110
ブローカ失語 …… 49
分離運動 …… 174

へ
便秘 …… 223
ペナンブラ …… 108
ヘパリン …… 124
片麻痺 …… 46

ほ
膀胱内圧 …… 220
ポジショニング …… 206
保湿剤 …… 211

み
ミトコンドリア病 …… 18
脈拍 …… 64

む
無気肺 …… 212
無侵襲混合血酸素飽和度監視システム …… 142, 166

め
メタボリックドミノ …… 117
めまい …… 58

よ
予後予測 …… 22

ら
ラクナ梗塞 …… 14, 40

り
リバーロキサバン …… 125
療養病床 …… 226

ろ
ろれつ障害 …… 180
ロンベルグ徴候 …… 176

わ
ワルファリン …… 125, 158

A
- ABCD²スコア ... 42
- ACT ... 142
- AIUEO TIPS ... 148
- ASPECTS ... 95
- A型ボツリヌス毒素 ... 178

B
- Barthel Index(BI) ... 192
- BMI ... 117
- Brunnstrom stage ... 46

C
- Catherine Bergego Scale(CBS) ... 51
- CHADS2スコア ... 12, 164
- CT値 ... 90
- Cushing現象 ... 30

E
- early CT sign ... 94
- ECD ... 108
- Edinger-Westphal核 ... 150

F
- FLAIR画像 ... 98
- FT ... 185
- Functional Independence Measure (FIM) ... 192

G
- GCS ... 44, 80

H
- HDLコレステロール ... 36
- HM-PAO ... 108

I
- IMP ... 108
- INVOS ... 142, 166

J
- JCS ... 44, 80

L
- LDLコレステロール ... 36

M
- MELT(Middle Cerebral Artery Embolism Local Fibrinolytic Intervention Trial)Japan ... 144
- Merci retrieval system ... 146
- MERCIリトリーバー® ... 104
- mid line shift ... 96
- MMT ... 46
- MRA ... 98, 102
- MRI検査 ... 101
- MWST ... 185

N
- NIHSS ... 70

P
- penumbra ... 108
- Penumbra® ... 104
- Penumbra system ... 146
- PROGRESS ... 160

R
- RSST ... 185
- rt-PA ... 70, 115
- rt-PA静注療法 ... 128, 130

S
- SEPモニター ... 166
- STA-MCA吻合術 ... 168
- stroke unit(SU) ... 170

T
- T1強調画像 ... 98
- T2強調画像 ... 98
- TCDモニター ... 142, 166
- TIA ... 42
- T字杖 ... 189

V
- ventilator associated pneumonia (VAP) ... 212
- ventilator bundle ... 213

好評発売中！ **現場で役立つ!!**

症状・徴候を看る力！
ーアセスメントから初期対応（ケア）までー

編著：**岡元 和文** 信州大学医学部 救急集中治療医学講座 教授

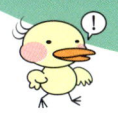

日常的によく遭遇する **33 の症状・症候**
看護における**一連の流れ**が，たちまち理解できる!!

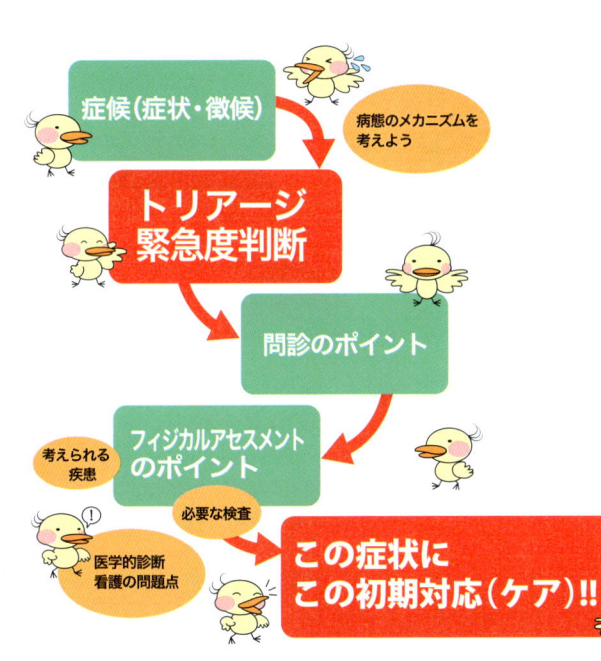

症候（症状・徴候）
↓ 病態のメカニズムを考えよう
トリアージ 緊急度判断
↓
問診のポイント
↓
フィジカルアセスメントのポイント
考えられる疾患／必要な検査
↓
この症状に この初期対応（ケア）!!
医学的診断 看護の問題点

昏迷・昏睡	チアノーゼ
痙 攣	嘔気・嘔吐
頭 痛	腹 痛
脱力・麻痺	便 秘
失 神	下 痢
めまい	吐血・下血
視覚障害	腹部膨満
血圧低下	黄 疸
胸 痛	血尿・排尿困難
背部痛・腰痛	不正出血
頻脈・徐脈	紫斑・点状出血
不整脈	体重増加
浮 腫	・体重減少
高血圧	発 熱
咳・痰	低体温
呼吸困難	貧 血
喘 鳴	全身倦怠感

B5 判 / 本文 252 頁
定価（本体 3,000 円＋税）
ISBN 978-4-88378-848-4

総合医学社
〒101-0061 東京都千代田区三崎町1-1-4
TEL 03(3219)2920 FAX 03(3219)0410 http://www.sogo-igaku.co.jp

バックナンバー リスト

■AB判　■2色刷り（*4色刷り）

①	これだけは知っておきたい周手術期ケアQ&A	編集：天羽敬祐，岡元和文	144頁	定価（本体1,600円＋税）
②	ひと目でわかる糖尿病ケアQ&A	編集：吉岡成人，久保田睦子	136頁	定価（本体1,800円＋税）
④	救急ケアQ&A ―初期対応の基本知識とポイント―	編集：松月みどり　他	128頁	定価（本体1,900円＋税）
⑤	患者さんとあなたを守るための院内感染対策Q&A	編集：高野八百子，坂本史衣	128頁	定価（本体1,900円＋税）
⑨	全科に必要な精神的ケアQ&A ―これでトラブル解決！―	編集：上島国利，平島奈津子	256頁	定価（本体3,800円＋税）
⑫	徹底ガイド排尿ケアQ&A 全科に必要な知識のすべて！	編集：後藤百万，渡邉順子	232頁	定価（本体3,800円＋税）
⑬	院内急変と緊急ケアQ&A ―このケースに，この対応！―	編集：岡元和文，森田孝子	232頁	定価（本体3,800円＋税）
⑭	徹底ガイド排便ケアQ&A	編集：前田耕太郎	240頁	定価（本体3,800円＋税）
⑮	これだけは知っておきたいモニタリングQ&A	編集：天羽敬祐，川村隆枝	208頁	定価（本体3,800円＋税）
⑰	輸液管理とケアQ&A ―こんなとき，どうしたらよいの？―	編集：岡元和文	272頁	定価（本体3,800円＋税）
⑲	徹底ガイド肺がんケアQ&A	監修：加藤治文	252頁	定価（本体3,800円＋税）
⑳	全科に必要な栄養管理Q&A ―初歩的な知識からNSTの実際まで―〈改訂版〉	編集：東口髙志	248頁	定価（本体3,800円＋税）
㉑	そこが知りたい糖尿病ケアQ&A ―臨床現場からの質問に答えます―	編集：貴田岡正史，和田幹子	224頁	定価（本体3,800円＋税）
㉒	モニター心電図Q&A ―読み方と緊急ケアのすべて―	編集：今村　浩，岡元和文	248頁	定価（本体3,800円＋税）
㉓	消化器外来で必要な検査・処置・治療Q&A	監修：炭山嘉伸，西崎　統	240頁	定価（本体3,800円＋税）
㉔	これだけは知っておきたい周産期ケアQ&A	編集：太田博明，米山万里枝	208頁	定価（本体3,000円＋税）
㉖	糖尿病療養指導に役立つ糖尿病と患者ケアQ&A	編集：真山　享，西崎　統	216頁	定価（本体3,200円＋税）
㉗	認定看護師に学ぶ救急看護の手技Q&A	編集：森田孝子，岡元和文	280頁	定価（本体3,800円＋税）
㉘	ガイドラインに基づく乳がんケアQ&A ―チーム医療のために―	編集：中村清吾，金井久子	184頁	定価（本体3,200円＋税）
㉙	徹底ガイド術後ケアQ&A	編集：岡元和文	288頁	定価（本体3,800円＋税）
㉚	徹底ガイド口腔ケアQ&A ―すべての医療従事者・介護者のために―*	編集：吉田和市	202頁	定価（本体3,200円＋税）
㉛	これだけは知っておきたい脳神経外科ナーシングQ&A	編集：森田明夫	216頁	定価（本体3,500円＋税）
㉜	一般病棟でできる緩和ケアQ&A〈改訂版〉	編集：堀　夏樹，小澤桂子	240頁	定価（本体3,800円＋税）
㉝	これだけは知っておきたい手術室ナーシングQ&A〈第2版〉	編集：天羽敬祐，川村隆枝	224頁	定価（本体3,800円＋税）
㉞	事例に学ぶ緊急時の初期対応Q&A ―何を見る？ 何を考える？―	編集：川原千香子　他	244頁	定価（本体3,200円＋税）
㉟	人工呼吸器とケアQ&A ―基本用語からトラブル対策まで―〈第2版〉	編集：岡元和文	296頁	定価（本体3,200円＋税）
㊱	そこが知りたい！がん化学療法とケアQ&A ―臨床現場からの100の質問に答えます―	監修：佐々木常雄，岡元るみ子	240頁	定価（本体3,800円＋税）
㊲	徹底ガイド胃ろう（PEG）管理Q&A	編集：東口髙志	248頁	定価（本体3,800円＋税）
㊳	ケアに役立つ！呼吸器疾患ナーシング	編集：山口哲生，山田嘉仁	240頁	定価（本体3,800円＋税）
㊴	これだけは知っておきたい小児ケアQ&A〈第2版〉	編集：五十嵐　隆	256頁	定価（本体3,800円＋税）
㊵	全科に必要な重症患者ケアQ&A〈第2版〉「全科に必要なクリティカルケアQ&A」改題	編集：岡元和文	272頁	定価（本体3,800円＋税）
㊶	パーフェクトガイド呼吸管理とケア ―病態生理から学ぶ臨床のすべて―	編集：岡元和文，柳下芳寛	352頁	定価（本体3,800円＋税）
㊷	徹底ガイドがん化学療法とケアQ&A〈第2版〉	編集：石岡千加史，上原厚子	216頁	定価（本体3,500円＋税）
㊸	これだけは知っておきたい透析ナーシングQ&A〈第2版〉	編集：富野康日己	220頁	定価（本体3,400円＋税）
㊹	そこが知りたい透析ケアQ&A ―透析現場からの質問116―〈第2版〉*	編集：田部井　薫	232頁	定価（本体3,800円＋税）
㊺	ナースの疑問に答えます！入院中のリハビリテーション ―これだけは知っておきたいベッドサイドの知識と技術―*	編集：稲川利光	248頁	定価（本体3,200円＋税）
㊻	ここまで知っておきたいくすりとナーシングQ&A〈第2版〉*	編集：西崎　統	286頁	定価（本体3,500円＋税）
別冊	徹底ガイド手術看護外回りQ&A	編集：菊地京子　他	302頁	定価（本体3,800円＋税）

ナーシングケアQ&A 第47号
2013年 12月 21日発行 第1版 第1刷©

All in One!
脳卒中看護とリハビリテーション
―急性期から在宅医療までのケアのすべて―

監修：塩川 芳昭

発行者　渡辺嘉之
発行所　株式会社 総合医学社

〒101-0061
東京都千代田区三崎町1-1-4
TEL 03-3219-2920
FAX 03-3219-0410
E-mail：sogo@sogo-igaku.co.jp
URL：http://www.sogo-igaku.co.jp
振替 00130-0-409319

組　版　株式会社大空出版
印　刷　中央精版印刷株式会社

・本書の複製権・上映権・譲渡権・公衆送信権（送信可能化権を含む）は株式会社総合医学社が保有します.
・JCOPY ＜(社)出版者著作権管理機構 委託出版物＞
本書の無断複写は著作権法上での例外を除き禁じられています. 複写される場合は，そのつど事前に，(社)出版者著作権管理機構（電話 03-3513-6969，FAX 03-3513-6979，e-mail：info@jcopy.or.jp）の許諾を得てください.